W0330747

Prof. Dr. Ingo Froböse

FUNDAMENTAL FITNESS

Bibliografische Information der Deutschen Nationalbibliothek:
Die Deutsche Nationalbibliothek verzeichnet diese Publikation in der Deutschen Nationalbibliografie; detaillierte bibliografische Daten sind im Internet über http://d-nb.de abrufbar.

Für Fragen und Anregungen:
info@rivaverlag.de

Wichtige Hinweise
Dieses Buch ist für Lernzwecke gedacht. Es stellt keinen Ersatz für eine individuelle medizinische Beratung dar und sollte auch nicht als solcher benutzt werden. Wenn Sie medizinischen Rat einholen wollen, konsultieren Sie bitte einen qualifizierten Arzt. Der Verlag und der Autor haften für keine nachteiligen Auswirkungen, die in einem direkten oder indirekten Zusammenhang mit den Informationen stehen, die in diesem Buch enthalten sind.

Ausschließlich zum Zweck der besseren Lesbarkeit wurde auf eine genderspezifische Schreibweise sowie eine Mehrfachbezeichnung verzichtet. Alle personenbezogenen Bezeichnungen sind somit geschlechtsneutral zu verstehen.

Originalausgabe
1. Auflage 2021

Türkenstraße 89
80799 München
Tel.: 089 651285-0
Fax: 089 652096

Redaktion: Christoph Hellwig
Umschlaggestaltung: Marc-Torben Fischer
Umschlagabbildungen: Sebastian Bahr
Fotos: Sebastian Bahr
Illustrationen: shutterstock/Black Creator 24: 14; shutterstock/Lio putra: 30
Layout: Katja Muggli
Satz: Daniel Förster, Belgern
Druck: Firmengruppe APPL, aprinta Druck, Wemding
Printed in Germany

ISBN Print 978-3-7423-1702-5
ISBN E-Book (PDF) 978-3-7453-1378-9
ISBN E-Book (EPUB, Mobi) 978-3-7453-1379-6

Prof. Dr. Ingo Froböse

FUNDAMENTAL FITNESS

Mit natürlichen Bewegungen zu mehr Kraft, Flexibilität und Stabilität

riva

INHALT

WAS IST FUNDAMENTAL FITNESS?

Fitness lässt sich bekanntlich auf völlig verschiedenen Ebenen und motorischen Hauptbeanspruchungsformen beschreiben. Es gibt Menschen, die Marathonläufer oder Triathleten sind und eine herausragende Fitness des Herz-Kreislauf-Systems haben. Andere sind Sprinter oder Schnellkraftsportler wie Weitspringer, Hochspringer, Fußballer oder auch Volleyballer und zeigen im Bereich der Rekrutierung und koordinierten Arbeit von Muskeln eine überdurchschnittliche Fitnessqualität. Ganz anders wiederum sind Turner, Akrobaten, Wasserspringer, CrossFitter, die alle den gezielten Einsatz von Muskelarbeit in vielen verschiedenen Situationen trainieren. Sie sind in der Regel deswegen muskulär rundherum recht fit. Und auch Schachspieler erbringen mit ihrer geistigen Fitness herausragende Leistungen. Dies könnte man unendlich fortsetzen und für jede spezifische Sportart, Disziplin oder auch Zielsetzung differenziert und umfassend beschreiben. Aber an dieser Stelle ist bereits zu erkennen, dass es vielleicht gar nicht eine einzige gemeinsame Fitness gibt, die sich beschreiben lässt und auf jeden Menschen anzuwenden ist.

Da Fitness aus meiner Sicht aber die Grundlage und die Basis für sämtliche sportliche Aktivitäten und deren Ausprägungen ist, gehe ich mit Fundamental Fitness, meinem neuen Trainingskonzept, ganz bewusst zurück zu dem, was Fitness letztendlich bedeuten muss: Sie ist das Fundament für alle körperlichen Leistungen, für jede Performance und Belastung des Alltags und des Sports sowie die Basis für Gesundheit und Vitalität. Fitness gilt es zu verstehen als Fundament und Grundstock für sämtliche körperliche und auch geistige Aktivitäten und deren Training.

EIN PROGRAMM FÜR VIELE ANSPRÜCHE

Doch warum halte ich dieses Programm für notwendig? Klare Antwort: weil wir alle es brauchen. Alle, die ihre körperliche und geistige Leistung verbessern wollen, die fit werden wollen, und alle, die Leistung im Sport und im Alltag, in Schule, Studium und Beruf erbringen müssen. Fundamental Fitness wendet sich somit an sportliche Anfänger, Breitensportler bis hin zu Spitzensportlern, denn ohne dieses Fundament wird niemals das Optimum an Leistung möglich sein, egal in welcher Sportart oder bei welcher Bewegung.

Die Idee dazu kam mir angesichts meiner langjährigen Beobachtungen und wissenschaftlichen Auseinandersetzung im Bereich des Sports, insbesondere im Spitzensport. Es war schon immer auffällig, dass bestimmte Sportler über viele Jahre eine sehr erfolgreiche Karriere aufrechterhalten können, während andere ihren Zenit nie erreichen, trotz ihrer talentierten Ausstattung, und niemals ihr volles Potenzial ausschöpfen können. Andere wiederum sind ganz schnell verbrannt und verbraucht, wie wir es häufig im Bereich des Profisports sehen. Viel zu viele Sportler plagen sich mit Verletzungen und können damit ihre Leistungsfähigkeit nur selten vollständig ausschöpfen. Und das hat alles eine Ursache: Die fundamentale Fitness fehlt!

Stellen wir nur einmal die Frage, wie ein Sprinter, ein Fußballer, ein Langläufer oder auch ein Skilangläufer eine optimale Leistung erbringen können soll, wenn er die fundamentale Bewegung des Gehens nicht optimal erlernt hat. Wie soll ein Stabhochspringer, ein Turner am Reck oder an den Ringen, ein Golfer, ein Tennisspieler oder ein Judoka seine maximale Leistung erreichen, wenn er die Fähigkeit des Rollens, des Drehens oder auch des Greifens, des Stützens und Hängens in der Kindheit nicht optimal entwickelt hat? Und natürlich ist der Entwicklungsschritt in der Kindheit, in dem Hüpfen, Federn und Springen erlernt werden und den wir hoffentlich alle durchlaufen haben, eine absolut notwendige, fundamentale Grundvoraussetzung für sämtliche dynamische Sportarten, für Kopfbälle, für Schmetterbälle im Volleyball oder Tennis, für alle Sportspiele und auch für die Alltagsfitness. Wenn diese basalen Dinge nicht ausreichend entwickelt wurden, fehlerhaft sind oder unkorrekt überlernt wurden, dann kann auch das beste Training nicht helfen, in der Sportart jemals die beste Performance zu erreichen.

Genau deswegen setzen für mich ein Athletiktraining, ein Ganzkörpertraining mit dem Schwerpunkt Core, sportartspezifisches Ausgleichs- oder Begleittraining, Calisthenics oder Stabi-Training meist viel zu spät an. Sie setzen Dinge voraus, die sehr oft überhaupt nicht vorhanden sind. Insofern kann der Trainingserfolg nur bedingt vollständig entwickelt werden. Und auch in der Prävention und in der Rehabilitation nach Verletzungen werden häufig viel zu viele Dinge vorausgesetzt, die aber von den meisten Personen oder Rehabilitanden überhaupt nicht mitgebracht werden.

Zurück zu den Grundlagen unserer Bewegungen

Fundamental Fitness geht einen völlig anderen Weg und setzt bei jenen Bewegungen an, die wir in der Kindheit als grundlegende Entwicklungsschritte durchlaufen müssen, um später darauf aufbauend freie Bewegungen und unsere Sportarten erfolgreich ausführen zu können. Wollen wir nicht alle der oder die Beste bei den Übungen werden? Genau dafür ist Fundamental Fitness das Richtige.

In der Kindheit durchlaufen wir bestimmte Entwicklungsschritte, weil bestimmte Bewegungen aufeinander aufbauend uns erst in die Lage versetzen, uns irgendwann einmal umzudrehen, aufzurichten, zu krabbeln, aufzustehen und irgendwann auch zu gehen. Ist einer dieser Entwicklungsschritte nicht optimal entwickelt – und in der Tat gibt es Studien dazu, dass gar nicht so wenige von uns einige Entwicklungsschritte überspringen oder gar nicht durchlaufen –, dann ist es zwangsläufig so, dass bestimmte Qualitäten der Muskelarbeit und auch von vielen Bewegungen, insbesondere von komplexen Bewegungen, ein Leben lang defizitär sind. Doch dazu später mehr.

Das Erlernen und die Ausführung sämtlicher fundamentaler Bewegungen ist nicht nur für die körperliche, sondern natürlich auch für unsere geistige Entwicklung wichtig, denn durch diese einzelnen Schritte absolvieren wir bestimmte Phasen, die unmittelbar Einfluss haben auf die Entwicklung und Ausdifferenzierung der Hirnstrukturen. Dies geschieht insbesondere in den ersten sechs Lebensjahren. Die Entwicklung der fundamentalen Bewegungen und die geistige Ausdifferenzierung des Gehirns läuft zeitlich parallel ab, was die große Bedeutung der fundamentalen Bewegungen eindrucksvoll belegt.

Aktiv gegen den Bewegungsmangel und seine Folgen

Besonders große Sorge habe ich seit geraumer Zeit aber bei all jenen Menschen, die gar nicht oder viel zu spät zum Sport oder zu körperlicher Aktivität finden. Die gesamtgesellschaftliche Entwicklung mit der fortschreitenden Motorisierung und Digitalisierung führt zunehmend zu Bewegungsmangel und Folgen wie motorischen Defiziten und Übergewicht. Dies macht sich schon im Kindesalter bemerkbar. Mehr als 45 Prozent von 1200 getesteten Kindergartenkindern schnitten in einer Studie[1] in den motorischen Hauptbeanspruchungsformen Koordination, Kraft und Schnelligkeit gemessen an der Beurteilungsskala nach Klaus Bös[2] unterdurchschnittlich ab.

Im Alter können sich motorische Defizite in einer Vermeidung von Bewegung äußern. Das mangelnde Körpergefühl und die Entfremdung vom eigenen Körper führen dazu, dass der Bewegungstrieb nicht mehr wahrgenommen oder als solcher interpretiert wird. So erreichen nur ungefähr die Hälfte aller Männer und Frauen die von der Weltgesundheitsorganisation (WHO) 2020 empfohlene Ausdaueraktivität und nur 27,6 Prozent der Frauen und 31,2 Prozent der Männer die WHO-Empfehlung für muskelkräftigende Aktivitäten von mindestens zweimal pro Woche. Der passive Lebensstil ruft unmittelbar gesundheitliche Probleme hervor. Die Prävalenz für kardiometabolische Erkrankungen wie Hypertonie, Diabetes mellitus und Fettstoffwechselstörungen steigt. 67 Prozent der Männer und 53 Prozent der Frauen zwischen 18 und 79 Jahren in Deutschland sind übergewichtig. Fast 25 Prozent aller Erwachsenen sind stark übergewichtig (adipös).[3] Im Altersgang nimmt der Anteil der Personen mit Übergewicht und Adipositas zu.

Neben den genannten Faktoren, die oft mit dem Übergewicht einhergehen oder dieses verursachen, sind ein erhöhtes Risiko für Herz-Kreislauf-Erkrankungen sowie für Brust- und Darmkrebs auch mögliche Folgen körperlicher Inaktivität. Abgesehen von schwerwiegenden Erkrankungen kann ein Mangel an Bewegungserfahrung und Körpergefühl zu einem fehlenden Bewusstsein für die eigene Körperhaltung führen. So kommt es durch unbewusste Fehlhaltungen im Alltag zu Muskel- und Gelenkbeschwerden wie beispielsweise Rückenschmerzen.

Um die Vermeidung von Bewegung aufgrund motorischer Defizite zu durchbrechen und stattdessen neue Lebensfreude durch Verstehen von Haltungen und Gelingen von Bewegungen zu ermöglichen, habe ich gemeinsam mit anderen Sportwissenschaftlern Fundamental Fitness entwickelt.

Hinter Fundamental Fitness steht demnach auch die Idee, Fitness auf einem natürlichen, biologisch ursprünglichen Weg zu vermitteln. Durch die Anlehnung des Trainings an die evolutionäre Entwicklung des Menschen (Phylogenese) und die individuelle motorische Entwicklung (Ontogenese) wird das Erleben evolutionär angelegter Natürlichkeit von Bewegung ermöglicht. Das Nachvollziehen der grundlegenden Bewegungsmuster und das Training auf dieser Basis führen zu einer neuen, intensiveren Wahrnehmung des Körpers, die die Lebensqualität nachhaltig verbessern kann. Durch den Ansatz an den Fundamenten der menschlichen Bewegungsmuster ist das Training mit diesem Programm über die gesamte Lebensspanne und für alle Leistungsniveaus geeignet.

SYSTEMATIK VON FUNDAMENTAL FITNESS

Um am individuellen Leistungsstand in Bezug auf fundamentale Bewegungsmuster ansetzen zu können, findet zu Beginn eine Einstufung des Leistungsniveaus durch den *Fundamental Fitness Screen (FFS)* statt. Du kannst ihn online auf der Website www.ingo-froboese.de durchführen, bevor du mit dem Training startest. Anders als bei vielen anderen funktionellen Trainingsprogrammen wird die Komplexität der Bewegungen bei Fundamental Fitness (entwicklungs-)stufenweise gesteigert. Auf der Grundlage des festgestellten Leistungsniveaus ist es möglich, in der Entwicklungsphase anzusetzen, in der noch Verbesserungspotenzial vorhanden ist. So werden in Anlehnung an die motorischen Entwicklungsphasen im Kindes- und Kleinkindalter grundlegende Bewegungsformen wie Rollen, Krabbeln oder Hangeln wiederholt und schrittweise in ihrer Komplexität und Intensität erweitert. Dies sichert das vollständige Erschließen der körperlichen Fähigkeiten und die Effektivität des zielgerichteten Trainings. Fundamentale Bewegungsformen, die im Programm angewendet werden, sind:

- Drehbewegungen
- Streckbewegungen
- Beugebewegungen

Diese sind unterteilt in:

- Stützbewegungen wie den Vierfüßlerstand oder die Plank
- Hebebewegungen wie das Beckenheben (Brücke), aber auch schon das Anheben eines Beins
- Zugbewegungen wie Klimmzüge
- Drückbewegungen wie Liegestütze
- Haltebewegungen wie die Schiffchenposition (beim Rollen um die Längsachse)

Durch spielerische Kombinationen werden dreidimensionale Bewegungsmuster aller Bewegungssysteme umgesetzt und ergeben ein ganzheitliches und nachhaltiges Training. Nicht nur der Fokus der Natürlichkeit der Bewegungen, sondern auch der Fokus auf weitere Bereiche des Biorhythmus wie Ernährung und Regeneration sowie die Vermittlung von Handlungs- und Effektwissen steigert die Übertragbarkeit auf alltägliche Herausforderungen.

Wer Gehen, Laufen, Sprinten und Springen in Perfektion lernen möchte, der muss seine Hausaufgaben machen. Ein Fisch schwimmt, ein Vogel fliegt, aber bei uns ist es ein bisschen anders. Wir müssen zunächst ganz spezielle Bewegungsentwicklungsschritte durchlaufen und beenden, bevor wir auf die nächste Stufe unserer motorischen Entwicklung gelangen. Ohne Drehen kein Krabbeln und ohne Krabbeln kein Gehen, ohne Gehen kein Laufen und so weiter. Unvollständiges Lernen und Absolvieren der elementaren Bewegungen führt immer zu Defiziten in der späteren Zielbewegung. Wir sind eben doch anders als der Fisch, der sofort schwimmen kann, oder die Nestflüchter bei den Vögeln. Wir müssen lernen, und zwar von Anfang an.

Je weiter wir dabei zurück an den Anfang unserer Bewegungen und Reflexe oder unwillkürlichen Bewegungsmuster gehen, umso erfolgreicher werden wir später sein. Bewegungsmuster, die wir uns in Sport und Alltag angewöhnt haben, zu durchbrechen und umzulernen, ist nicht einfach und gelingt meist nur inkomplett. Gerade in Belastungssituationen treten dann die alten Fehler immer wieder auf. Das wollen und werden wir ändern. Fundamental Fitness setzt völlig neue Bewegungsimpulse, durchbricht damit die alten Muster und bringt euch auf ein neues, bisher unerreichtes Niveau.

1

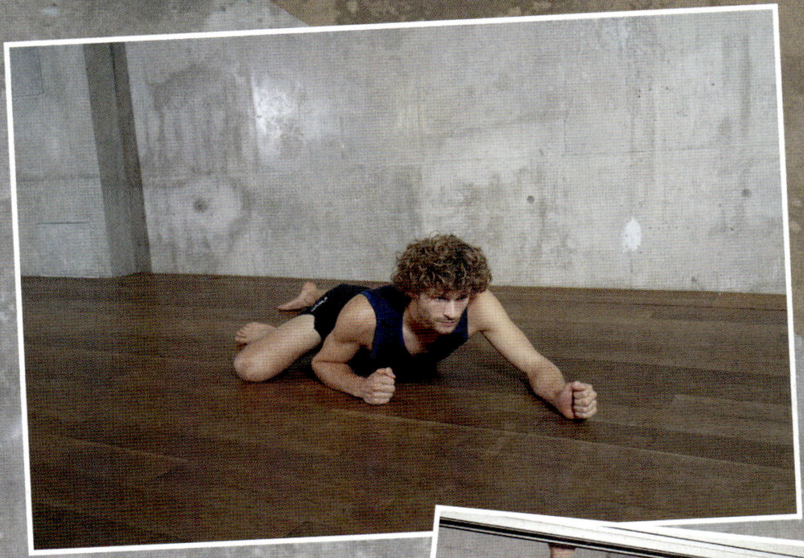

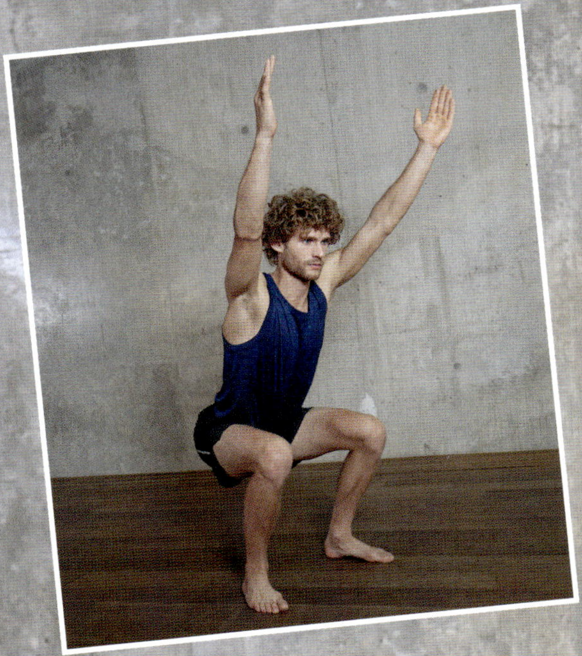

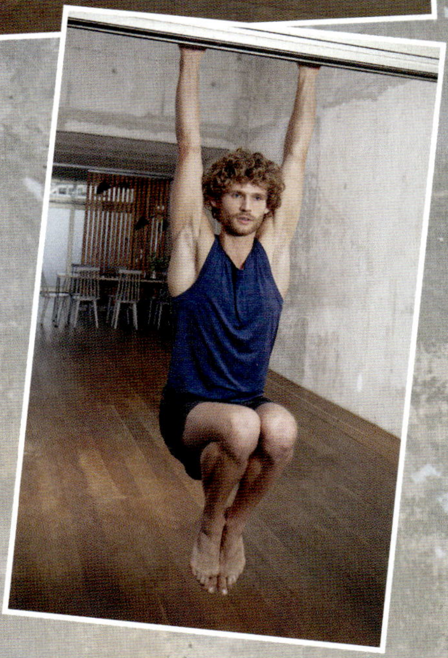

ENTSTEHUNG VON BEWEGUNG

Fundamental Fitness ist ein Fitness- und Bewegungsprogramm, das auf den Grundlagen der menschlichen Bewegungsentwicklung basiert. Jahrzehntelange Forschung und Wissenschaft haben gezeigt, dass Bewegung und Bewegungstechniken nur langfristig und nachhaltig verändert und stabilisiert werden können, wenn dabei die Grundlagen der menschlichen Biologie, insbesondere des Wachstums, sowie die Veränderung im Lebensverlauf berücksichtigt werden. Fundamental Fitness ist eine andere und völlig neue Form des Erlernens und Neulernens von Bewegung zur Optimierung der Muskeltätigkeit sowie des neuromuskulären Zusammenspiels und stellt vor allem das Fundament für sämtliche Bewegungsaktivitäten des Sports und des Alltags dar. Warum dies Sinn macht und welche Grundlagen hierfür notwendig sind, erfährst du im kommenden Kapitel.

DIE ENTWICKLUNG DES MENSCHEN

Fundamental Fitness basiert auf der menschlichen Phylogenese und Ontogenese. Die Phylogenese ist die stammesgeschichtliche Entwicklung eines Lebewesens. Sie bezieht die Evolution mit ein und lässt Rückschlüsse auf die Entstehung und Entwicklung der Menschheit zu. Die Ontogenese beschreibt im Einklang damit die Individualentwicklung einzelner Lebewesen. Sie umfasst alle motorischen Lernmuster, die von der befruchteten Eizelle bis zum erwachsenen Lebewesen erfolgen, und alle Reflexe, die ein Baby von Geburt an in sich trägt.

PHYLOGENESE

Die Phylogenese beschreibt die Entwicklung des Menschen hin zu unserer heutigen Form und Lebensweise. Sie ist insofern ein wichtiger Baustein von Fundamental Fitness, als dass sie die grundsätzliche Entstehung der menschlichen Bewegung beinhaltet – insbesondere die Evolution hin zum aufrechten Gang, der dem Menschen die freie Verwendung der oberen Extremitäten erlaubte und aus evolutionärer Sicht einen der Hauptgründe für die Dominanz des Homo sapiens darstellt.

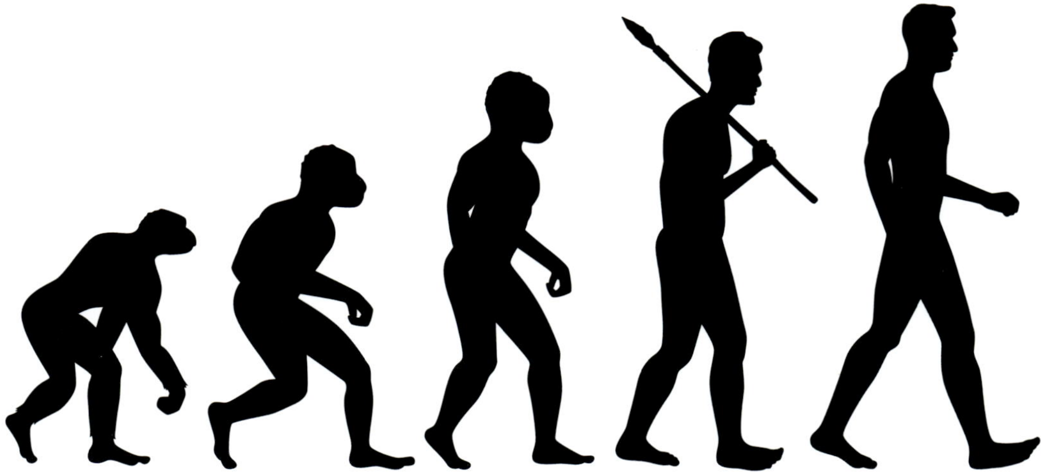

Die Evolution des aufrechten Gangs als Basis für viele fundamentale Bewegungen

Doch nicht nur das Gehen und das Laufen wurde über die Jahrtausende phylogenetisch erlernt. Auch andere Bewegungs- und Verhaltensmuster haben sich über Generationen hinweg fortentwickelt und optimiert. Der Mensch profitiert somit vom tradierten und selektierten Wissen aller vorigen Generationen, auf dem er aufbauen und das er mit eigenen Erfahrungen (aus der eigenen Ontogenese) erweitern kann.

ONTOGENESE

Unter Ontogenese versteht man die spezielle und individuelle Entwicklung jedes Menschen von der befruchteten Eizelle bis hin zum erwachsenen Lebewesen. Sie umfasst unter anderem die komplette motorische und kognitive Entwicklung und beschreibt damit den gesamten Prozess von der Entwicklung einer unwillkürlichen Bewegung (zum Beispiel Reflexbewegungen) hin zur Fähigkeit der gezielten Realisation und Kontrolle von Bewegungsabläufen.

Die motorische Entwicklung startet bereits im Mutterleib. Ab der zehnten Schwangerschaftswoche lassen sich erste Bewegungen erkennen, die sich im Laufe der Zeit immer weiter fortentwickeln, bis sie ungefähr ab der 20. Schwangerschaftswoche für die Mutter spürbar werden. Nach der Geburt ist der Säugling dann bereits in der Lage, lebensnotwendige Informationen über seine Umwelt wahrzunehmen, auf sich aufmerksam zu machen und erste Beziehungen einzugehen. Hinzu kommen lebenswichtige Körperfunktionen wie zum Beispiel das Atmen und die Nahrungsaufnahme, die automatisch vorliegen. Die motorische Entwicklung entfaltet sich zunehmend und das Bewegungsrepertoire wird stetig größer. Bereits im ersten Lebensjahr lernt das Kind, seinen Kopf zu halten, ihn von der Unterlage abzuheben, Gegenstände zu ergreifen, sich herumzudrehen, sich aufzustützen, zu sitzen, zu krabbeln, zu stehen und schließlich – nach rund einem Jahr – zu laufen.

Das Erlernen neuer Bewegungsmuster folgt dabei grundlegenden Entwicklungsregeln. Das geht bei dem einen oder anderen schneller oder langsamer, ist aber bereits in dieser Phase auch fehleranfällig, wodurch sich ganz individuelle fundamentale Voraussetzungen ergeben.

- **Fortschreitende Differenzierung:** Die Bewegungen sind anfangs grob, ungenau und ausfahrend, werden durch Übung aber zunehmend feiner und genauer. Ein Kleinkind erkennt zwar den Unterschied zwischen Gehen und Laufen, die Abstufung wie zum Beispiel »langsam zu laufen« muss jedoch mit der Zeit erlernt werden. Sind anfangs noch große Kontraste erkennbar, werden im Zuge des Entwicklungsprozesses immer feinere Unterscheidungen möglich, sofern ausreichend Entwicklungsmöglichkeiten gegeben werden.

- **Zentralisierung:** Mit fortschreitender Entwicklung wird das Zusammenspiel einzelner Bewegungen verbessert. So lernen wir, im Gehen zu greifen oder im Lauf einen Ball zu fangen. Zudem werden die Bewegungen besser zentral gesteuert und kontrolliert und nicht länger nur reflektorisch gesteuert. Diese sogenannte Koordination verbessert sich speziell im ersten Lebensjahr. Am besten sichtbar wird es vor allem bei der für die Sprachentwicklung erforderlichen fein abgestimmten Sprechbewegung. Aber auch beim Spielen werden immer mehr bewusste, komplexe Bewegungen deutlich.

- **Biologische Abhängigkeit:** Die Entwicklung des Verhaltens ist an die körperliche Entwicklung gebunden, beispielsweise an die Reifung des Nervensystems und der Muskeln. Fortschritte sind nur dann möglich, wenn die biologischen Voraussetzungen sich ebenfalls entwickeln können. Dies bedeutet, dass gerade auch in der kindlichen Entwicklung Förderung notwendig ist, damit sich die Biologie entwickelt und nicht stillsteht.

- **Selbsterfahrung und Beziehungsentwicklung:** Das Kind lernt zunächst einzelne Komponenten des Körpers kennen, bevor es sie bedacht einsetzt. So erkennt der Säugling erst Hand- und Fingerbewegungen, bevor er gezielt nach Gegenständen greift, oder er bewegt die Zehen, ehe er versucht zu laufen. Auch dies zeigt, dass es Abhängigkeiten beim Lernen von Bewegungen gibt. Wird eine Stufe nicht optimal erlernt, gelangt man nur eingeschränkt oder reduziert zum nächsten Schritt.

Um erste zielgerichtete Bewegungen zu ermöglichen, muss darüber hinaus zunächst die Fähigkeit vorhanden sein, den Körper und seine Gliedmaßen in eine entsprechende Ausgangsposition zu bringen. Dies umfasst insbesondere die Haltungskontrolle. Für diese und für die Bewegungssteuerung ist hauptsächlich das Zentralnervensystem, bestehend aus Gehirn und Rückenmark, verantwortlich. Das Kind lernt, seinen Kopf zu halten, den Kopf von der Unterlage anzuheben, Gegenstände zu ergreifen, sich aufzustützen, sich herumzudrehen, zu sitzen, zu krabbeln, zu stehen und schließlich zu laufen.

Das Gehirn weist bereits bei der Geburt annähernd so viele Nervenzellen auf wie das Gehirn eines Erwachsenen (rund 90 Milliarden). Allerdings müssen diese noch weiterwachsen und zusätzliche Verbindungen zu anderen Nervenzellen ausbilden. Man geht davon aus, dass das Wachstum erst zu Beginn des 30. Lebensjahres annähernd abgeschlossen ist, wobei neuere Untersuchungen darauf hindeuten, dass die Plastizität des Gehirns bis ins hohe Alter stimuliert werden kann. Besonders die ersten sechs Lebensjahre dienen der Ausdifferenzierung und die Phase zwischen dem zehnten und zwölften Lebensjahr als beste motorische Lernphase. »Was Hänschen nicht lernt, lernt Hans nimmermehr.« Defizite in dieser motorischen Lernphase bis zum zwölften Lebensjahr rächen sich ein Leben lang – aber das Gute ist: Es lässt sich was tun! Dabei spielen die Umwelt, mitsamt der auf das Gehirn einströmenden Sinnesreize sowie die Hirnaktivität selbst eine wichtige Rolle für die Hirnentwicklung. Ausreichend körperliche Aktivität gilt in diesem Sinne als wichtiger Förderfaktor in allen Lebensphasen. Vom Kindes- bis ins Seniorenalter zeigen sich positive Effekte von Bewegung auf die Kognition. Daher gilt es, Bewegung in den Alltag zu integrieren, um langfristig von diesen Effekten zu profitieren.

Während die Herausforderungen zu Beginn noch darin bestehen, relativ simple Aufgaben wie die Stabilisierung des Kopfes im Liegen oder Sitzen zu meistern, werden auch die Anforderungen an die Haltungskontrolle zunehmend komplexer, je stärker sich das Bewegungsrepertoire erweitert. So ist bereits das aufrechte Sitzen mit einer deutlich stärkeren Beanspruchung der Muskulatur verbunden. Im aufrechten Stand wird darüber hinaus die Unterstützungsfläche, über die der Körperschwerpunkt gehalten werden muss, um nicht das Gleichgewicht zu verlieren, bereits deutlich kleiner. In Bewegung wird diese noch kleiner und die Haltungskontrolle muss gar antizipieren, wie sich der Körperschwerpunkt verlagern wird, und die Muskulatur entsprechend präventiv aktivieren, um die Balance zu gewährleisten.

Die Komplexität des Zusammenspiels von Zentralnervensystem und Bewegungsapparat ist bereits bei diesen vermeintlich leichten Tätigkeiten riesig. So wird deutlich, dass auch den Bewegungen, die wir als Erwachsene als simpel einstufen würden, ein langwieriger Lernprozess zugrunde liegt, in den sich selbstverständlich auch die eine oder andere Abweichung vom Standard einschleichen kann. Aus diesem Grund ist es wichtig, auch als erwachsener Mensch regelmäßig die fundamentalen Bewegungsformen wie Gehen, Springen oder Rollen gezielt zu trainieren, um das grundlegende Bewegungsrepertoire aufrechtzuerhalten und darauf aufbauend komplexere Bewegungsmuster im Sport und Alltag zu erlernen und zu optimieren. Genau hier setzt Fundamental Fitness an.

Ein Training dieser Grundlagen ist auch deshalb wichtig, da sich durch regelmäßiges Üben nun Automatismen bilden, die ursprünglich erforderliche kognitive Ressourcen wieder verfügbar machen. Man denke nur an die erste Fahrstunde, bei der die Bedienung des Autos bei gleichzeitiger Konzentration auf den Straßenverkehr für viele eine komplette Überforderung darstellte. Man saß verkrampft hinterm Lenkrad, würgte den Motor ab und hatte Probleme, den richtigen Gang zu finden. Einige Fahrten später hingegen konnte man sich ohne große Probleme beim Fahren unterhalten – und das Gasgeben und Schalten passierte quasi nebenbei. Die einzelnen Tätigkeiten wurden durch Üben automatisiert und ein entspanntes Fahren wurde möglich. Das Gleiche trifft auch auf sportliche Aktivitäten und Bewegungen wie zum Beispiel das Fahrradfahren, den Pass im Fußball, den Golfschlag oder Tennisspielen zu, die durch Übung optimiert werden. Um die eigene Leistung zu entwickeln und auf ein höheres Level zu heben, ist es ein Muss, die grundlegenden »simplen« Bewegungsformen wie Gehen, Springen, Hängen und Stützen neu zu üben, damit Automatismen entstehen, die wieder Raum für komplexere Übungsabfolgen schaffen. Bewegung »neu« für sich erfinden, bedeutet zurückzugehen zu den fundamentalen Mustern.

DIE ENTWICKLUNG FUNDAMENTALER BEWEGUNGEN

Bei der Entwicklung der ersten elementaren Bewegungsmuster wie Greifen oder Gehen zeigen sich in der Regel typische Entwicklungsstufen, die alle durchschritten werden, bevor das finale Bewegungsmuster gefestigt wird. Allerdings werden bereits in diesen frühen Lernphasen individuelle Unterschiede zwischen Kindern erkennbar. Nicht nur die Zeit, die die Kinder in den einzelnen Stufen verbringen, variiert stark – manche Kinder machen ihre ersten Schritte bereits mit elf Monaten, andere erst nach 14 Monaten –, sondern auch das Erreichen der Stufen selbst.

Während die meisten Kinder (circa 87 Prozent) vom Liegen über das Drehen, Rutschen, Robben und Krabbeln in das Laufen auf allen vieren übergehen, bevor sie sich letztendlich aufrichten und die ersten Schritte wagen, überspringen oder ersetzen manche Kinder einzelne oder mehrere dieser Phasen teilweise oder komplett (siehe Abbildung rechts). In vielen Fällen, aber eben nicht allen Fällen, holen Kinder jedoch die zunächst übersprungenen Entwicklungsphasen wie zum Beispiel das Krabbeln in der weiteren Entwicklung nach. Dennoch können sich hier bereits große Leiden in der motorischen Entwicklung ergeben, die später nur ganz gezielt angesprochen überhaupt kompensiert werden können.

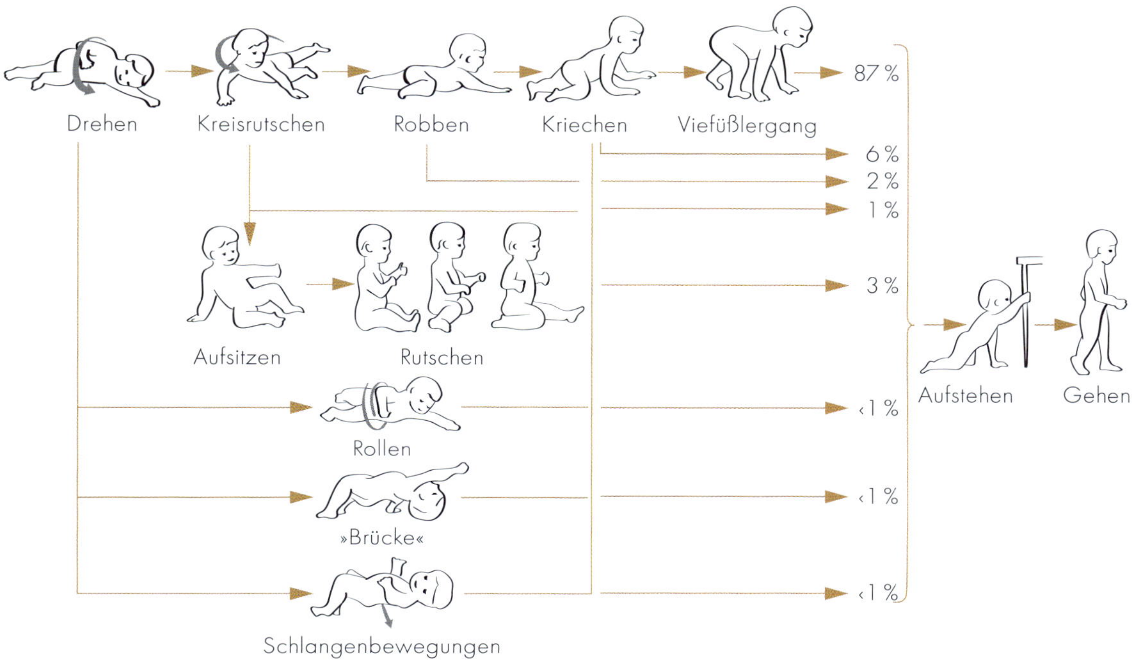

Die fundamentalen Entwicklungsstufen des aufrechten Gangs sowie der prozentuale Anteil der Kinder, die die jeweilige Abfolge der Stufen durchlaufen. Manchmal werden dabei jedoch fundamentale Entwicklungsstufen »übersprungen«.[4]

Die einzelnen Phasen zum Beispiel der Gangentwicklung bringen neben der offensichtlichen Fähigkeit zur Fortbewegung auch weitere Vorteile mit sich. Beim Robben trainiert das Kind das Nerv-Muskel-Zusammenspiel und die Muskeln, die für das Robben und die weiteren Entwicklungsstufen nötig sind. Der Kopf wird stabilisiert angehoben, während der restliche Körper am Boden verbleibt und somit hilft, das Gleichgewicht zu wahren. Das Zusammenspiel von »Motor move«- und »Motor hold«-Systemen wird so bereits früh aktiviert und bildet die Basis für die Halte- und Stabilisationsfähigkeit der Muskeln.

Beim folgenden Krabbeln wird der Oberkörper vom Boden abgehoben. Für die Fortbewegung auf Knien und Händen muss der Rumpf muskulär stabilisiert werden, um ein Zusammensacken zu verhindern und den Platz für die Bewegung der Extremitäten zu ermöglichen. Das diagonale Bewegen von Armen und Beinen fördert dabei die Vernetzung der Gehirnhälften und trainiert gleichzeitig die Haltungskontrolle beziehungsweise das Gleichgewicht.

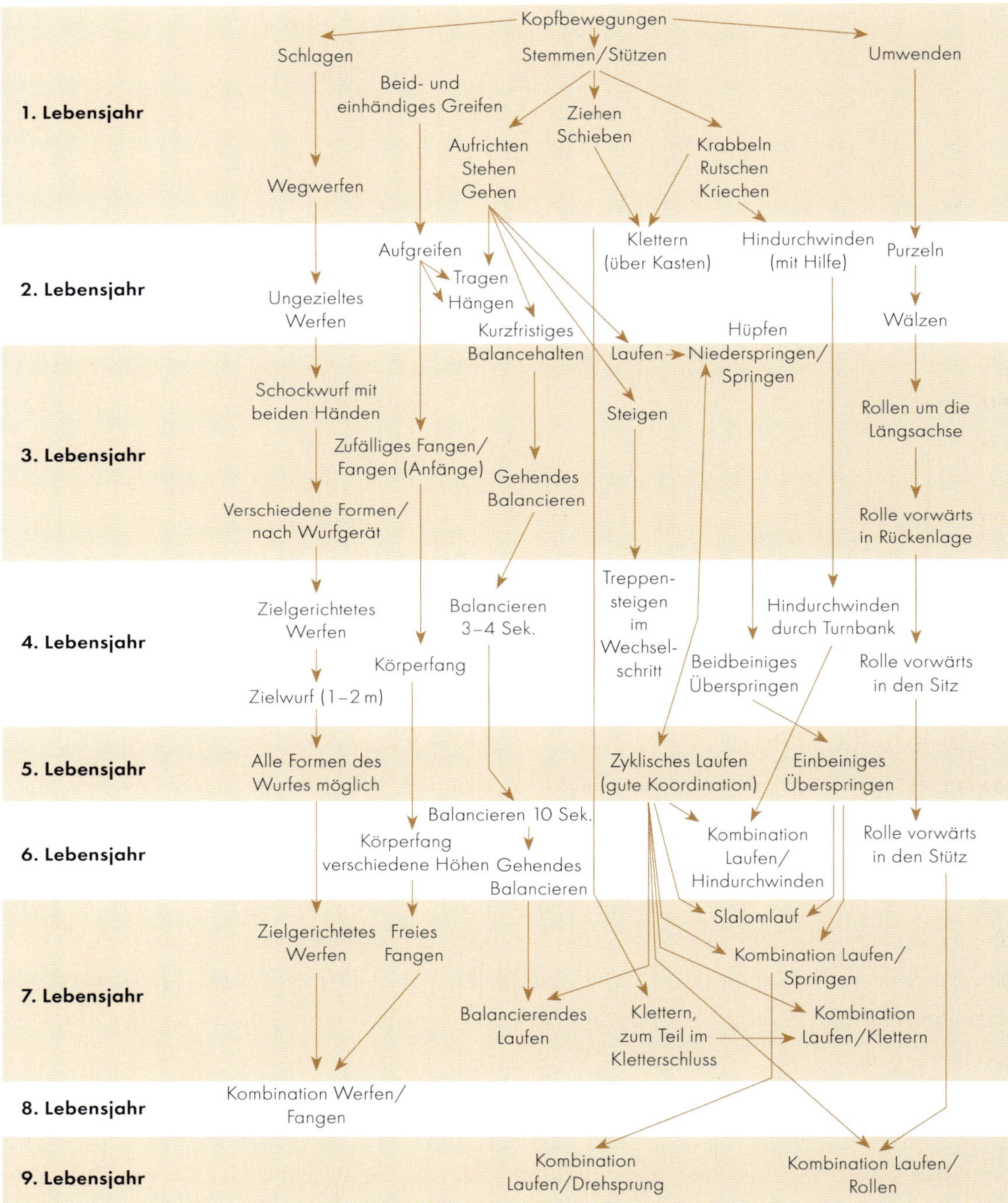

Meilensteine des Erlernens fundamentaler Bewegungsmuster in der frühkindlichen Entwicklung[5]

Das Aufrichten stellt einen der größten und wichtigsten Entwicklungsschritte überhaupt dar. Neu hierbei ist, dass das Gleichgewicht innerhalb einer deutlich kleineren Unterstützungsfläche als beim Krabbeln oder Kriechen gehalten werden muss. Wiederholtes und variables Üben ist dabei ein entscheidender Faktor, um den Gang nachhaltig zu verfeinern. Man geht davon aus, dass Kinder erst im Alter von fünf Jahren das Gangmuster eines Erwachsenen erreichen. In diesen fünf ersten Jahren können natürlich große Fehler passieren, die sich später dann im Erwachsenenalter weiter ausprägen oder stabilisieren. Auch bei anderen fundamentalen Bewegungsmustern lassen sich verschiedene, komplexer werdende Meilensteine der Entwicklung feststellen (siehe Abbildung links).

Aus dieser Grafik werden sehr umfassend Zusammenhänge zum Bewegungslernen deutlich. Werfen und Fangen können sich nur optimal entwickeln, wenn zielgerichtete fundamentale Fähigkeiten früh entwickelt wurden. Und Sprungbewegungen oder Schläge mit dem Golfschläger oder auf dem Tennisplatz können sich nur optimal ausprägen, wenn dazu die Einzel- oder Teilbewegungen ausgereift sind.

UNSERE CHANCE: PLASTIZITÄT DES GEHIRNS

Václav Vojta prägte Mitte des vergangenen Jahrhunderts den Begriff der Reflexlokomotion (Reflexfortbewegung).[6] Er besagt, dass durch bestimmte Reize motorische Reaktionen ausgelöst werden können, die wiederum in einer Fortbewegung resultieren. Die Lehre greift dabei auf angeborene Bewegungsprogramme zurück, die im Zentralnervensystem gespeichert und in jedem Lebensalter abrufbar sind. Löst man diese Bewegungsprogramme durch bestimmte Reize wiederholt aus, kommt es zu einer Art Lernprozess beziehungsweise zu einer (Neu-)Bahnung der nervösen Verschaltung von Gehirn und Rückenmark, wodurch angeborene Haltungs- und Bewegungsmuster (Teilmuster) aktiviert und spontan abgerufen werden können. Vojta machte sich dieses Prinzip insbesondere in der Therapie von Personen mit Bewegungsstörungen zunutze, die auch heute noch bei unterschiedlichen Indikationen verordnet wird. Aber auch im Sport lassen sich diese Mechanismen sehr gut nutzen, um Bewegungen erneut zu lernen.

Ein grundlegender Mechanismus, auf dem das Vojta-Prinzip ebenso wie artverwandte Konzepte – zum Beispiel das Bobath-Konzept – beruht, ist die sogenannte Plastizität des Gehirns. Diese beschreibt die Fähigkeit des Gehirns, neue Verbindungswege zu bahnen und sich selbst derart umzuorganisieren, dass einzelne Hirnregionen neue Aufgaben erlernen beziehungsweise von anderen

Hirnarealen übernehmen können. Diese Plastizität ermöglicht damit eine Dynamik, die ein lebenslanges Lernen fördert. Dabei ist besonders zu beachten, dass einmal erlernte Motorik nicht mehr verlernt werden und somit auch nach Jahren oder Jahrzehnten noch abgerufen werden kann. Sie bildet somit die Grundlage für die weitere Optimierung beziehungsweise Präzisierung und das Umlernen der motorischen Fähigkeiten. Motorische Verbesserungen sind damit auch im hohen Alter noch möglich, jedoch wird die Motorik mit zunehmendem Alter langsamer, weshalb Lernprozesse in höherem Alter in der Regel länger dauern als bei jungen Menschen.

Darüber hinaus bedeutet die dauerhafte Speicherung der Motorik aber auch, dass fehlerhaft erlernte Motorik nicht einfach vergessen werden kann. Stattdessen muss die »richtige« Motorik umgelernt und so lange geübt werden, bis ihr Bewegungsmuster in den entsprechenden Situationen primär abgerufen wird. Als Beispiel sei hier eine fehlerhafte Körperhaltung zu nennen, die beispielsweise durch nach vorn hängende Schultern und einen stark vorgebeugten Oberkörper Rückenschmerzen begünstigen kann. Den Körper wieder in eine Achse aufzurichten und die Schultern bewusst zurückzunehmen, fühlt sich für den Betroffenen im ersten Moment vielleicht falsch an, obwohl die neue Haltung von außen betrachtet nicht nur besser aussieht, sondern auch aus gesundheitlicher Sicht vorzuziehen ist. Ein nicht optimal ablaufender Abrollvorgang des Fußes beim Laufen, Sprinten oder Springen, eine vermehrte Asymmetrie beim Drehen um die Längsachse oder eine ungenaue Rotation beim Schlag oder Schwung lässt sich »überlernen«, indem man zurückgeht zu den fundamentalen Bewegungen. Immer nur an Details beim Golfschlag, bei der Lauf- oder Rotationstechnik zu arbeiten, ist meist leider vergeblich oder extrem mühsam, weil die alten Muster, besonders in stressigen Situationen und Wettkämpfen, häufig dann doch wieder hervorbrechen. Es gilt daher, soweit es geht, in der motorischen Entwicklung zurückzugehen und Zielbewegungen völlig neu am Ansatz und Ursprung aufzubauen, damit auf diesem Fundament die sportliche Zielbewegung nach und nach besser ablaufen und kontrolliert werden kann. Fehlerhaft automatisierte Bewegungsprogramme müssen mit optimalen Bewegungsmustern überschrieben werden!

Unter Plastizität des Gehirns verstehen wir die ständige Veränderung neuronaler Verbindungen im Nervensystem. Damit sind all jene Prozesse gemeint, die zeigen, dass neuronale Verbindungen eben nicht starr, unflexibel und invariabel sind, sondern durch Lernen und Üben veränderbar sind (siehe Abbildung rechts). Im Rahmen der funktionellen Plastizität verändert sich besonders die Effizienz der synaptischen Übertragung, ohne dass sich anatomische Verbindungen ändern müssen.

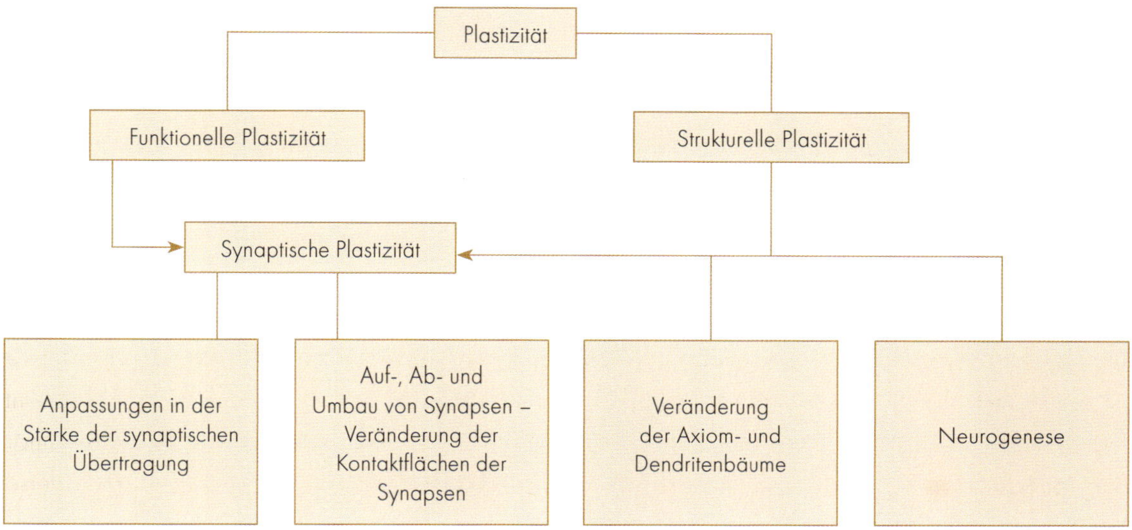

Plastizität als Veränderungsprozess: Grundlagen und Voraussetzungen für das (Neu-)Erlernen fundamentaler Bewegungsmuster[7]

Dagegen ist eine strukturelle Plastizität immer auch eine anatomische Plastizität, bei der strukturell Nervenzellen und Nervenbahnen verändert werden oder gar völlig neue Zellen entstehen. Dass dies natürlich eine große Chance in sich birgt, alte und feste Bewegungsmuster zu durchbrechen und dabei funktionelle oder strukturelle Anpassungen im zentralen Nervensystem einzuleiten, ist für Fundamental Fitness eine der Schlüsselstellen. Das Gehirn und das Nervensystem leisten mit ihrer auch im hohen Alter immer noch bestehenden Veränderbarkeit (Plastizität) einen der entscheidendsten Beiträge, warum Neulernen oder Umlernen immer möglich sein wird. Aber dafür gilt es, an die Grundfeste aller Bewegungen heranzugehen, an die fundamentalen Bewegungen.

ZIELORGAN MUSKEL – DER SCHLÜSSEL DER VERÄNDERUNG

Wenn man im Bewegungszyklus und -ergebnis etwas verändern will, dann gilt es, den Regelkreis zwischen Ausführung einer Bewegung und der Kontrolle beziehungsweise Überwachung der Bewegung zu durchbrechen. Da es gerade bei lang manifestierten Bewegungsmustern extrem problematisch sein wird, die neuromuskulären Impulse am »Erfolgsorgan« Muskel direkt auf dem Impulsweg (= Effizienz) zu verändern, sollte der Weg der Veränderung über neue afferente (zum zentralen Nervensystem aufsteigende) Impulse eingeleitet werden. Neue Informationen zur Steuerung und Regelung der Bewegung müssen entwickelt werden, damit efferente (vom zentralen Nervensystem zurück in den Körper absteigende) Impulse modifiziert werden können. Dies wird umso entscheidender, wenn Bewegungsmuster bereits zu unbewussten Aktionen geworden sind.

Es ist zunächst vom Organismus gut geplant, dass zum Beispiel Gehen oder Laufen, Springen oder die Landung nicht bewusst ausgeführt werden müssen, will man einen Korbleger im Basketball oder einen Schmetterball beim Beachvolleyball oder einen Rückhandschlag im Tennis- oder Tischtennis ausführen, weil dadurch höhere Gehirnabschnitte entlastet werden und nicht mehr zu jeder Einzelhandlung der Bewegung herangezogen werden müssen. Aber für das Erlernen oder Verändern von Bewegungsmustern bedeutet dies, dass diese grundlegenden Aktivitäten zunächst ins Bewusstsein rücken müssen, und afferente Informationen daraus abzuleiten und zu bearbeiten. Auf der Ebene des Rückenmarks sind dazu primär zwei elementare neuronale Verschaltungen etabliert, die unbewusst und reflektorisch die Länge des Muskels und die eingesetzte Kraft des Muskels regeln und steuern und kontinuierlich anpassen. Dies nutzend, können über die alten ontogenetischen Bewegungsmuster (siehe nächstes Kapitel) neue afferente Reize gesetzt werden, die letztlich neue Muster von Bewegungen entstehen lassen und Leistung und Fitness durchgängig und nachhaltig fördern.

Kleinste Veränderungen der Verschaltungen auf der Ebene des Rückenmarks und die sich daraus ergebende Modulation der zentralen Efferenz (und auch der primären, peripheren Afferenz) sind der Schlüssel des Erfolgs motorischer Leistung. Die Folge dieser Modulation durch das Erlernen der ontogenetischen fundamentalen Bewegungsmuster führt unmittelbar und mittelbar zu einer Optimierung des Tonus der Muskeln, zu präzisen und koordinierten komplexen Bewegungsabläufen (Zielbewegung aus Sport und Alltag) und zu einer maximal möglichen Schnellkraft bei optimaler Kontrolle selbst bei großer Ermüdung. Optimal abgestimmte reziproke Hemmungen führen dabei zu einer koordinierten Zusammenarbeit der Muskeln, von Agonist und Antagonist, sodass sämtliche Willkürbewegungen ökonomischer, präziser und energieschonender ausgeführt werden können.

MOTORISCHE SYSTEME IM ÜBERBLICK

Wir bewegen uns ständig, immer sind irgendwelche Muskeln aktiv, doch meist bemerken wir es gar nicht so richtig. Wir bewegen uns oft und wissen, warum, aber selten, wie. Wir können einen Tennisball fangen, der uns zugeworfen wird, müssen dazu aber nicht die vielen komplexen Prozesse kennen, die dabei in unserem Körper und Gehirn ablaufen. Dieses fantastische Zusammenspiel koordinierter Bewegungen, mit denen wir in Bruchteilen von Sekunden reagieren können, ohne darüber nachzudenken, ist ein Wunderwerk. Emotionen, Erinnerungen und Lernen beeinflussen dies alles direkt und unmittelbar, doch wie das letztlich vollständig miteinander verwoben ist, wissen wir auch heute immer noch nicht. Die Frage, wie wir unsere fast 700 Muskeln ansteuern und wie es gelingt, völlig neue Bewegungen zu erlernen, ist noch nicht klar beantwortet. Bestimmte Lern- und Entwicklungsprozesse geben jedoch Hinweise auf die Mechanismen. So kann ich mit meiner rechten Hand schreiben, aber ich kann auch lernen, mit meinen Füßen zu schreiben. Und komisch dabei ist, dass die Fußschrift der Handschrift sehr ähnelt, obgleich vollständig andere Muskeln dafür verantwortlich sind. Dies zeigt, dass die Steuerung der Bewegung gar nicht auf einzelne Muskeln ausgerichtet ist, sondern wir eine Problemlösungsmaschine sind, die fast unendlich viele verschiedene Aufgaben mit ihren Werkzeugen, den Muskeln, lösen kann.

Dafür brauchen wir, wie die folgende Abbildung zeigt, eine sensorische Information, die je nach Information in die vielen motorischen Zentren und Systeme einfließt und (bewusste oder unbewusste) Handlungen oder Bewegungen ablaufen lässt.

In den Motivationsarealen entstehen zunächst der Wille und die Motivation zur Bewegung, so jedenfalls bei allen bewussten Bewegungen. Basalganglien und Kleinhirn liefern die Programme, die über das »Tor zum Bewusstsein«, den Thalamus, in die ausführenden, tieferen (unbewussten) Systeme hineinlaufen, bis hin zu den motorischen Einheiten, den Muskeln. Bewusste und unbewusste Inhalte (zum Beispiel Stützmotorik) werden dabei zielgenau miteinander verknüpft. Genau dort setzt auch Fundamental Fitness an, indem bewusste und unbewusste Muster von Bewegungen optimal miteinander verbunden werden, exakte Pläne und Entwürfe von Bewegungsprogrammen entstehen und die einfließenden sensorischen Informationen besser und genauer interpretiert und analysiert werden können. Das Ergebnis ist eine bessere Zielmotorik und eine effizientere und ökonomischere Stützmotorik – und das mündet dann für alle, egal ob Sportler oder Alltagsathlet, in eine bessere Leistung.

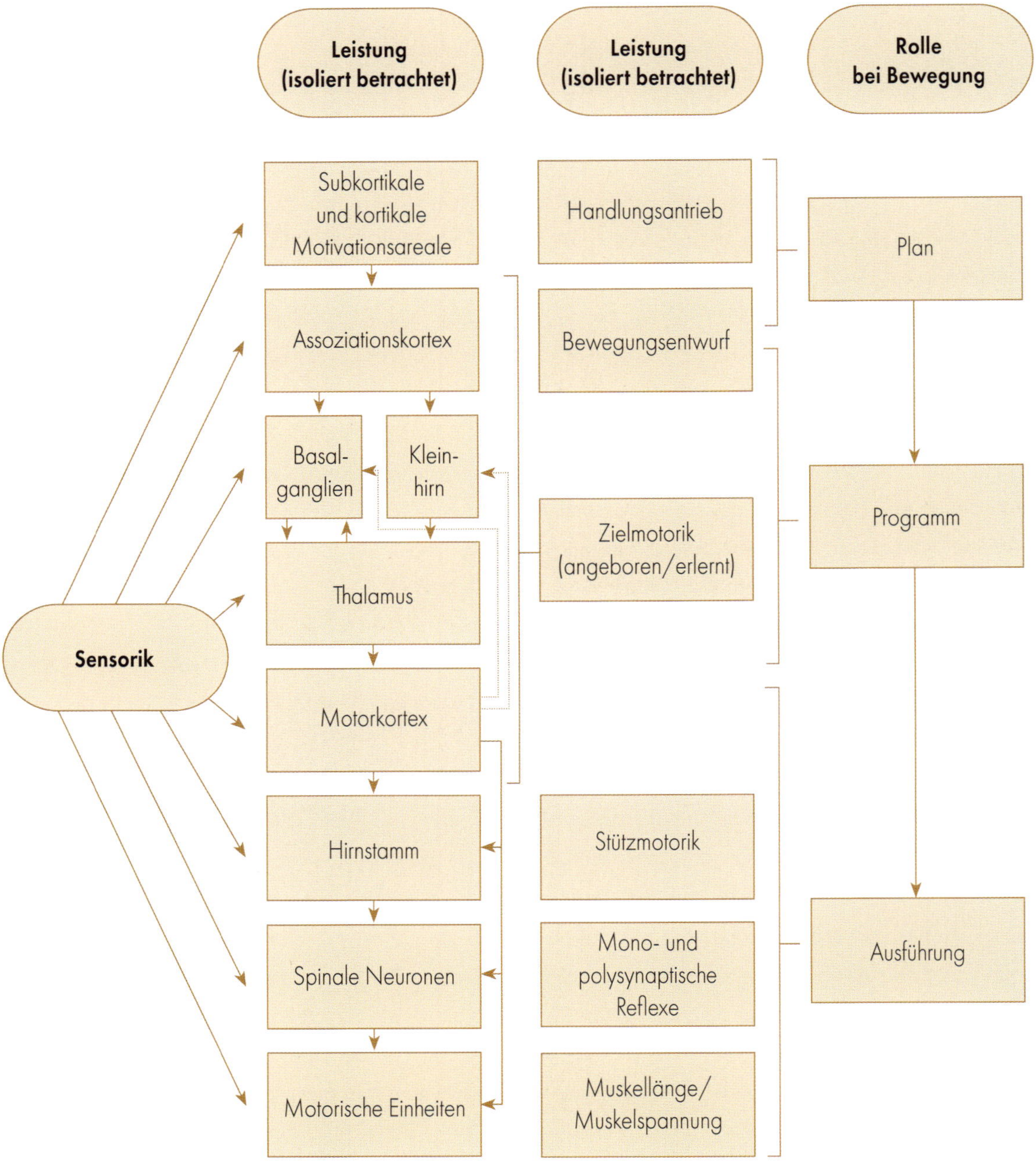

Motorische Systeme im Überblick und ihre Bedeutung bei der Entstehung von Bewegungen[8]

Die Abbildung links zeigt ein Diagramm der wichtigsten spinalen und supraspinalen motorischen Zentren und ihrer wichtigsten Verbindungen sowie ihre Funktion und Rolle bei den Bewegungen und motorischen Aktivitäten. Alle Hirnabschnitte, die dargestellt sind, sind über Bahnen (*Tractus*), einem Bündel von Nervenfasern, miteinander verbunden, wie es die Pfeile schematisch andeuten und zeigen.

Oberhalb des Rückenmarks (supraspinal) liegen die vier motorischen Zentren Hirnstamm, Motorkortex, Basalganglien und Kleinhirn (*Cerebellum*). Jedes dieser Zentren ist Verarbeitungs- und Umschaltstelle für die eingehenden Informationen. Die Pfeile, die alle Zentren miteinander verbinden, geben die Hauptrichtung des Informationsflusses an. Auffallend ist die Schlüsselrolle des Motorkortex, der sowohl über den Hirnstamm als auch direkt die motorischen Zentren im Rückenmark erreicht.

Die übergeordneten bewussten Zentren der Motorik liegen im Assoziationskortex schon in den Motivationsarealen, in denen der Wille und der Entwurf zur motorischen Handlung heranreift. Für unsere fundamentalen Bewegungen spielen sie insbesondere im Lernprozess des Fundamental-Fitness-Programms die zentrale Rolle, wenn wir uns bei den Flows bewusst mit den neuen Aufgaben auseinandersetzen. Je weiter der Lernprozess voranschreitet und je tiefer die neuen Bewegungen in uns eindringen, desto tiefer hierarchisch rutschen diese Bewegungen in unser Unterbewusstsein und in unsere supraspinalen Zentren hinein. Dann ist es geschafft und wir haben die fundamentalen Flows verinnerlicht.

2

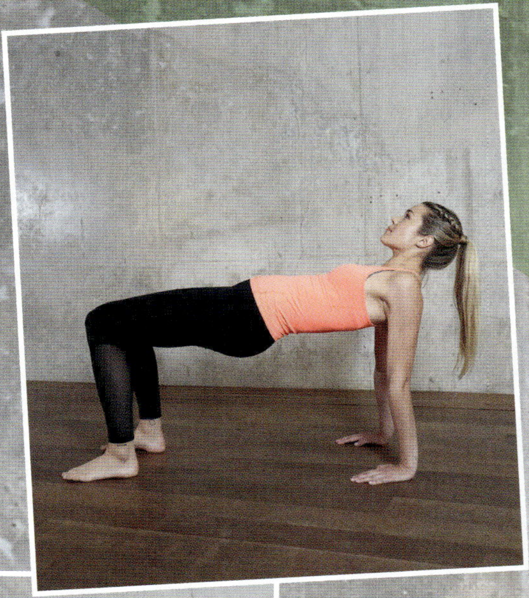

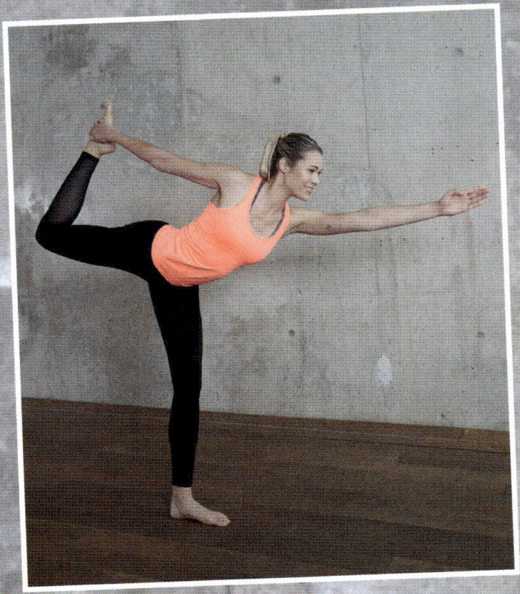

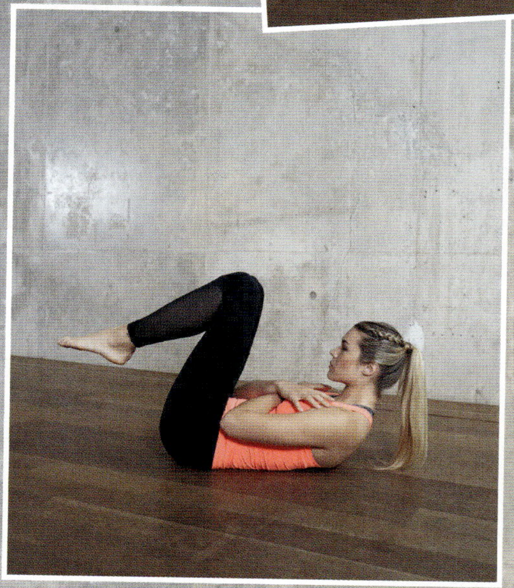

DIE WICHTIGSTEN FUNDAMENTALEN BEWEGUNGEN

Die kindliche Fortbewegung prägt unser Bewegungsfundament. Bei den Heranwachsenden sehen diese Bewegungsformen einfach aus, aber hast du schon mal versucht, wie ein Kleinkind zu krabbeln, zu rollen oder zu robben? Du wirst schnell merken, wie anstrengend diese Bewegungen für Erwachsene sind. Dabei sind es gerade diese kindlichen Bewegungen, die das Fundament unserer Fortbewegung ein Leben lang bilden und auf denen (fast) jede Bewegungsform aufbaut. Das folgende Kapitel stellt dir diese rudimentären Bewegungsformen, die uns quasi in die Wiege gelegt wurden und auf denen Fundamental Fitness aufbaut, genauer vor.

KRABBELN

Was bringt es uns, zu krabbeln wie ein Baby? Wenn man sich das Krabbeln genauer anschaut, wird schnell klar, dass es sich um eine höchst koordinative Übung handelt, die vor allem für Erwachsene anspruchsvoll ist. Typisch bei Erwachsenen, die das Krabbeln anfangen, ist, dass sie den Passgang anstatt des Kreuzgangs benutzen. Das heißt, sie bewegen den Arm und das Bein derselben Seiten gleichzeitig nach vorn, anstatt wie ein Baby diagonal zu arbeiten. Allein die Umstellung von Pass- auf Kreuzgang stellt für Erwachsene eine Herausforderung dar. Diese Umstellung löst ein wahres Feuerwerk im Gehirn aus und regt die Neuroplastizität, die Neubildung von Nervenzellen, an.

Aber nicht nur das Gehirn profitiert von diesen fundamentalen Bewegungen, der gesamte Bewegungsapparat wird in einem besonderen Maße gefördert. Die Fortbewegung auf allen vieren belastet unser muskuloskelettales System auf eine Weise, wie wir es durch unseren inaktiven Alltag nicht gewohnt sind. Vor allem die Schultern und die Arme müssen den Körper stabilisieren und fortbewegen, was diese nicht gewohnt sind. Das schult sowohl die Kraft als auch die Koordination.

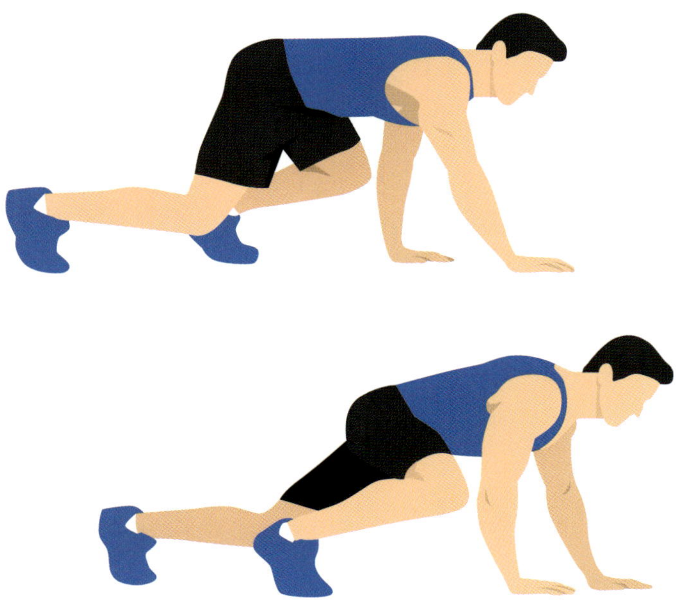

Crawling kräftigt den Rumpf und aktiviert tief liegende Muskelgruppen.

Die Beine dienen im ersten Schritt als Unterstützungsfläche, solange die Knie noch auf dem Boden sind. Heben wir diese ab, müssen auch die Beine den Körper stabilisieren. Letztere Übung findet sich schon heute in vielen Fitnesskursen wieder und wird oft als Crawling bezeichnet. Hier wird vor allem der Rumpf gekräftigt und die tief liegenden Muskelgruppen, die wir nur teilweise ansteuern können, werden aktiviert. Das hilft, Beschwerden durch lange Sitz- und Inaktivitätszeiten im Alltag vorzubeugen, und stärkt unsere Bauch- und Rückenmuskeln, die bei den meisten Menschen verkümmert sind. Damit ist das Krabbeln eine wahre Wunderwaffe gegen Rückenschmerzen.

SPRINGEN UND HÜPFEN

Das Springen oder Hüpfen ist eine weitere Fortbewegungsform, der sich Erwachsene viel zu selten bedienen. Egal ob einbeinig oder beidbeinig, auf der Stelle oder durch Kästchen, das Springen stimuliert das gesamte Bewegungssystem. Dabei denken viele wahrscheinlich in erster Linie an die Arbeit der Beinmuskulatur. Daneben muss der gesamte Oberkörper stabilisierend arbeiten und den Körper im Gleichgewicht halten. Durch das ständige Beschleunigen und Abbremsen kommt dieser immer wieder aus der Balance und es muss aktiv gegengesteuert und ausgeglichen werden. Spitzensportler springen nicht umsonst viele Hunderte Male in einer Trainingseinheit, weil es die Basis für ganz verschiedene Sportarten darstellt.

Nicht nur die Muskulatur, auch unser passives Bewegungssystem, die Knochen, Knorpel, Bänder und Sehnen, werden gestärkt. Denn durch das Hüpfen setzen wir unseren Körper immer wieder kleinen Schlägen (*Impacts*) aus, was vor allem den Knochen stimuliert, Substanz aufzubauen. Zudem wird die Wirbelsäule im Wechsel gestaucht und gestreckt, was den Bandscheiben zugutekommt. Diese sind nicht durchblutet und ernähren sich allein durch die Synovialflüssigkeit, besser bekannt als Gelenkschmiere. Durch die Be- und Entlastung der Bandscheiben wird die Synovia rein- und rausgepresst. Somit versorgen wir durch regelmäßiges Hüpfen und Springen die Bandscheibe optimal und sorgen gleichzeitig für Impacts, die für den Knochenaufbau essenziell sind.

GEHEN

Seit etwa vier Millionen Jahren geht der Mensch im aufrechten Gang, aber noch nie hat er sich weniger bewegt als heutzutage. Unser Alltag ist geprägt von langen Sitzzeiten und körperlicher Inaktivität. Zudem gilt es in vielen Kulturkreisen paradoxerweise als Statussymbol, wenn man sich wenig bewegen muss. Dabei ist unser Körper seit Millionen von Jahren dafür ausgelegt, dass wir uns täglich bewegen und schätzungsweise bis zu 20 Kilometer pro Tag gehen. Hier geht es nicht um sportliche Höchstleistungen, sondern um alltägliche Bewegung. Somit ist das Gehen eine der bedeutungsvollsten Bewegungsformen, die wir täglich ausüben sollten. Enthalten wir unserem Körper diese Bewegung vor, reagiert dieser auf die Unterforderung oft mit Abbauprozessen, Schmerzen oder Unwohlsein.

Das Gehen ist ein wesentlicher Bestandteil im Fundamental Fitness, weil es quasi keine natürlichere Form der Fortbewegung gibt. Viele Menschen müssen aber erst wieder lernen, richtig zu gehen. Dabei gibt es nicht die eine richtige Gangart, aber viele Faktoren, die einen korrekten Gang ausmachen. Wer individuell richtig geht, der wird auch besser, das heißt ökonomischer und schneller laufen und sprinten können.

STÜTZEN UND HÄNGEN

Das Stützen und das Hängen sind weitere Basisfähigkeiten, denen der moderne Mensch zu wenig oder gar nicht nachgeht. Dabei brauchen wir diese Fähigkeiten alltäglich. Das Stützen beginnt nicht nur im Säuglingsalter und geht sogar dem Krabbeln voraus, sondern es ermöglicht dem Säugling auch die erste eigenständige Auseinandersetzung und Erkundung seiner Umwelt. Im Laufe der Ontogenese nutzen wir diese Fähigkeit immer weniger, sie wird irgendwann überlernt. Wo Kinder sich noch spielerisch auf den Boden schmeißen oder sich an Objekten abstützen, machen dies Jugendliche nur noch relativ selten. Im Erwachsenenalter trainiert man diese Fähigkeit eher selten oder nur relativ einseitig, obwohl eine gute Stützkraft im Alltag und in vielen Sportarten gebraucht wird. Allein wenn man vom Boden aufsteht, benötigt man Stützkraft. Ältere Personen brauchen diese Fähigkeit verstärkt wieder. Man muss nur an das Aufstehen aus einem tiefen Stuhl oder Sessel denken.

Aber auch das Abstützen beim Treppensteigen hilft uns täglich. Das Training des Stützes sollte demnach nicht nur einseitig wie zum Beispiel beim Liegestütz geschehen, sondern dynamisch und abwechslungsreich sowie ein- und beidbeinig, um alle Faktoren des Stützens zu trainieren.

Beim Hängen, Hangeln oder Festhalten geht es vor allem um die Kraft, den eigenen Körper gegen die Schwerkraft zu halten. Im Kleinkindalter braucht man diese Fähigkeit, um sich an Objekten hochzuziehen und in den aufrechten Stand zu kommen. Später hangeln Kinder liebend gerne an Klettergerüsten oder erklimmen Bäume. Im Alltag eines Erwachsenen braucht man diese Fähigkeit nicht direkt, die wenigsten Menschen sind Bergsteiger, Stabhochspringer, Turner oder Kletterer. Dennoch benötigen wir diese fundamentale Fähigkeit, um uns beispielsweise festzuhalten, eine Tür zu öffnen oder schwere Gegenstände an uns heranzuziehen. Dabei hängt man nicht direkt, aber benötigt ähnliche Muskelgruppen. Das Hängen kräftigt aber nicht nur die Muskulatur, es führt auch, wenn wir uns wortwörtlich hängen lassen, zu einer Dekompression (Auseinanderziehen) der Wirbelsäule. Das entspannt nicht nur, sondern sorgt auch für eine bessere Ernährung der Bandscheiben.

DREHEN UND ROTIEREN

Die ersten Monate unseres Lebens sind ziemlich trist – nur Bauch- oder Rückenlage und immer nur dann, wenn Mama oder Papa uns gedreht haben. Doch das wird zum Glück bald anders. Irgendwann klappt es von ganz allein: Der Kopf dreht, die Schultern folgen, und schon ist die neue Lage erreicht. Drehen und Rotieren sind die grundlegenden Bewegungen dafür, dass wir uns überhaupt aufrichten können und später das Gehen lernen. Kopf- und Schulterkontrolle, Becken- und Hüftbewegung unter Einsatz von Armen oder Beinen lassen uns irgendwann drehen und rotieren, wie wir es wollen. Und auch später, wenn wir erwachsen sind, und erst recht im Sport, drehen und rotieren wir ständig. Selbst beim Waschen der Hände rotieren die Gelenke und bei jeder Blickbewegung rückwärts, bei jeder Ausholbewegung oder bei jeder Hebelbewegung – immer drehen und rotieren wir.

»Rotieren im Dienste von Fitness und Gesundheit« lautet mein Motto, denn speziell im Rumpfbereich sind die gefiederten Muskeln mit ihren zahlreichen Ansätzen und Ursprüngen Garant für rotierende Zielbewegungen. Viele unserer Muskeln und Gelenke sind darauf ausgerichtet, zu drehen und zu rotieren, denn ohne dies wären viele Bewegungen im Sport und Alltag erst gar nicht möglich.

3

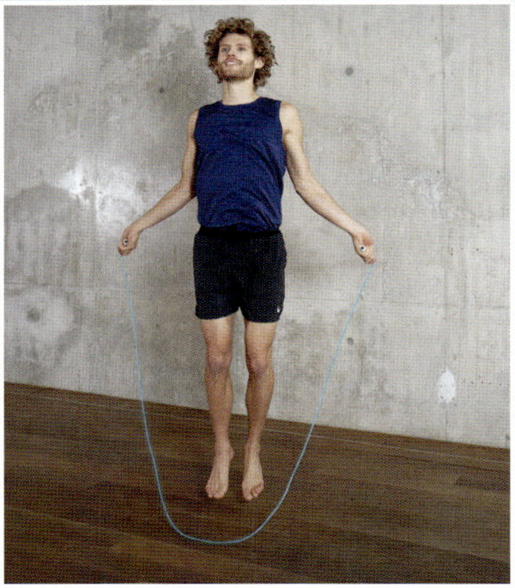

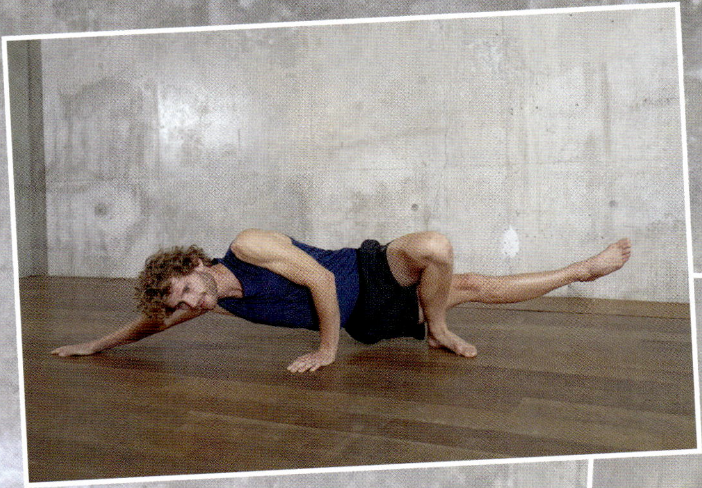

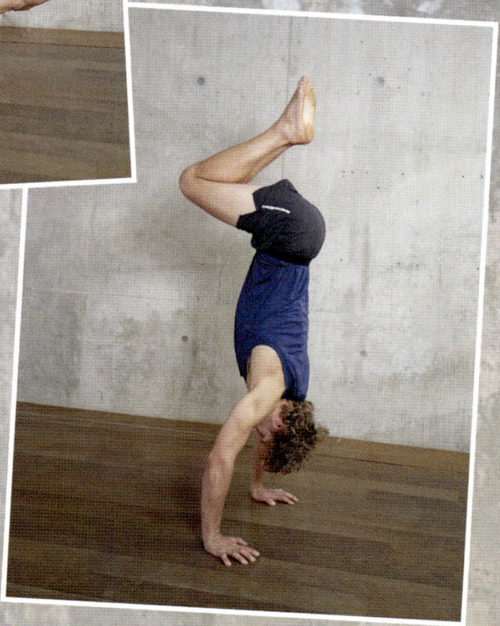

GRUNDPRINZIPIEN DES FUNDAMENTALEN TRAININGSPROZESSES

Das Fundamental-Fitness-Programm basiert auf rudimentären Bewegungsformen. Diese Bewegungen lassen sich in Dreh-, Streck- und Beugebewegungen kategorisieren und weiter unterteilen. Diese dreidimensionalen Bewegungsmuster beanspruchen alle Bewegungssysteme und ergeben ein ganzheitliches und nachhaltiges Training. Dabei folgen sie Grundprinzipien, die das Fundamental-Fitness-Trainingsprogramm kennzeichnen. Welche das sind, erfährst du in diesem Kapitel.

RUDIMENTÄRE BEWEGUNGSFORMEN MODIFIZIEREN

Fundamental Fitness arbeitet mit Bewegungsformen, die nicht mehr neu gelernt werden müssen, aber häufig – gerade im Sport – umgelernt werden müssen. Laufen, Krabbeln, Springen oder Gehen sind gelernte Bewegungsmuster, die von jeder Person umgesetzt und sportlich eingesetzt werden können. Außerdem modifiziert Fundamental Fitness diese Bewegungsformen, um Intensität, Umfang und koordinative Beanspruchung zu variieren. Damit beschränkt sich Fundamental Fitness nicht nur auf die Endbewegungsformen, sondern reaktiviert die oft verloren gegangenen Voraussetzungen vieler Bewegungen, wie das Ziehen, Drücken, Schieben, Drehen und Rotieren. So triggert Fundamental Fitness sämtliche Bewegungsmuster neu und präzisiert deren Anwendung für Alltag, Freizeit, Sport und Training. Es ist dabei nicht nur ein Programm, sondern eine Programmatik, die Menschen aus allen Lebenswelten und über die gesamte Lebensspanne einbezieht und dabei insbesondere komplexe Bewegungsmuster erlernen und festigen lässt. Grundprinzipien im fundamentalen Trainingsprozess sind:

- Defizitär vor funktionell
- Rotatorisch vor linear
- Einfach vor komplex
- Langsam vor schnell
- Asymmetrisch vor symmetrisch
- Stabilisation vor Bewegung/Mobilisation
- Qualität vor Quantität

Dadurch ergibt sich eine modulare Kette an Trainingsinhalten und Übungen, die auf jeden Aktiven – egal ob Spitzensportler oder Alltagsathlet – abgestimmt werden kann.

DEFIZITÄR VOR FUNKTIONELL

In den letzten Jahren wurde das funktionelle Training zum Kassenschlager. Fast kein modernes Trainingskonzept kommt ohne dieses aus, weshalb es als wichtiger Bestandteil eines ausgewogenen Trainings gilt. Dennoch sollte, bevor überhaupt funktionell trainiert wird, defizitorientiert gehandelt werden. Denn Defizite, egal ob im Bewegungsapparat oder auf neuronaler Ebene, beeinträchtigen die Funktion. Aus diesem Grund sollten zuerst Defizite ausgeglichen oder behoben werden, bevor funktionell trainiert wird. Geschieht dies nicht, können sich falsche Bewegungsmuster einprägen oder durch falsche Kompensationstechniken Schädigungen am Bewegungssystem entstehen. Deshalb ist es unabdingbar, defizitorientiert zu beginnen und funktionell fortzufahren.

Fazit: Es sollte zuerst das Defizit behoben werden, zum Beispiel in der motorischen Ansteuerung eines Muskels, der Beweglichkeit oder der Bewegungsqualität, bevor komplexere Funktionen geübt werden.

ROTATORISCH VOR LINEAR

Rotatorische Komponenten spielen bereits im Säuglingsalter eine wesentliche Rolle. Ohne Rotation wäre das eigenständige Umdrehen aus der Rücken- in die Bauchlage nicht möglich, was dazu führen würde, dass weitere ontogenetische Schritte ausblieben. So dient es als Voraussetzung für das Stützen, Krabbeln und letztendlich das Gehen. Dementsprechend liegen uns rotatorische Bewegungen quasi in den Genen und geben einen Beitrag zur Selbstständigkeit des Individuums. Darüber hinaus stellen rotatorische Belastungen eine besondere Anforderung an die Muskulatur und passiven Strukturen dar, wodurch diese in spezieller Weise gereizt werden.

Gerade diese rotatorischen Komponenten fehlen uns meistens im Alltag, weshalb die zuständige Muskulatur schnell verkümmert. Vor allem bei Verletzungen ist es nicht unüblich, dass die Rotation als erste Bewegungsrichtung eingeschränkt ist, was langfristig ein grober Fehler ist. Deshalb ist es umso wichtiger, die rotatorischen Systeme des Körpers regelmäßig zu trainieren. Speziell wenn wir betrachten, dass viele unserer Muskeln, wie zum Beispiel die vielen gefiederten Muskeln im Rumpfbereich, überhaupt nur rotatorisch und dreidimensional angesprochen und trainiert werden können, ist die Wiederaufnahme der Rotation um sämtliche Körperachsen eine der wesentlichsten Voraussetzungen für optimale Zielbewegungen im Sport und Alltag.

EINFACH VOR KOMPLEX

Dieses Grundprinzip findet sich nicht nur im Fundamental Fitness, sondern ist Grundlage jedes Trainingskonzeptes. Aber auch außerhalb der Trainingslehre ist es ein allumfassendes Prinzip. Demnach sollten einfache Bewegungsabläufe vor komplexen erfolgen, was nur logisch ist. Denn wenn die Grundlagen für komplexe Bewegungen fehlen, können falsche Bewegungsausführungen und Verletzungen die Folge sein.

Dies gleicht dem ersten Prinzip (defizitär vor funktionell). So sollte zuerst immer eine solide Basis aufgebaut werden, bevor es an komplexere Bewegungen geht. Wer beispielsweise keine Rolle vorwärts auf dem Boden kann, fängt auch nicht direkt an, einen Salto zu üben. Es wäre teilweise lebensgefährlich, da letztendlich das Fundament der Bewegung fehlt. Dieses Prinzip gilt nicht nur für den Sport, auch im alltäglichen Leben handeln wir danach. So wird Kindern in der Schule zuerst beigebracht, wie man schriftlich addiert, subtrahiert oder multipliziert, bevor man sie mit komplexen Bruchrechenaufgaben konfrontiert. Es muss immer zuerst die Basis geschaffen werden.

LANGSAM VOR SCHNELL

Langsame und kontrollierte Bewegungsausführungen sind essenziell für jegliche sportliche Betätigung. Der Grund hierfür liegt in der Ansteuerung der Muskulatur. Diese Ansteuerung geschieht bewusster, je langsamer die Bewegung durchgeführt wird. Man schafft eine bessere Verknüpfung von Gehirn, zentralem Nervensystem und Muskulatur. Deshalb sollten speziell Anfänger die Übungen langsam und kontrolliert durchführen. Darüber hinaus hat der Körper unterschiedliche Arten von Muskelfasern: langsame (*slow twitch*) und schnelle (*fast twitch*). Beginnt man Übungen oder die ersten Sätze mit langsamen Ausführungen, rekrutiert der Körper vor allem die langsamen Muskelfasern, wobei mit steigendem Widerstand der Anteil der schnellen und kräftigeren Fasern zunimmt. Der Vorteil dieser Methode ist, dass wir, wenn wir danach schnelle explosive Übungen durchführen, die langsamen Fasern ebenfalls und teilweise besser mitbenutzen, da sie in die Bewegung koordiniert einbezogen worden sind. Würden wir im Gegensatz dazu mit schnellen Ausführungen beginnen, würden wir nicht das ganze Potenzial unserer Muskelkraft ausnutzen. Hinzu kommt, dass mit zunehmender Bewegungsgeschwindigkeit das Verletzungsrisiko steigt, da schnelle Übungen nicht mehr so gut zu kontrollieren sind wie langsame. Aus diesem Grund sollte man speziell am Anfang einer Einheit oder als Anfänger immer langsam beginnen.

ASYMMETRISCH VOR SYMMETRISCH

Asymmetrische Bewegungen bestimmen unsere Bewegungen von Geburt an. Schaut man sich Säuglinge und Kleinkinder an, gleicht keine Bewegung der anderen. Sie greifen mit der einen Hand, strecken das Bein, drehen den Kopf in eine Richtung oder stützen sich mit den Händen auf und rotieren im Oberkörper, um ihre Umwelt zu erkunden. Im Erwachsenenalter ist es ganz ähnlich: Egal, ob man den Rucksack oder die Handtasche trägt, die Tür öffnet, eine Deckenlampe anschraubt oder ein Buch aus einem hohen Schrank holt – man führt all diese Bewegungen meist asymmetrisch und einseitig durch. Solche Bewegungen stellen eine besondere Anforderung an den Körper dar: Die aktive Seite arbeitet dynamisch, wobei die Gegenseite stabilisierend wirkt und den Körper im Gleichgewicht hält.

Genauso sollte auch ein Großteil der Übungen gestaltet sein, um den bestmöglichen Nutzen zu haben. Fundamental Fitness arbeitet vor allem mit asymmetrischen Übungen und Variationen von symmetrischen Übungen, um den Körper vielseitig und abwechslungsreich zu belasten. Dies entspricht auch direkt dem asymmetrischen Aufbau des Bindegewebes im Körper in Diagonalen, wie wir es zum Beispiel am Verlauf des großen, zusammenhängenden myofaszialen Systems des Körpers sehen. Ganz speziell die zentrale Faszienleitbahn zieht tief im Körper liegend dreidimensional um und durch die Brust- und Bauchorgane. Sie bildet somit den zentralen bindegewebigen Stamm des Körpers und hält gleichzeitig über parallele und besonders schräge und diagonale Strukturen Verbindungen zu den äußeren und oberflächlichen Bahnen der Faszien.

(AUTO-)STABILISATION VOR BEWEGUNG

Die Stabilisation von Gelenken und Körpersegmenten ist eine der wichtigsten Funktionen der Muskulatur und sollte Grundlage für jedes Training sein. Zeitgleich ist es die Voraussetzung für komplexe Übungen und Bewegungen. Für die Stabilisation der Gelenke sind vor allem die tief liegenden Muskelgruppen zuständig, die recht gelenknah liegen. Stabilisationstraining beansprucht vor allem die kleinen, feinen Muskeln, welche die Gelenke und vor allem die Wirbelsäule in ihrer Position halten und schützen. Somit trägt die Gelenkstabilisation wesentlich zur Verletzungsprophylaxe bei. Ist diese nicht gegeben oder nur unzureichend ausgeprägt, erhöht sich die Verletzungsgefahr bei der Ausführung von dynamischen Übungen drastisch. Deshalb sollte die Stabilisationsfähigkeit vor der Bewegung stehen. Dabei ist das Erlernen der Autostabilisation als Basis – das heißt die vollständige Bewegungskontrolle in allen Segmenten bei allen Geschwindigkeiten und selbst bei aufkommenden Ermüdungsprozessen – zwingend. Nur wenn das »Motor hold«-System optimal aufgebaut ist, kann das »Motor move«-System neu lernen.

Jede Feinabstimmung der Motorik in Sport und Alltag erfordert die ganz präzise Kontrolle der Körperhaltung und gleichzeitig der geplanten Bewegung. Körperhaltung, Länge und Tonus aller verschiedenen aktiven Muskelfasern müssen hierzu über eine Änderung der Aktivierungsmuster der einbezogenen Alpha-Motoneuronen stetig dem aktuellen Kontrollbedarf angepasst werden. Das ist insbesondere auch bedeutsam für die präzise Ansteuerung von Agonisten und Antagonisten. Dazu zählt dann auch die differenzierte kontinuierliche Anpassung des Tonus der stabilisierenden Muskulatur bei jeder Variation und Änderung der Körperposition im Verlauf einer Bewegung, und sei sie auch noch so simpel.

Dies alles, das heißt die sehr komplexe Kontrolle der Bewegung und der dazu eingesetzten Muskeln, ist die Aufgabe entwicklungsgeschichtlich alter Areale des Kleinhirns und der motorischen Zentren des Hirnstammes, denn diese aktualisieren ständig die Aktivität der neuronalen Verschaltungen auf der Ebene des Rückenmarks und die sich daraus ergebenden Bewegungsmuster, die so auch als spinale Reflexe bezeichnet werden. Sensorische Afferenzen aus Rezeptoren, wie zum Beispiel die Muskel- oder Sehnenspindeln, liefern Informationen über die Länge des Muskels, die eingesetzte Kraft und so weiter und verbinden sich dabei mit weiteren afferenten Informationen aus dem visuellen oder vestibulären System.

Nur einfach Kleinigkeiten einer technischen Ausführung einer Zielbewegung weiter zu trainieren, greift somit viel zu kurz, wenn dabei nicht sämtliche Prozesse der parallelen Autostabilisation entwickelt und erlernt worden sind.

QUALITÄT VOR QUANTITÄT

Viele Trainierende fokussieren und versteifen sich auf die Wiederholungsanzahl einer Übung (Quantität), anstatt das Augenmerk zunächst allein auf die Bewegungsausführung (Qualität) zu setzen. Dies resultiert oft darin, dass Trainierende auf Biegen und Brechen versuchen, ihre vorgegebenen Wiederholungen zu schaffen – egal, ob die Ausführung darunter leidet. Dies ist aber der falsche Weg. Die Qualität der Bewegung sollte immer an erster Stelle stehen, egal, wie viele Wiederholungen man sich vorgenommen hat oder mit wie viel Gewicht man arbeitet.

Ist die Qualität nicht gegeben und führt man Bewegungen einfach irgendwie aus – frei nach dem Motto »Hauptsache, geschafft« –, provoziert man auf lange oder kurze Sicht Verletzungen und prägt sich eine unsaubere Technik ein. Deshalb ist es bei jeder Übung von Bedeutung, sich zuerst eine saubere Technik anzueignen und die Übung korrekt auszuführen. Die Entwicklung der Qualität einer Bewegung ist somit eines der Hauptzielkriterien von Fundamental Fitness. Nur wenn diese optimal ausgeführt, realisiert und kontrolliert wird, kann sich ein neues Bewegungsmuster überhaupt ergeben oder können manifestierte »falsche« Bewegungen überlernt oder umgelernt werden.

4

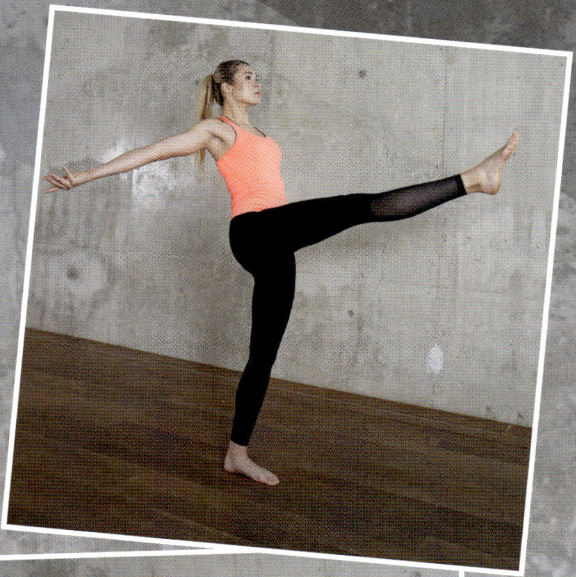

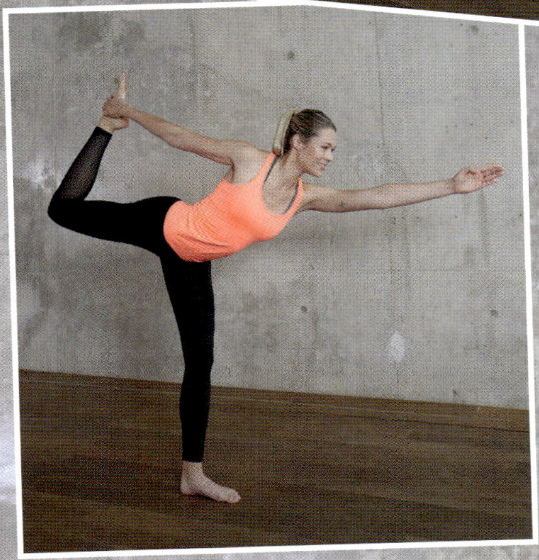

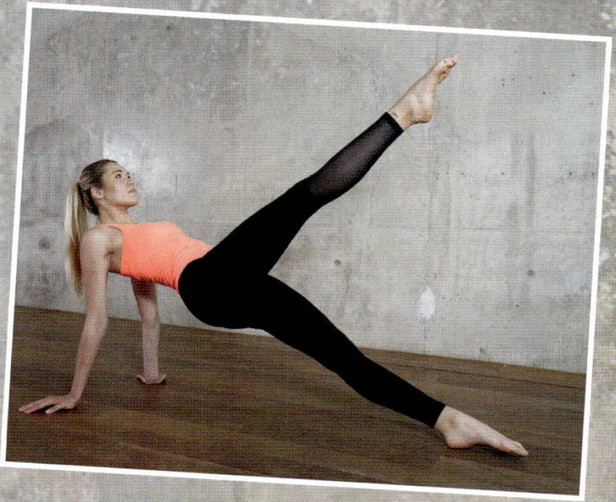

DAS ÜBUNGS-PROGRAMM

So, es geht los. Im Folgenden lernst du die wichtigsten fundamentalen Bewegungen (wieder) kennen und kannst sie durch regelmäßiges Training optimieren und in deinen Sport und deinen Alltag integrieren. Damit erhältst du ein Fundament, auf dem du deine Leistungen aufbauen und sämtliche neue Bewegungen aufsatteln kannst.

AUFBAU DES ÜBUNGSPROGRAMMS

Wir haben die Übungen in sogenannten Flows kreativ und logisch zusammengefügt, sodass du nicht nur an einem winzigen Detail arbeiten musst, sondern immer komplex und multidimensional übst. Du kannst und solltest irgendwann alle Übungen eines Flows hintereinander absolvieren können, was gar nicht so einfach ist. Du kannst gerade aber auch zu Beginn an von uns speziell gekennzeichneten Stellen unterbrechen, eine Pause einlegen, weitermachen oder wieder von vorn beginnen. Das ist gerade im Lernprozess sehr hilfreich, wenn du spürst, dass du müde wirst oder die Qualität der Übungsausführung noch nicht optimal ist. Das wirst du schnell spüren können. Das Ziel bei jedem unserer Flows ist es, ihn irgendwann ohne Pause komplett durchführen zu können. Lass dir dafür aber Zeit und übe lieber in kleineren Abschnitten, bevor du dich an die großen Aufgaben wagst.

DAS WICHTIGSTE AUF EINEN BLICK

Innerhalb der Flows gibt es Varianten mit drei Schwierigkeitsgraden:

● Leicht ● Mittel ● Schwer

Wenn du diese Linie siehst,

---

kannst du entweder aufhören oder weitermachen – je nach deinen aktuellen Fundamental-Fitness-Fähigkeiten.

VORBEREITUNG FÜR DIE FLOWS

Bevor es mit den Bewegungsflows so richtig losgehen kann, legen wir dir ans Herz, dich nicht nur mit der Technik bestimmter Bewegungsmuster vertraut zu machen, sondern auch auf eine ausreichende Erwärmung deines Herz-Kreislauf-Systems und einer Mobilisation deiner Gelenke zu achten. Ein weiterer Schwerpunkt der nachfolgenden Übungen liegt in der bewussten Wahrnehmung deines Körpers, denn viele Menschen sind heute leider häufig nicht in der Lage, bestimmte Muskelgruppen gezielt anzusteuern oder eine ausreichende Rumpfspannung aufzubauen.

Um die nachfolgenden Bewegungsmuster auch ohne begleitenden Trainer in der bestmöglichen Qualität umsetzen zu können, empfehlen wir daher sehr, diese Wahrnehmungs- und Mobilisationsübungen vor Beginn der einzelnen Bewegungskombinationen (Flows) bewusst und in Ruhe zu praktizieren. Die Übungselemente können natürlich auch jederzeit einzeln und zwischendurch durchgeführt werden. Denn je öfter du sie trainierst, desto schneller werden sie auch automatisiert und zielgerichtet wiedergegeben werden können.

VORBEREITENDE ÜBUNGEN FÜR DIE FLOWS IM STAND

Hüpfen und Springen sind eng miteinander verwandt, denn in beiden Fällen verlieren die Füße kurzzeitig den Bodenkontakt. Beim Springen wird das Ablösen vom Boden jedoch mit größerem Krafteinsatz und mehr Leidenschaft vollzogen. Meistens wird auch nach einem bestimmten Ablauf gesprungen (wie zum Beispiel beim Seilspringen). Beim Hüpfen hingegen ist der Abdruck vom Boden meist eher gering und erfolgt ohne größere Anstrengung. Im Gegensatz dazu hält man beim Federn größtenteils vollständigen Kontakt mit den Fußspitzen zum Boden und verliert durch ein begleitendes, minimales Nachgeben im Kniegelenk immer nur kurzzeitig Bodenkontakt mit den Fersen. Bei guter Technik wird die Bewegungsenergie primär mithilfe des faszialen Gewebes bereitgestellt.

MASSAGE DER FUSSSOHLE

Beginne barfuß im Stand mit einer Fußmassage. Nutze dazu entweder einen Lacrosse-, Tennis-, Golf-, Igel- oder einen speziellen Massageball.

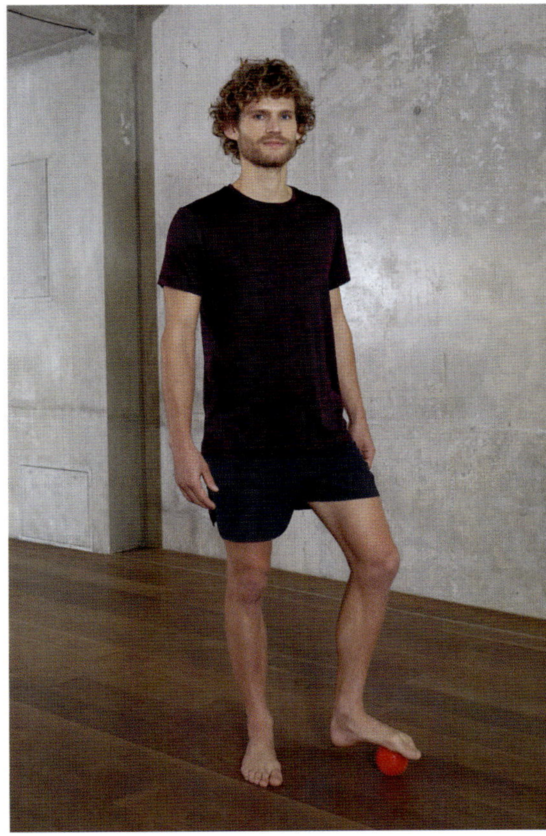

1. Lege den Ball unter deine linke Fußsohle und rolle den Fuß über drei bis fünf Minuten in allen Ebenen ab. Beginne von den Zehen und bewege den Ball über die Innenseite des Fußes zur Ferse hin. Starte danach eher in der Fußmitte, rolle erneut zur Ferse und nutze die Außenseite des Fußes. Spüre in deinen Fuß hinein. Verweile in besonders schmerzhaften Punkten ein wenig länger. Lege den Ball auch einmal unter das Quergewölbe des Fußes und führe einfache pumpende Bewegungen zum Boden hin aus.
2. Stelle dich aufrecht und hüftbreit hin und federe ein wenig mit beiden Füßen. Es sollte sich ein leichteres, elastischeres Gefühl unter dem ausgerollten Fuß einstellen. Spüre dieser Wirkung bewusst nach.
3. Wechsle den Fuß und verfahre identisch wie auf der anderen Seite.

WIRKUNG

- Massage der Fußsohle
- Massage der Fußreflexzonen
- Lockerung der Faszie der oberflächlichen Rückenlinie

SPRINGEN – LEISE, SANFT UND ENERGIESPAREND

1. Stelle dich aufrecht hin, die Füße hüftbreit auseinander (Abbildung 1).
2. Springe ab, indem du deinen Körperschwerpunkt nicht absenkst, sondern beim Absprung nur die Beine nach hinten zum Gesäß anwinkelst und die Kraft sozusagen rein aus den Waden nimmst (Abbildung 2). Spüre nach, wie sich die Bewegung angefühlt hat. Wahrscheinlich wirst du feststellen, dass es viel Kraft kosten muss, wenn man viele solcher Sprünge hintereinander durchführen würde.
3. Beuge beide Kniegelenken etwas stärker und verharre dort einen Moment (Abbildung 3), bevor du nach oben abspringst (Abbildung 4). Hast du feststellen können, dass du auch mit dieser Technik Energie verschenken würdest und sich die Bewegung unrund, wenig flüssig und eher abgehackt anfühlt?
4. Beuge ebenfalls kurz vor dem Sprung die Knie, aber nur leicht federnd, und setze nach dem Anbeugen oder Federn in den Knien (Abbildung 5) direkt wieder zum Absprung an (Abbildung 6). Lass diese kurze Hoch-Tief-Bewegung zu einer fließenden Bewegung ineinander übergehen. Bei dieser Variante müsstest du leise wieder auf dem Boden landen können, da du die Energie in deinem Fasziengewebe des Unterschenkels kurz speichern und direkt wieder abgeben konntest, ohne unnötig viel Kraft aus den Wadenmuskeln dafür aufwenden zu müssen.
5. Wiederhole gegebenenfalls nochmals alle drei Varianten im direkten Vergleich.

WIRKUNG

- Vorbereitung für die Bunny Hops (siehe ab Seite 77)
- Schulung der Sprungkraft/Schnellkraft
- Ökonomisierung des Absprung- und Landeverhaltens
- Training der kollagenen Faszienstrukturen, vor allem der Wadenmuskulatur
- Aktivierung des Herz-Kreislauf-Systems

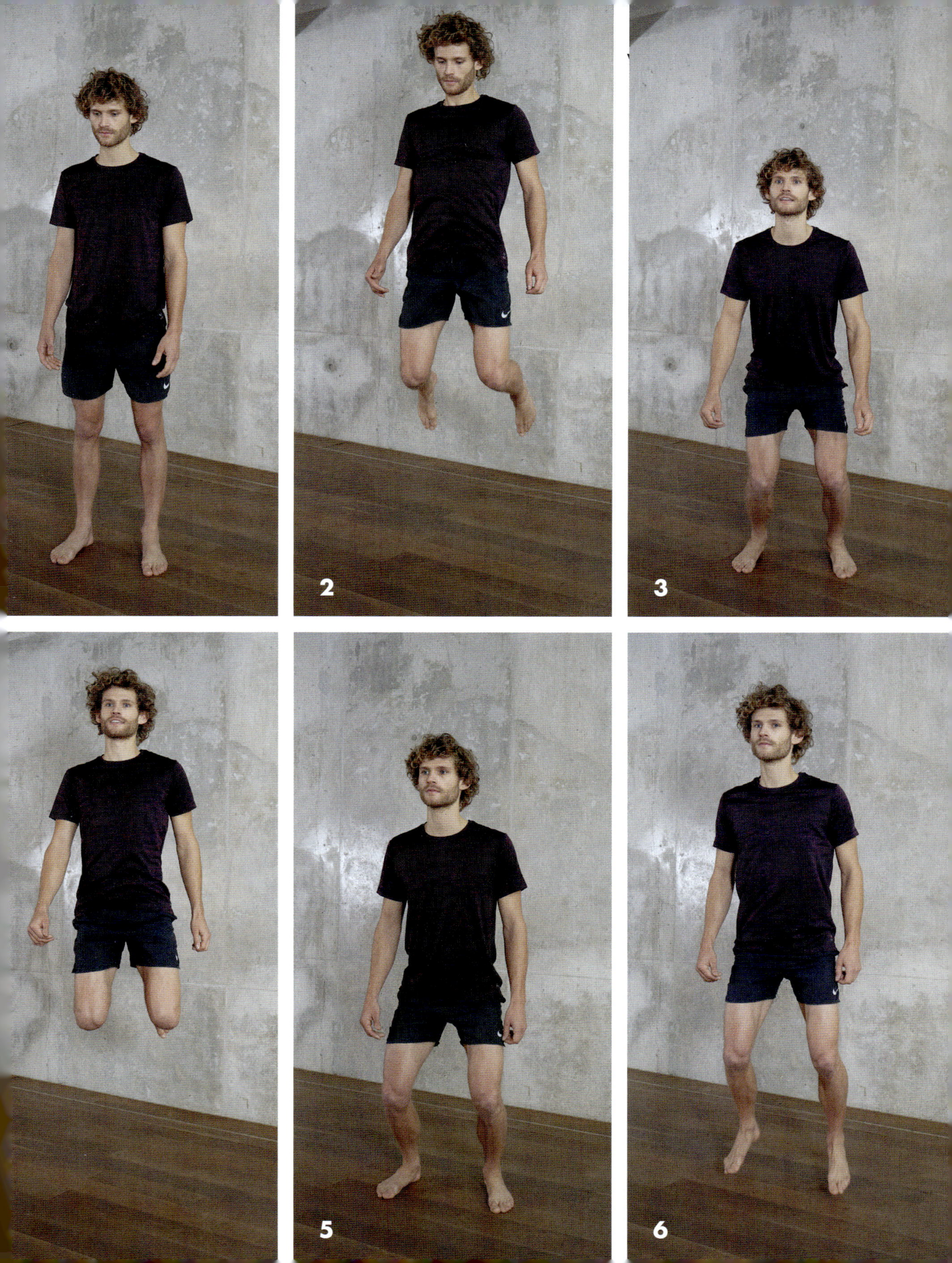
2
3
5
6

DEHNUNG DES FUSSRÜCKENS

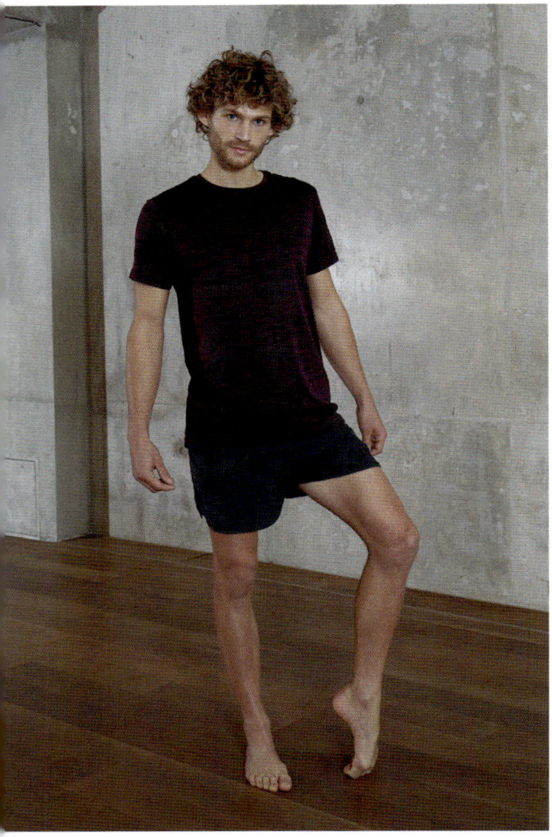

1. Stelle dich aufrecht hin, die Füße hüftbreit auseinander. Suche dir eventuell etwas zum Festhalten, da du den linken Fuß zuerst etwas löst, um dann die linke Fußspitze nach hinten umzulegen. Drehe dein linkes Knie in verschiedenen, kleinen Etappen langsam von innen nach außen, sodass du möglichst unterschiedliche Anteile deines Fußrückens aufgedehnt bekommst. Halte immer mal wieder in besonders verspannten Punkten inne. Verweile in der Dehnung für insgesamt 45 bis 60 Sekunden.
2. Wechsle den Fuß und führe die Übung mit der anderen Seite durch.

WIRKUNG

- Dehnung des Fußrückens
- Mobilisation der Sprunggelenke

VORBEREITENDE ÜBUNG FÜR DEN EINBEINSTAND

Bei allen Übungen im einbeinigen Stand ist es unerlässlich, die sogenannte Beckenstabilisation durch den gezielten Einsatz der kleinen Gesäß- beziehungsweise Glutaealmuskeln bewusst zu erspüren und wahrzunehmen. Somit kann eine etwaige muskuläre Abschwächung dieser Muskelgruppe und einer damit verbundenen Veränderung der Körperstatik oder auch einer generell unsauberen Technik in allen einbeinigen Körperpositionen entgegengewirkt werden.

SCHULUNG DER EINBEINIGEN BALANCE

1. Stelle dich aufrecht hin, die Füße hüftbreit auseinander. Aktiviere bewusst deine Gesäßmuskeln und hebe dein linkes Bein etwas an. Achte darauf, dass dein rechtes Becken währenddessen nicht nach außen abkippt. Halte diese Position für 15 bis 20 Sekunden (Abbildung 1).
2. Führe Schritt 1 wenn möglich auch im Hochzehenstand aus. Halte diese Position für 10 bis 15 Sekunden, wenn du kannst (Abbildung 2).
3. Gehe für ein bis drei Minuten durch den Raum und lass währenddessen bewusst die Hüfte abwechselnd zur Seite fallen (Abbildung 3).
4. Verfahre wie in Schritt 3, aber versteife nun deinen Gang, als würdest du wie ein Roboter gehen (Abbildung 4).

Tipp

Als schwierigere Alternative halte bei allen Varianten die Augen geschlossen und vergegenwärtige dir die Unterschiede. Konzentriere dich stets auf den Einsatz der Hüftmuskeln und aktiviere sie auch in den Flows bei allen Bewegungen in Halte- und Stabilisationsphasen bewusst.

WIRKUNG

- Verbesserung der Körperwahrnehmung, insbesondere der Hüftmuskeln und der unteren Extremität
- Auflockerung und Massage der oben genannten Strukturen
- Verbesserung der Flexibilität und Mobilität der oben genannten Strukturen
- Intramuskuläres Training der Fußmuskulatur und der Rumpf- und Stützmuskulatur
- Mobilisation des Fußes (Sprunggelenk)
- Verbesserung der Fußwahrnehmung
- Verbesserung des statischen und dynamischen Gleichgewichts
- Training der kollagenen Faszienstrukturen im Fuß-/Wadenbereich
- Verbesserte Ansteuerung der Gesäßmuskulatur

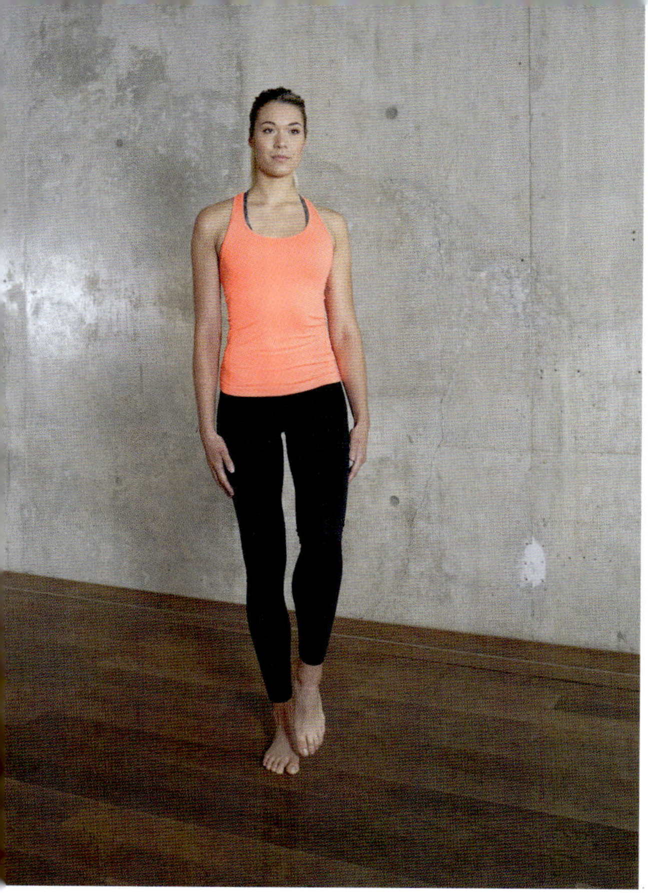

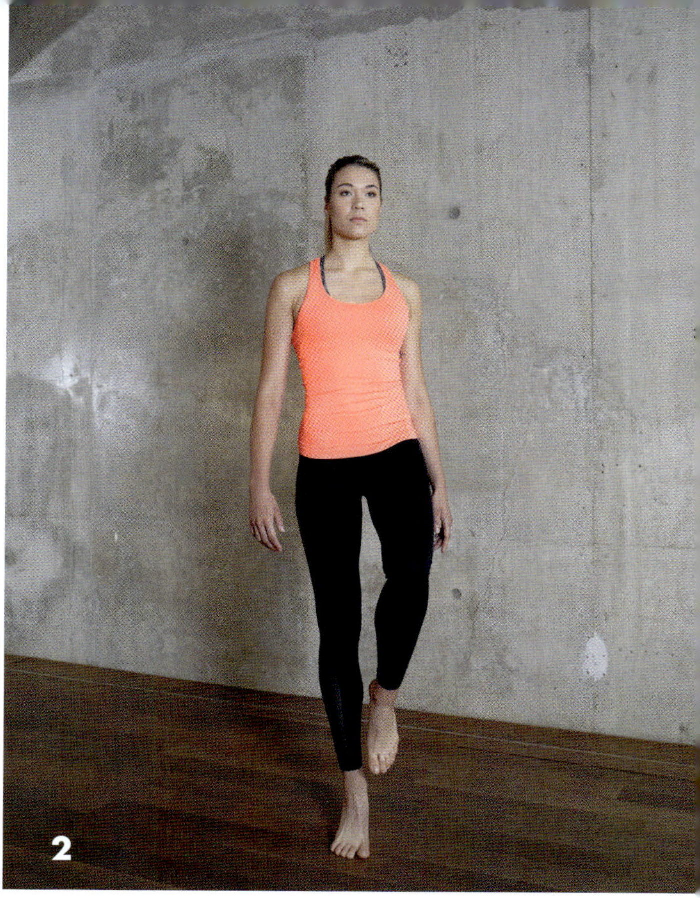
2

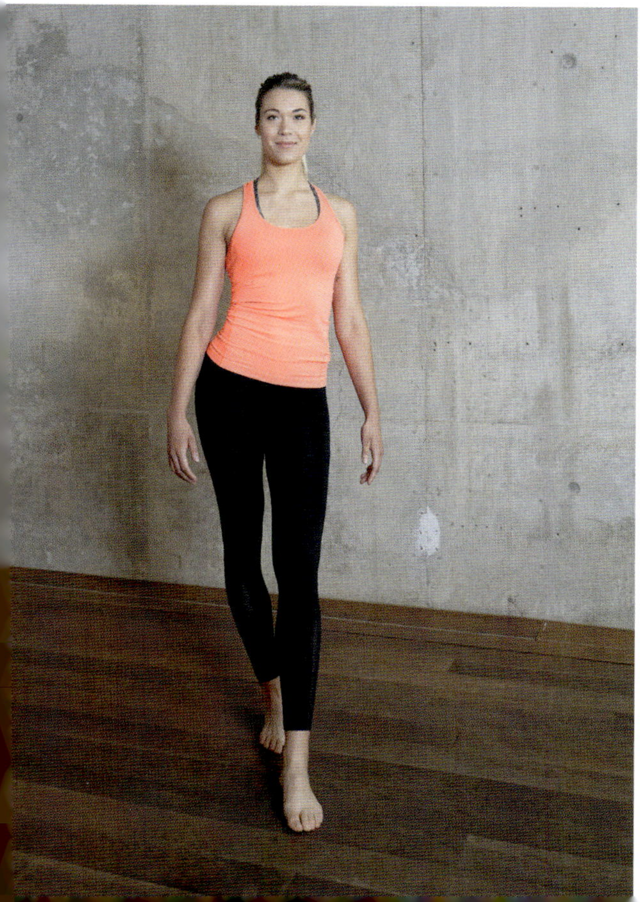

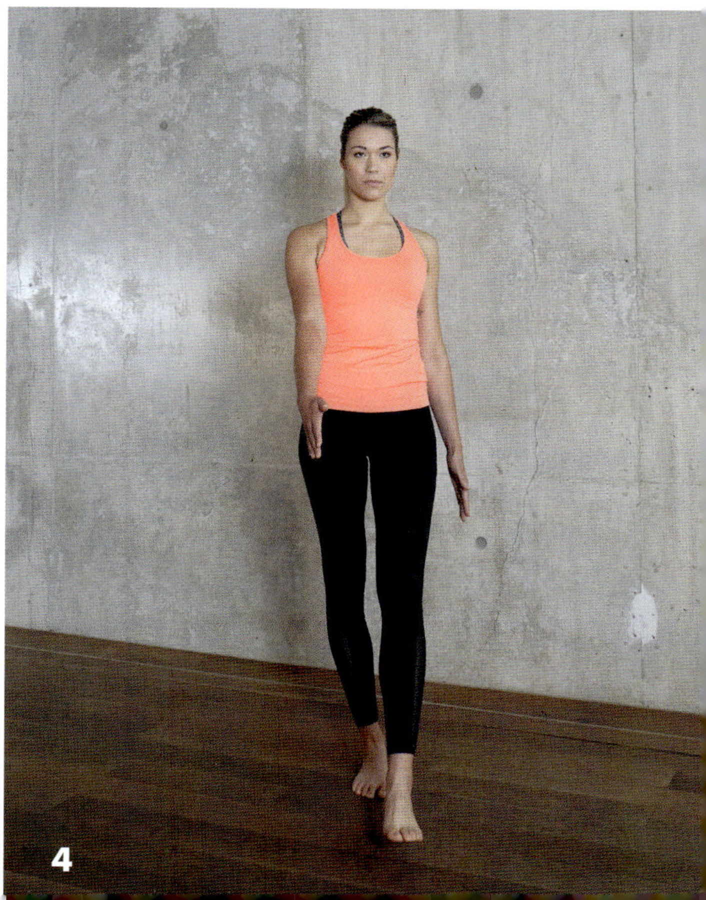
4

STÜTZVORBEREITUNG ZUM SCHUTZ FÜR HAND- UND SCHULTERGELENK

Das schwächste Glied der Kette bei allen Stützformen ist (vor allem bei Frauen) häufig das Handgelenk. Der Grund dafür liegt meist nicht – wie so oft vermutet – in einer mangelnden Kraftfähigkeit des Handgelenks, sondern in vielen Fällen eher in einer unzureichenden Beweglichkeit der Unterarmmuskulatur aufgrund verklebter faszialer Strukturen. Eine ausreichende Erwärmung und Mobilisation von Hand- und Armmuskulatur ist daher dringend vor allen Trainingseinheiten anzuraten.

HAND- UND UNTERARMSTRETCHING IM STAND

1. Stelle dich aufrecht hin, die Füße hüftbreit auseinander. Strecke deine Arme auf Brusthöhe gerade nach vorn aus, kreuze die Unterarme übereinander (mit den Handflächen nach außen), sodass der rechte Unterarm über dem linken liegt. Drehe deine Handflächen nach innen und verschränke beide Hände ineinander (Abbildung 1).
2. Bewege die Arme wechselweise einmal nach innen (zur Brust hin) und einmal vom Körper weg. Führe mindestens fünf Bewegungen pro Bewegungsrichtung aus. Wechsle danach die Handposition, indem der linke Unterarm über dem rechten liegt (Abbildung 2).
3. Bleibe im aufrechten Stand. Schließe die linke Hand zu einer Faust, strecke den Arm gerade nach vorn. Drücke mit der rechten Hand den Handrücken zu dir heran, die andere Hand hält etwas dagegen (Abbildung 3). Halte diese Position für 30 bis 45 Sekunden. Wechsle danach die Seite.

WIRKUNG

- Aufdehnung der Unterarm- und Handmuskeln

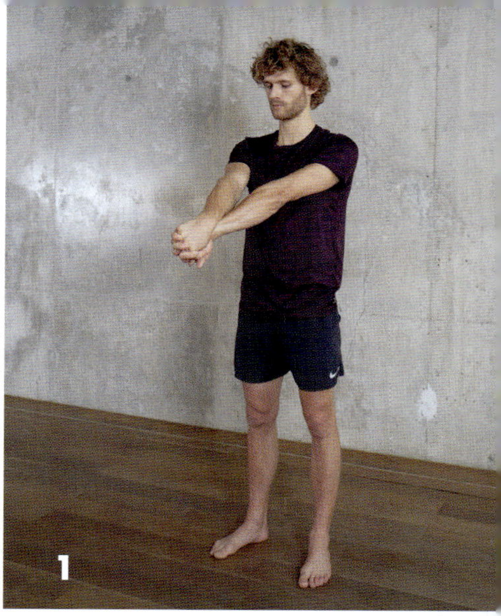

1

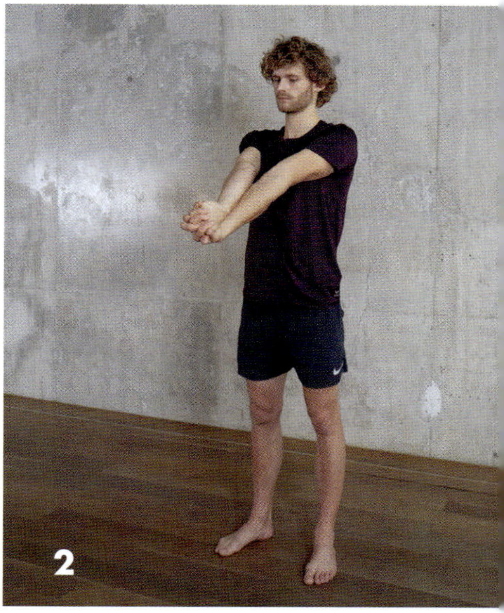

2

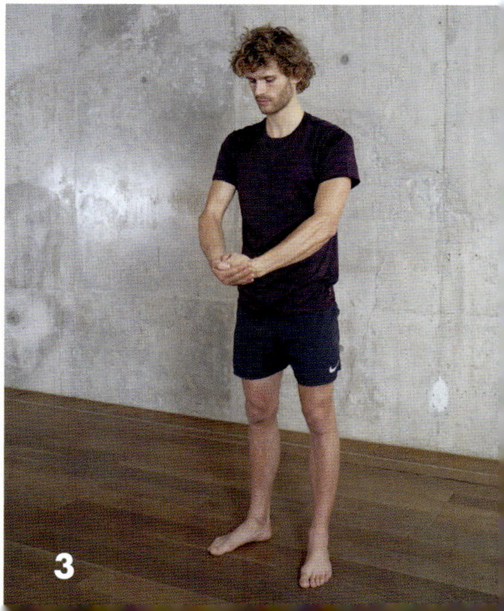

3

MOBILISATION DES SCHULTERGÜRTELS UND DEHNUNG DER ARMMUSKULATUR

1. Begib dich in den Vierfüßlerstand und positioniere beide Hände unter den Schultern mit den Handflächen zum Boden (Abbildung 1). Drehe die Fingerspitzen nach außen und führe mit dem Oberkörper (Halb-)Kreise von rechts nach links und links nach rechts durch (Abbildung 2). Wiederhole dies mit fünf bis sechs Kreisbewegungen.
2. Verfahre wie in Schritt 1, drehe die Fingerspitzen nun zueinander (Abbildung 3). Die Handflächen zeigen ebenfalls nach unten. Wiederhole dies mit fünf bis sechs Kreisbewegungen (Abbildung 4).
3. Beginne wie in Schritt 1, indem beide Arme die Finger nach außen gedreht haben, überkreuze dann die Arme vor dem Körper, sodass die Finger fast ineinander verschränkt sind (Abbildung 5). Verlagere dein Gewicht einmal leicht nach links und einmal nach rechts und versuche stets, die Handfläche der Seite, auf die du dich verlagerst, komplett am Boden abzulegen. Die Hand auf der anderen Seite hingegen hebt minimal vom Boden ab. Wiederhole dies zu jeder Seite mindestens fünfmal. Wechsle die Position der Unterarme und wiederhole den Vorgang erneut mindestens fünfmal zu beiden Seiten.
4. Bleibe im Vierfüßlerstand, drehe deine Fingerspitzen zu den Knien und drücke die Handflächen sanft in den Boden. Verlagere erst die Schultern etwas nach hinten, schiebe dann das Gesäß zu den Fersen und drücke die Handwurzeln aktiv in den Boden. Halte diese Position für 45 bis 60 Sekunden (Abbildung 6).
5. Beginne wie in Schritt 4 und komme in dieser Position langsam und vorsichtig kurz in die Plank. Halte diese Position für 10 bis 15 Sekunden (Abbildung 7).
6. Drehe die Handrücken im Vierfüßlerstand zum Boden, sodass die Finger nach innen zueinander zeigen und schiebe die Schultern etwas darüber. Halte die Spannung für 30 bis 45 Sekunden (Abbildung 8).

WIRKUNG

- Dehnung und Training der kollagenen und elastischen Faszienstrukturen der gesamten Muskulatur im Bereich der Unter- und Oberarme sowie der Handmuskeln
- Mobilisation der Hand-, Ellenbogen- und Schultergelenke
- Dosierte Anbahnung/Druckausübung auf die spätere Zielmuskulatur

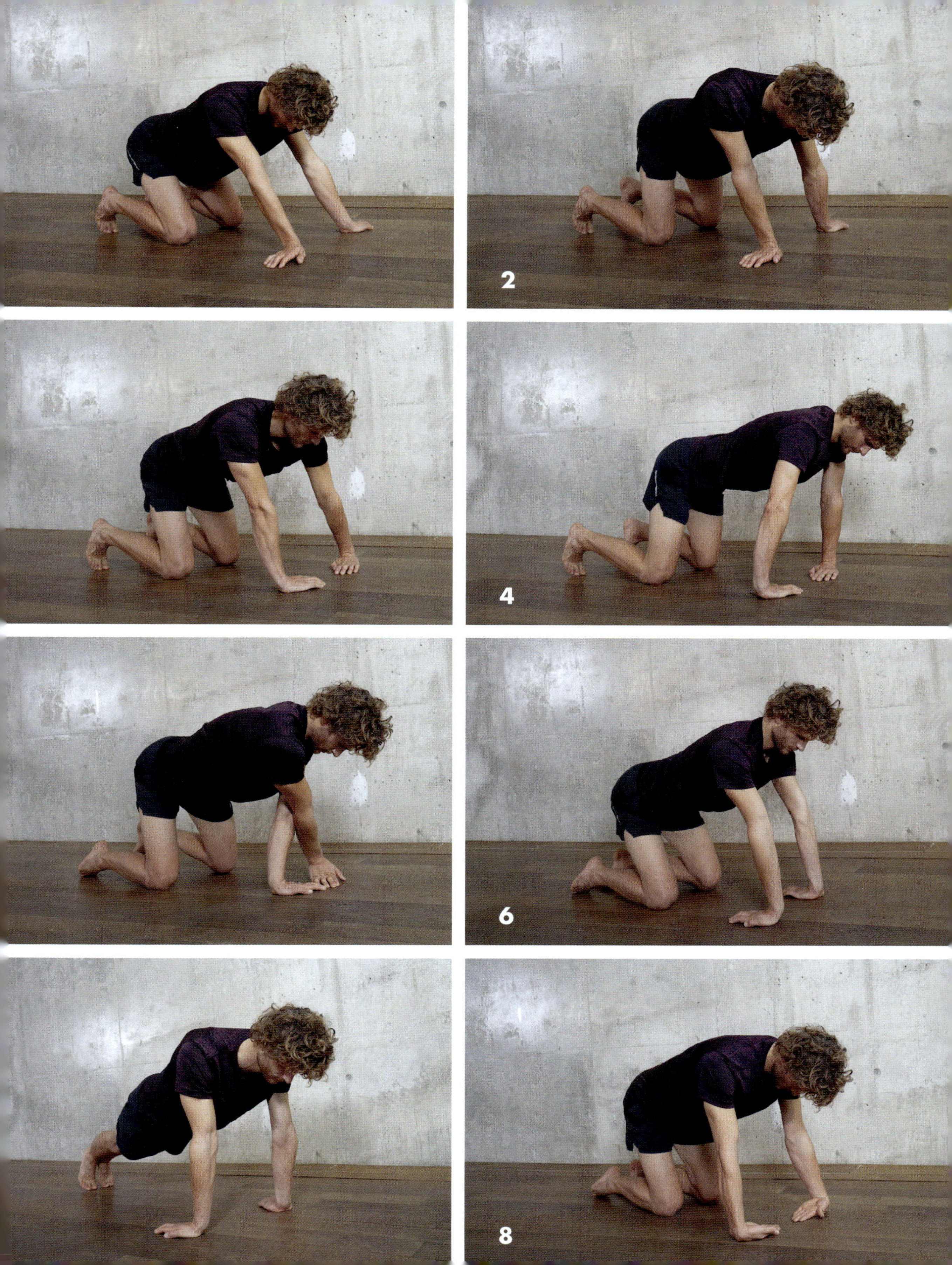
2
4
6
8

MOBILISATION DER WIRBELSÄULE

Beim Rollen auf dem Rücken (zum Beispiel wie bei einem Purzelbaum oder dem einfachen Hin- und Herschaukeln über den Rücken) müssen sich die einzelnen Wirbelsegmente mit ihren Wirbelkörpern und den dazwischenliegenden Bandscheiben in physiologischem Maße gegeneinander verschieben können und beweglich genug sein, um überhaupt das Runden und Strecken des Rückens zu ermöglichen. Ob diese Grundbeweglichkeit der Wirbelsäule nicht gegeben ist, erkennst du beispielsweise daran, dass du beim Abrollen (zum Beispiel aus dem Sitz auf den Rücken) das Gefühl hast, es würde ein Großteil des Rückens auf einmal auf dem Boden aufklatschen und sich nicht rund wie bei einem Ball anfühlen. Um die Gesundheit deines Rückens zu erhalten, kannst du daher die vielen kleinen Muskeln, die deine Wirbelsäule wie Taue untereinander verspannen und stabilisieren, mithilfe des Rollens beziehungsweise der Vorübung, dem sogenannten Bridging, nahezu spielerisch trainieren.

BEWUSSTES ROLLEN ÜBER DEN RÜCKEN

1. Begib dich in die Rückenlage. Dein Kopf und dein Rücken liegen vollständig auf dem Boden auf, allerdings spürst du physiologische Kuhlen unter der Hals- und Lendenwirbelsäule, sodass nur dein Kopf und dein Brustkorb breitflächig Kontakt mit dem Boden haben und du deine Beine angewinkelt hüftbreit aufstellst (Abbildung 1).
2. Drücke deine Lendenwirbelsäule sanft in den Boden, sodass sich das Gesäß minimal abhebt (Abbildung 2). Rolle dann jeden Wirbel einzeln auf, bis nur noch die obere Brust- und Halswirbelsäule Kontakt zum Boden hält. Sowohl dein Gesäß als auch dein Rücken befinden sich in der Endposition in der Luft. Das Gewicht wird in Richtung der Füße geschoben und auf dem gesamten Schultergürtel sollte keine Spannung spürbar sein (Abbildung 3). Deine Arme befinden sich entweder parallel zum Körper oder über dem Kopf. Geübtere können die Position wechseln, sobald sich der Rücken in der Luft befindet. Halte diese Position 20 bis 30 Sekunden und komme dann ebenso kontrolliert und langsam in die Rückwärtsbewegung, indem jeder Wirbel wie an einer Perlenkette einzeln am Boden abgelegt wird. Wiederhole diese Übung mindestens fünf- bis sechsmal.
3. Lege den Rücken am Boden ab und arbeite jetzt noch einmal isoliert mit deinem Becken, bewege es nach rechts und nach links. Anschließend bewege es vor- und zurück, drücke die Lendenwirbelsäule einmal zum Boden und schiebe sie einmal weit in die Überstreckung in die Luft. Zu guter Letzt bewege dein Becken in kreisenden Bahnen, zum Beispiel auf einem imaginären Ziffernblatt im Uhrzeigersinn und gegen den Uhrzeigersinn. Wiederhole diese Übung mindestens fünf- bis sechsmal.
4. Komme in den Sitz und winkle deine Beine eng an den Rumpf an (Abbildung 4).
5. Atme einmal ein und rolle dich mit der nächsten Ausatmung so geschmeidig und rund wie möglich über die Wirbelsäule (Hals und Kopf werden nicht belastet!) nach hinten über den Rücken ab (Abbildung 5). Im selben Atemzug kommst du direkt wieder in den Sitz zurück. Runde beim Nach-hinten-Rollen zuerst im Bereich der Lendenwirbelsäule ab und leite so die Bewegung ein. Rolle aber nicht zu weit nach hinten, sodass kein unnötiger Druck auf den Nacken zustande kommt (Abbildung 6).
6. Wiederhole diese Übung mindestens fünf- bis sechsmal oder im Idealfall so lange, bis sich die Bewegung leicht und geschmeidig rund anfühlt.

→ **Siehe Bilder auf der nächsten Seite**

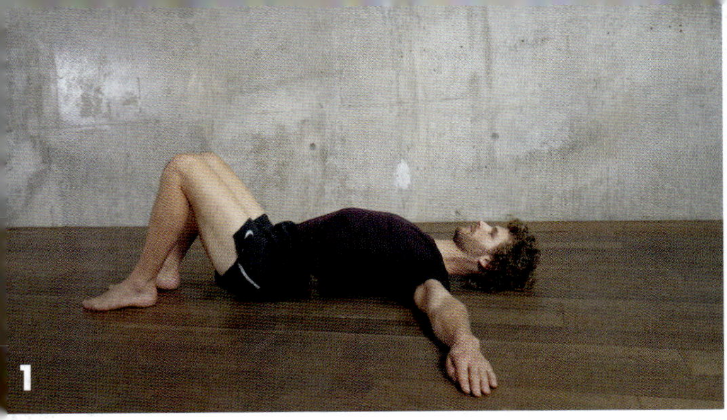

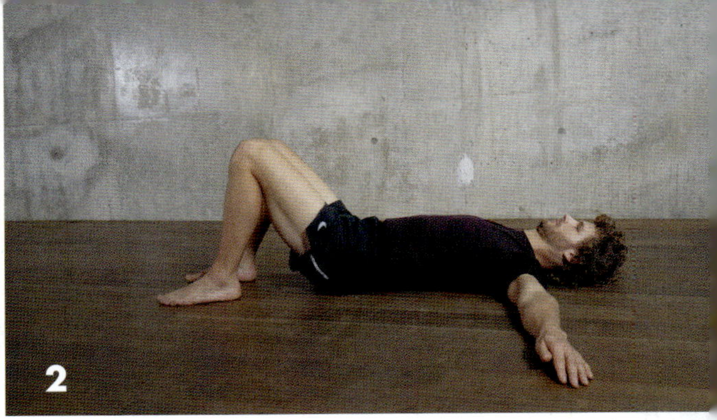

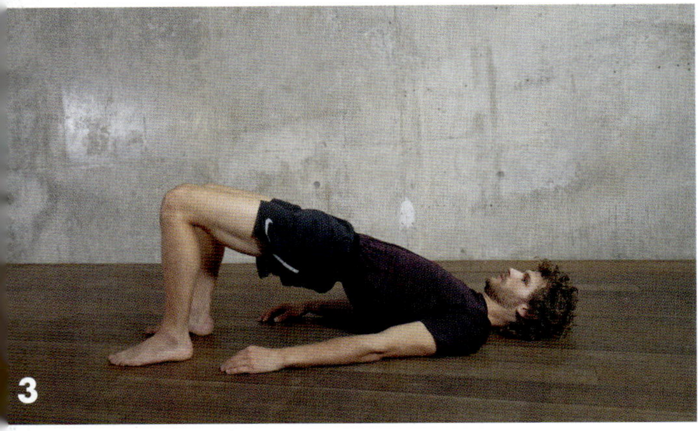

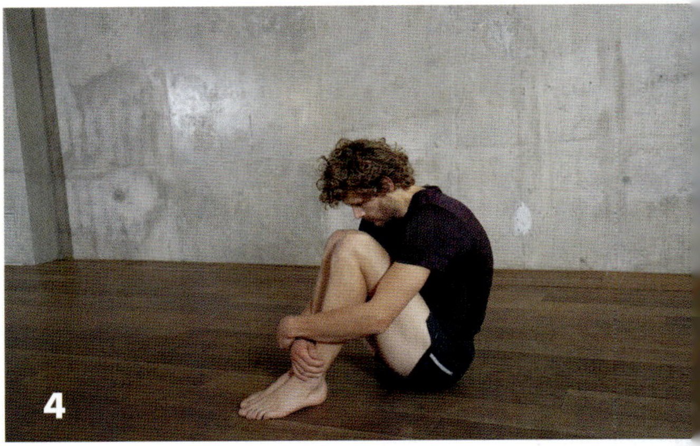

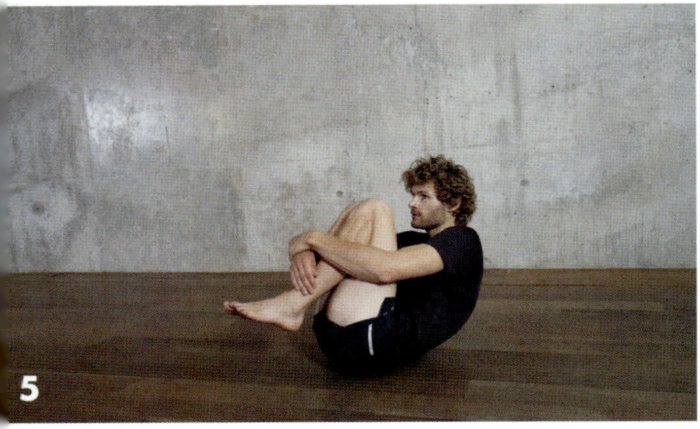

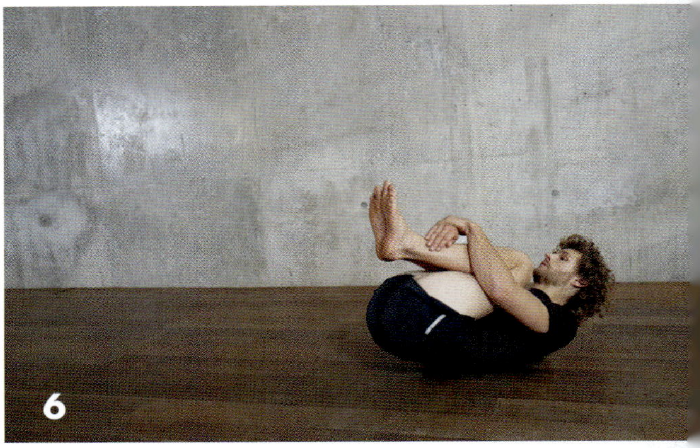

WIRKUNG

- Sparsames, einzelnes Nutzen der zur Bewegungsausführung notwendigen Muskelgruppen (Bewegungsökonomie)
- Kräftigung der hinteren Muskelgruppen, vor allem des Rückenstreckers, der Gesäß- und der Beinbeugemuskulatur
- Mobilisation der Wirbelsäule
- Kontrolle über die Rumpfmuskeln

VORBEREITENDE WAHRNEHMUNGS-ÜBUNG FÜRS KRABBELN

Leider wird das Krabbeln heutzutage auch von einigen Babys übersprungen, da Eltern Angst vor zu harten Böden oder um die Kleidung ihrer Nachkömmlinge haben. Dabei gehört die Bewegung ebenfalls zu unseren fundamentalen Bewegungsmustern. Beim Krabbeln geht man auf Händen und Füßen (ohne dass die Knie den Boden berühren). Durch den Einsatz aller Extremitäten wird das Zusammenspiel fast aller Muskelgruppen durch die rhythmische, gegengleiche Bewegung hervorragend trainiert und koordiniert. Der allgemeine Bewegungsmangel hat jedoch dazu geführt, dass sehr viele Menschen große Schwierigkeiten mit der technischen Umsetzung der Krabbelbewegung haben, vor allem koordinative Defizite aufweisen und über zu wenig Kraft im Schultergürtel verfügen. Daher kann das Krabbeln zunächst auf Knien und Händen erarbeitet werden, um sich mit dem grundlegenden diagonalen Bewegungsmuster des sogenannten Kreuzganges auf allen vieren wieder vertraut zu machen. Beim Vorwärtsgehen erfolgt die Bewegung mit dem rechten Bein und dem linken Arm zusammen und umgekehrt. Erst wenn du dies problemlos beherrschst (vorwärts und rückwärts!), wird das Krabbeln auf Händen und Füßen empfohlen.

Beim Krabbeln sollten folgende Punkte beachtet werden:

- Die Finger sind nach vorn gerichtet.
- Die Schultern werden stets nach hinten unten bewegt/gehalten.
- Der Oberkörper bewegt sich möglichst parallel zum Boden (das Gesäß steht nicht zu hoch!).
- Das Becken bleibt ebenfalls parallel zum Boden gerichtet und weicht nicht seitlich aus (kein »Popo-Wackeln«).
- Die Bewegung erfolgt im Kreuzgang, sodass immer eine Hand vorsetzt und der diagonal gegenüberliegende Fuß nachsetzt.

SCHULUNG VON STÜTZKRAFT UND WAHRNEHMUNG FÜR SCHULTER-, RÜCKEN- UND HÜFTPOSITION

1. Begib dich in die Bauchlage und stütze nur deine Unterarme auf. Der Rest des Körpers ist komplett am Boden abgelegt. Bewege deinen Kopf mehrmals in Richtung Nacken (Abbildung 1) und wieder zur Brust (Abbildung 2). Halte dich dabei aus den Schultern rausgedrückt. Wiederhole die Beuge- und Streckbewegung in jede Richtung mindestens fünfmal.
2. Verfahre wie in Schritt 1, aber drehe nun den Kopf zu beiden Seiten, rotiere nach rechts (Abbildung 3) und links (Abbildung 4). Drehe den Kopf mindestens fünfmal zu jeder Seite.
3. Begib dich in den Vierfüßlerstand. Lass deine Schultern bei geradem Rücken abwechselnd einmal locker (Abbildung 5) und spanne wieder an (Abbildung 6). Der Oberkörper bleibt dabei gerade und angespannt und die Hände schieben aktiv leicht nach außen. Wiederhole die Bewegung mindestens fünfmal in jede Richtung.
4. Beginne wie in Schritt 3 (Abbildung 7) und verlagere dein Gewicht etwas nach vorn, sodass vermehrter Druck auf den Händen lastet (Abbildung 8). Halte diese Position circa 15 Sekunden und kreise anschließend den Oberkörper in alle Richtungen um deine Hände. Führe mindestens zehn Kreise aus.
5. Hebe im Vierfüßlerstand abwechselnd eine Extremität. Beginne mit dem linken Arm (Abbildung 9), danach dem linken Bein. Fahre dann mit dem rechten Arm und im Anschluss mit dem rechten Bein fort (Abbildung 10). Der Oberkörper bleibt währenddessen stabil. Halte jede Extremität für 10 bis 15 Sekunden oben und führe noch einen weiteren Durchgang aus.
6. Verfahre wie in Schritt 5, aber löse die Knie dabei vom Boden, sodass nur die Hände und Fußspitzen den Boden berühren. Auch hier wird jede Extremität im Wechsel nacheinander abgehoben. Halte jede Extremität für 10 bis 15 Sekunden oben und führe noch einen weiteren Durchgang aus (Abbildung 11).
7. **Robben:** Begib dich auf den Boden und lege die Unterarme ab. Setze den linken Unterarm etwas nach vorn und nimm fast zeitgleich das rechte Bein seitlich angewinkelt mit in diese Bewegungsrichtung mit vor und so weiter (Abbildung 12). Wiederhole den Vorgang mit mindestens fünf bis sechs Bewegungszyklen pro Körperseite. Führe diese Übung nicht nur in einer Vorwärtsbewegung, sondern alternativ dazu auch rückwärts durch.

8. **Krabbeln mit Bodenkontakt:** Verfahre wie Schritt 7, führe den Ablauf jedoch im Vierfüßlerstand aus (Abbildung 13). Hebe immer einen Fuß und eine Hand ab und wandere langsam vor und zurück (Abbildung 14). Wiederhole den Vorgang mit mindestens fünf bis sechs Bewegungszyklen pro Körperseite. Bewege dich dabei nicht nur vorwärts, sondern alternativ dazu auch rückwärts und seitwärts auf den Knien (Abbildungen 15 und 16).
9. **Krabbeln ohne Bodenkontakt:** Verfahre wie in Schritt 8, jedoch ohne Bodenkontakt unter den Knien (Abbildung 17). Wiederhole den Vorgang mit mindestens fünf bis sechs Bewegungszyklen pro Körperseite. Bewege dich dabei nicht nur vorwärts, sondern alternativ dazu auch rückwärts (Abbildung 18) und seitwärts ohne Kontakt deiner Knie zum Boden (Abbildungen 19 und 20).

Tipp

Komme zur Entspannung und Wahrnehmung – auch zwischen den einzelnen Übungen – in die komplette Flexion (Beugung) der Wirbelsäule und lege deine Oberschenkel auf den Unterschenkeln vollständig ab. Mache dich klein wie ein Päckchen. Pausiere in dieser Position für 30 bis 45 Sekunden und atme dabei bewusst ein und aus. Wenn du deine Handflächen auf den unteren Rücken legst, versuche, die Hände bei der Einatmung etwas anheben zu können, bei der Ausatmung sinken sie wieder ab.

WIRKUNG

- Kräftigung der gesamten Rumpfmuskulatur
- Verbesserung des Zusammenspiels zwischen rechter und linker Körperhälfte (Kreuzkoordination)
- Verbesserung der Beweglichkeit der Wirbelsäule in Beugung und Streckung
- Kräftigung der schulterumgebenden Muskelgruppen (jegliche Art von Stützen), vor allem der sogenannten Rotatorenmanschette
- Verbesserung des statischen Gleichgewichts (auf zwei Extremitäten)

→ Siehe Bilder auf den nächsten beiden Seiten

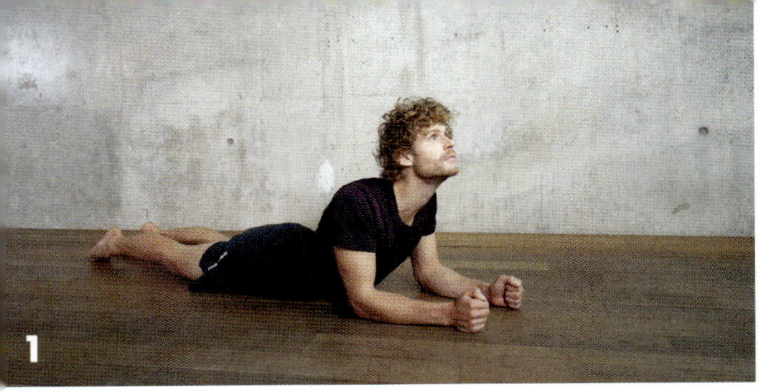
1

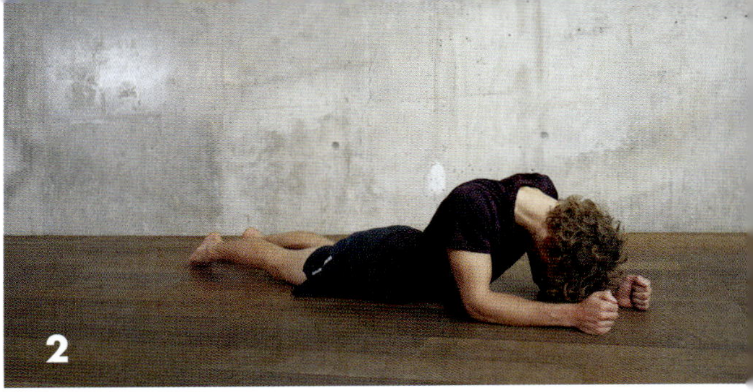
2

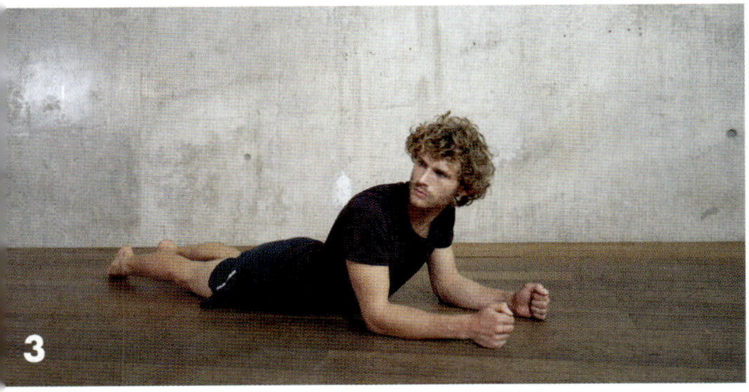
3

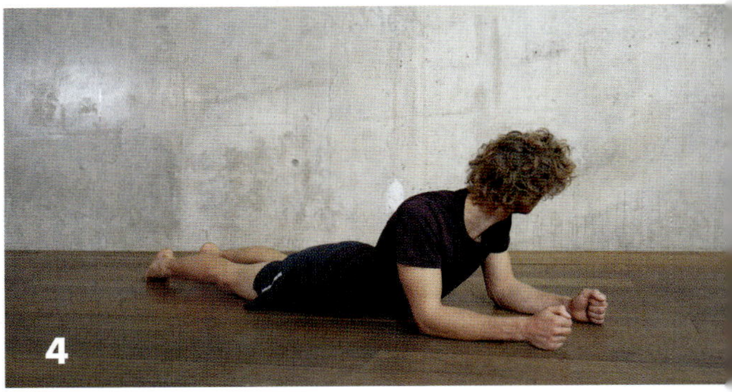
4

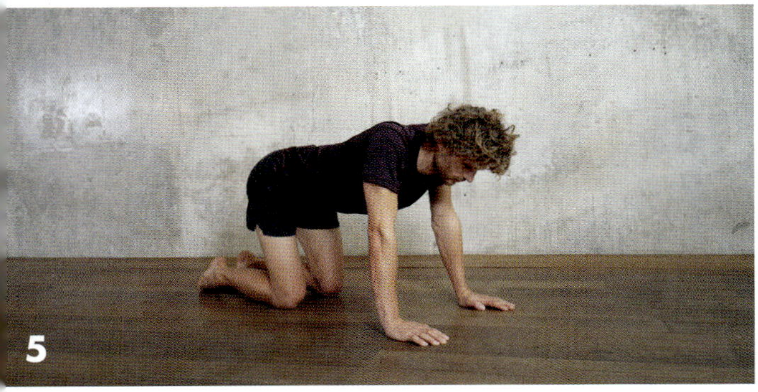
5

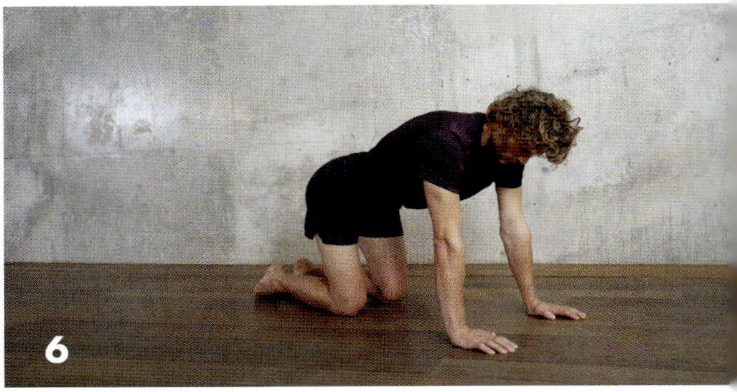
6

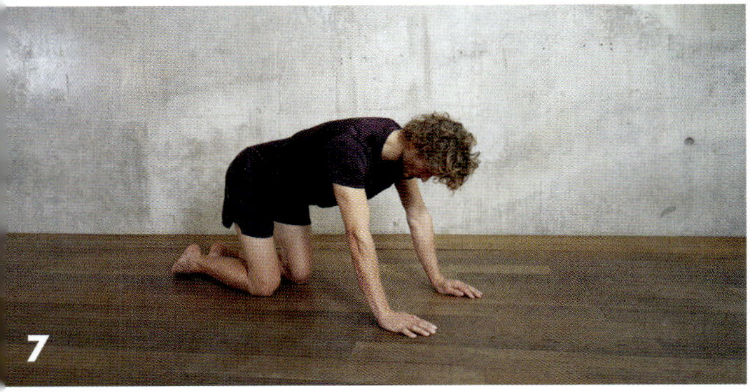
7

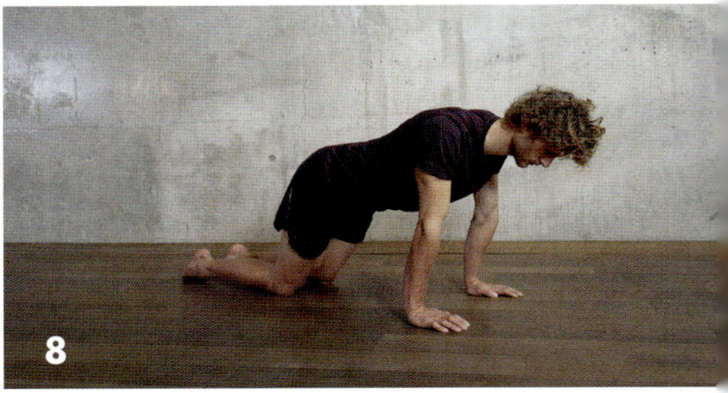
8

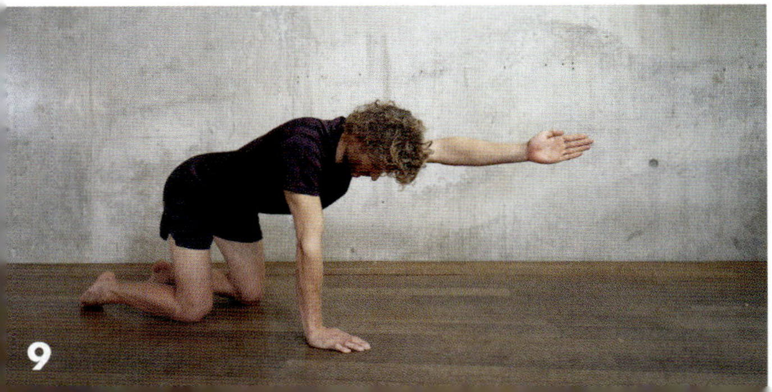
9

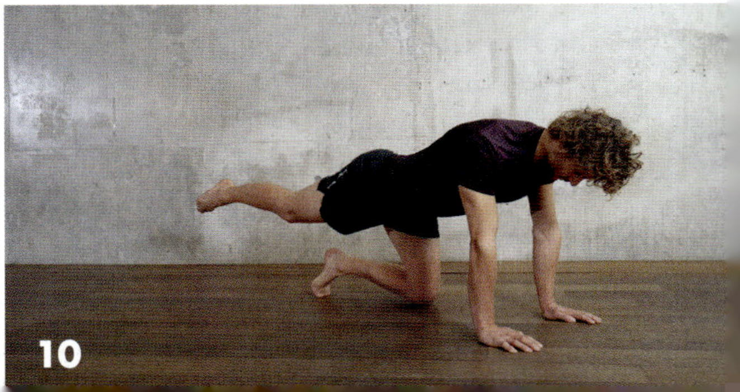
10

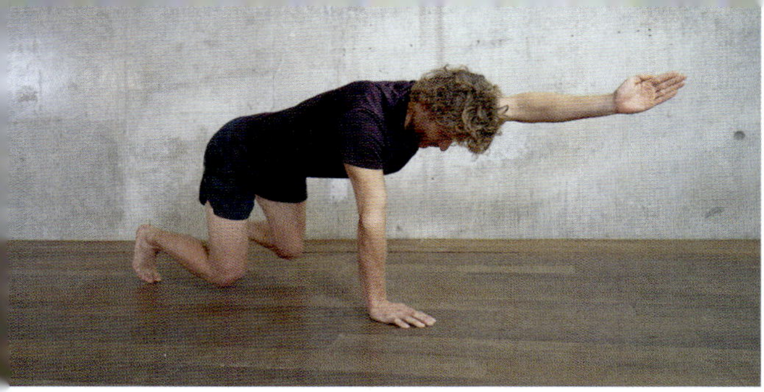

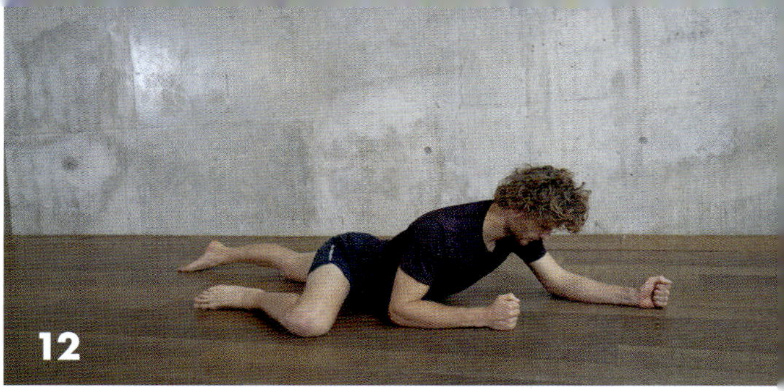
12

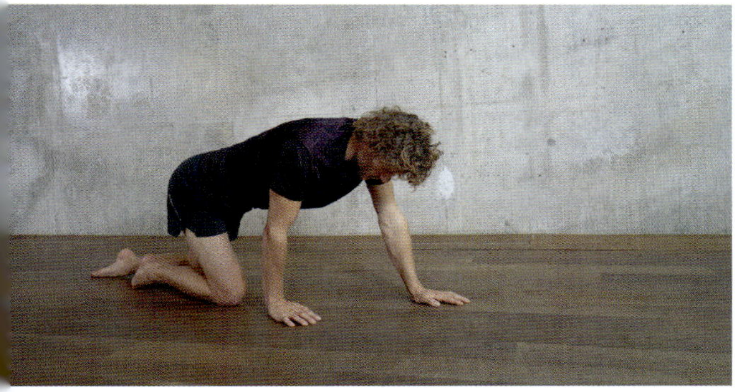

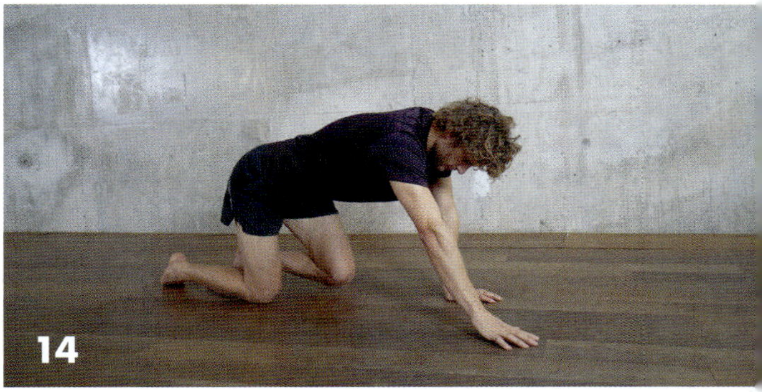
14

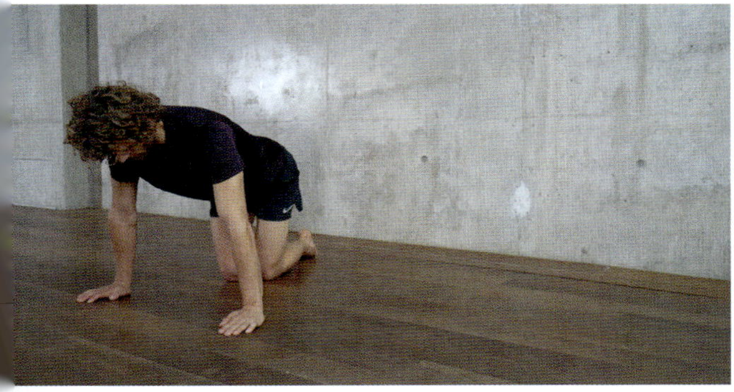

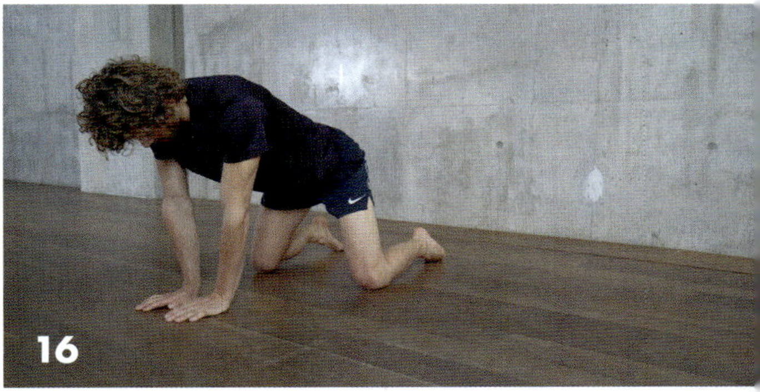
16

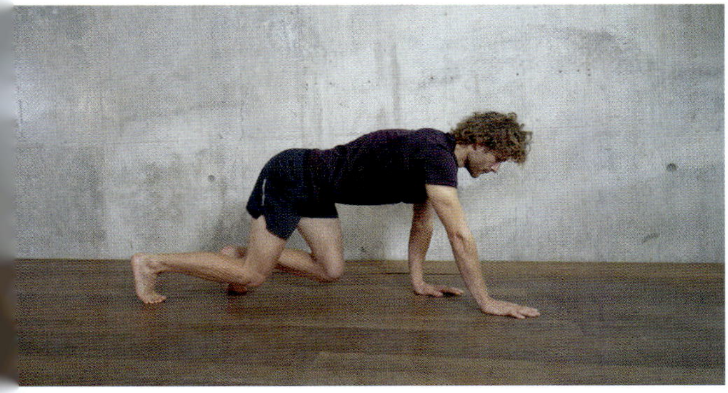

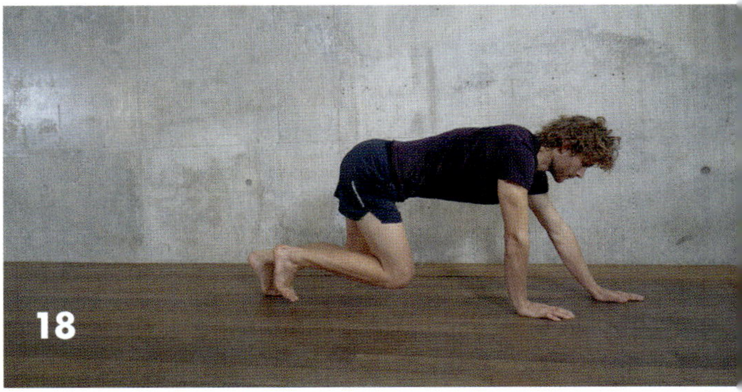
18

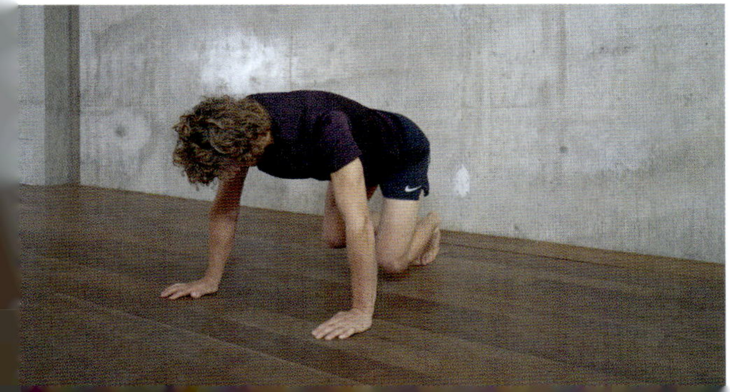

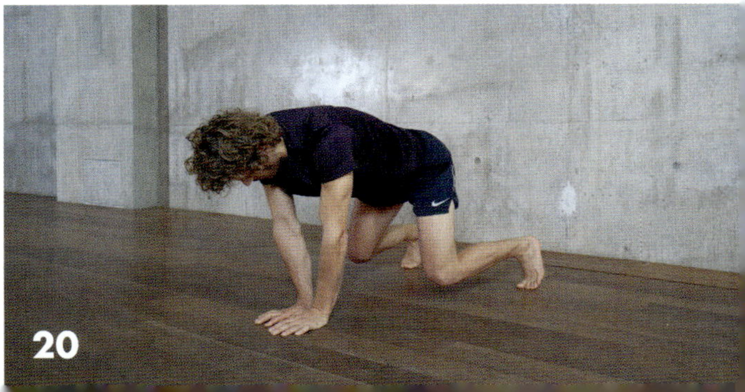
20

INTRO – IN DIE FUNDAMENTALE STIMMUNG KOMMEN

Bevor du startest, möchten wir dir noch eine allgemeine Erwärmung für alle folgenden Flows empfehlen, unabhängig davon, ob du auch ein Herz-Kreislauf-Training machen möchtest. Unser sogenanntes Intro ist moderater als die darauffolgenden Cardio-Einheiten und hat primär eine allgemeine Erwärmung und Mobilisation aller Gelenksysteme zum Ziel. Alle anderen Cardio-Einheiten sind deutlich anstrengender und dadurch auch als Ausdauer- beziehungsweise Kraftausdauertraining anzusehen und fordern dir sehr viel höheren Einsatz ab.

Solltest du diesen Aufwärmteil auf eine schöne Musik ausführen, sind bei deiner Musikauswahl etwa 120 bis 125 bpm (beats per minute/Schläge pro Minute) als Tempo zu empfehlen. Starte dann mit dem rechten Fuß auf den ersten Beat mit deiner Beinarbeit.

Dauer: circa 8–10 Minuten
Das benötigst du: auf Wunsch Musik mit 120 bis 125 bpm

1. Marschiere auf der Stelle und atme währenddessen bewusst ein und aus.
2. Kreise deine Arme von außen nach oben (Abbildung 1). Atme dabei nochmals bewusst ein und bei der Armkreisbewegung nach unten aus (Abbildung 2). Wiederhole dies noch drei- bis viermal.
3. Kreise deine Schultern beim Marschieren nach hinten, lass deine Arme dabei locker hängen und versuche, bewusst Verspannungsstellen aufzuspüren, um kurz darin zu verharren und dann die Kreisbahn nach hinten zu beenden (Abbildung 3). Wiederhole dies noch drei- bis viermal.
4. Öffne die Beine in eine Grätsche und verlagere dein Gewicht von rechts nach links. Gehe immer in der Mitte auf dem Weg zur anderen Seite mit dem Körperschwerpunkt etwas tiefer (*side to side*). Behalte diese Beinbewegung bei und bringe beide Arme auf Brusthöhe in die Streckung. Lass sie so schwungvoll und so weit wie möglich um deinen Körper fliegen und stoppe die Bewegung jeweils mit dem Gegenfuß und der Hüfte (Abbildung 4). Führe beide Seiten im direkten Wechsel in einer flüssigen Bewegung hintereinander durch.
5. Führe deine Arme von der Rotationsbewegung langsam vor und hinter deinen Körper, sodass immer ein Arm gestreckt nach vorn und ein Arm zeitgleich nach hinten schwingt (Abbildung 5). Beende hierzu das Eindrehen der Hüfte und komme wieder in die Seitverlagerung zurück. Mache dich groß und erzeuge Spannung im Körper, wenn sich deine Arme vom Körper entfernen, und werde wieder klein und locker, wenn sich deine Arme an den Rumpf annähern.
6. Wechsle von der Seitverlagerung in wechselseitige Sprünge von einem auf das andere Bein, wobei du die Beine weiter leicht gegrätscht/geöffnet hältst. Beuge und strecke dabei wechselseitig deine Arme und komme mit dieser Bewegung in verschiedene Ebenen, zum Beispiel unten vor dem Körper bis horizontal auf Brusthöhe – je nach Belieben (Abbildung 6).
7. Ändere deinen Sprungrhythmus in einen Dreierrhythmus: schnell, schnell, lang. Bei der langen Bewegung ziehe jeweils das Bein leicht nach oben an (Abbildung 7). Führe auf Wunsch noch einen Endspurt mit direktem Wechsel der Beine durch (Skippings).
8. Führe deine Fersen im Wechsel nach vorn. Strecke das rechte Bein dabei in die Länge, das linke wird nur sanft angebeugt. Schiebe das Gesäß beim Ausstrecken des rechten Beins nach hinten, wechsle dann direkt die Beine und so weiter (Abbildung 8).

→ **Auf der nächsten Seite geht's weiter**

9. Hebe deine Fersen bei jedem Durchgang minimal etwas weiter nach oben an und strecke auch deine Fußspitzen dabei immer mehr aus. Die Arme werden ebenfalls gegengleich zum gestreckten Bein horizontal mit angehoben (Abbildung 9).
10. Verfahre wie in Schritt 9, aber führe diese Bewegung mit Doppelfederungen pro Seite (Arm- und Beinbewegung) aus. Stabilisiere dein Standbein und hebe das Schwungbein zweimal hintereinander an. Das Gewicht liegt währenddessen komplett auf dem Standbein. Führe diese Bewegung mit jeder Seite drei- bis viermal aus und komme bei der letzten Bewegung auf dem linken Bein (Standbein) zum Stillstand, balanciere die Bewegung hierbei aus. Halte das rechte Bein 10 bis 15 Sekunden in der Luft.
11. Winkle das rechte Bein über dem gebeugten linken Standbein an und lege es darauf ab. Gehe in dieser Position im Standbein noch etwas tiefer und komme dann wieder langsam nach oben (Abbildung 10). Wiederhole das Tief- und Hochgehen im Standbein noch weitere drei- bis viermal und fixiere die Position im höchsten Punkt für weitere 10 bis 15 Sekunden im Stand.
12. Schiebe erneut die Fersen im Wechsel nach vorn und beginne dieses Mal mit dem linken Bein. Fahre mit dem Doppelfedern (Schritt 10) und dem Hoch- und Tiefgehen mit angewinkeltem Bein (Schritt 11) fort.
13. Wenn du mit der anderen Seite fertig bist, komme wieder in die Grätsche zurück und senke deinen Körperschwerpunkt immer etwas tiefer ab (in die Knie gehen). Die Arme lösen sich etwas vom Oberkörper und werden weiter aktiv auf Brusthöhe angehoben und nach hinten gefedert (aktiv-dynamische Brustmuskeldehnung). Drehe dazu deine Handflächen nach oben.
14. Strecke deine Beine durch, indem du das Gesäß nach hinten schiebst, und bringe deine Arme auf den Boden (Abbildung 11). Wandere mit den Armen im Wechsel nach vorn in die Plank (Abbildung 12), lass deine Hüfte jetzt etwas nach unten absinken, ohne sie am Boden abzulegen (gehaltene Kobra; Abbildung 13). Wandere dann mit den Händen zurück in eine Up-Stretch-Position, bei der du die Arme gestreckt am Boden hältst und das Gesäß weit nach diagonal-oben zur Decke schiebst (Abbildung 14). Wiederhole dies noch zwei- bis dreimal.
15. Komme zurück in die Grätsche und verlagere dein Gewicht noch einmal zur Seite, indem du immer ein Bein in die Streckung bringst. In diesem Bein spürst du eine Dehnung an der Oberschenkelinnenseite. Die Hände stützt du jeweils auf dem nicht gestreckten Bein auf. Wechsle dann zur anderen Seite (Abbildung 15).

16. Wandere beim nächsten Mal mit der rechten Hand zum diagonalen, linken Fuß und strecke den linken Arm zur Decke (Abbildung 16). Federe in den Endpositionen jeweils doppelt und wechsle dann zur anderen Seite und so weiter. Halte den Kopf dabei über Herzhöhe. Wiederhole dies auf beiden Seiten noch weitere zwei- bis dreimal.

17. Setze deine Hände auf den Knien auf, runde deinen Rücken so weit wie möglich (Katzenbuckel; Abbildung 17) und komme dann wieder in die Streckung (leichte Hohlkreuzhaltung). Wiederhole dies mit beiden Bewegungen noch weitere zwei- bis dreimal.

18. Stelle dich wieder aufrecht hin und schiebe deine Hüfte bei gestreckten Beinen so weit wie möglich nach vorn. Nimm deine Arme senkrecht in Überkopfhöhe und federe in diesem Punkt aus dem Schultergürtel nach hinten (Abbildung 18). Führe dies 20 bis 30 Sekunden durch.

19. Kreuze deinen rechten Fuß hinter dein linkes Standbein, bringe den rechten Arm gestreckt über dem Kopf in die Seitneige nach links (Lateralflexion), der linke Arm zieht aktiv nach unten und leicht zur Körpermitte mit. Schiebe auch deine rechte Hüfte aktiv nach rechts, entgegengesetzt zum oberen, rechten Arm (Abbildung 19). Federe erst leicht fünf- bis zehnmal in dieser Position, verharre dann in der Bewegung für weitere 30 Sekunden und ziehe dich dabei maximal über die Seite in die Länge. Führe aus dieser Position einen fliegenden Wechsel mit Armen und Beinen zur Gegenseite aus und verfahre dort identisch.

20. Führe erneut die Bewegung vom Anfang durch. Kreise deine Arme von außen nach oben. Atme dabei nochmals bewusst ein und bei der Armkreisbewegung nach unten wieder aus. Wiederhole dies noch drei- bis viermal.

→ **Siehe Bilder auf den nächsten beiden Seiten**

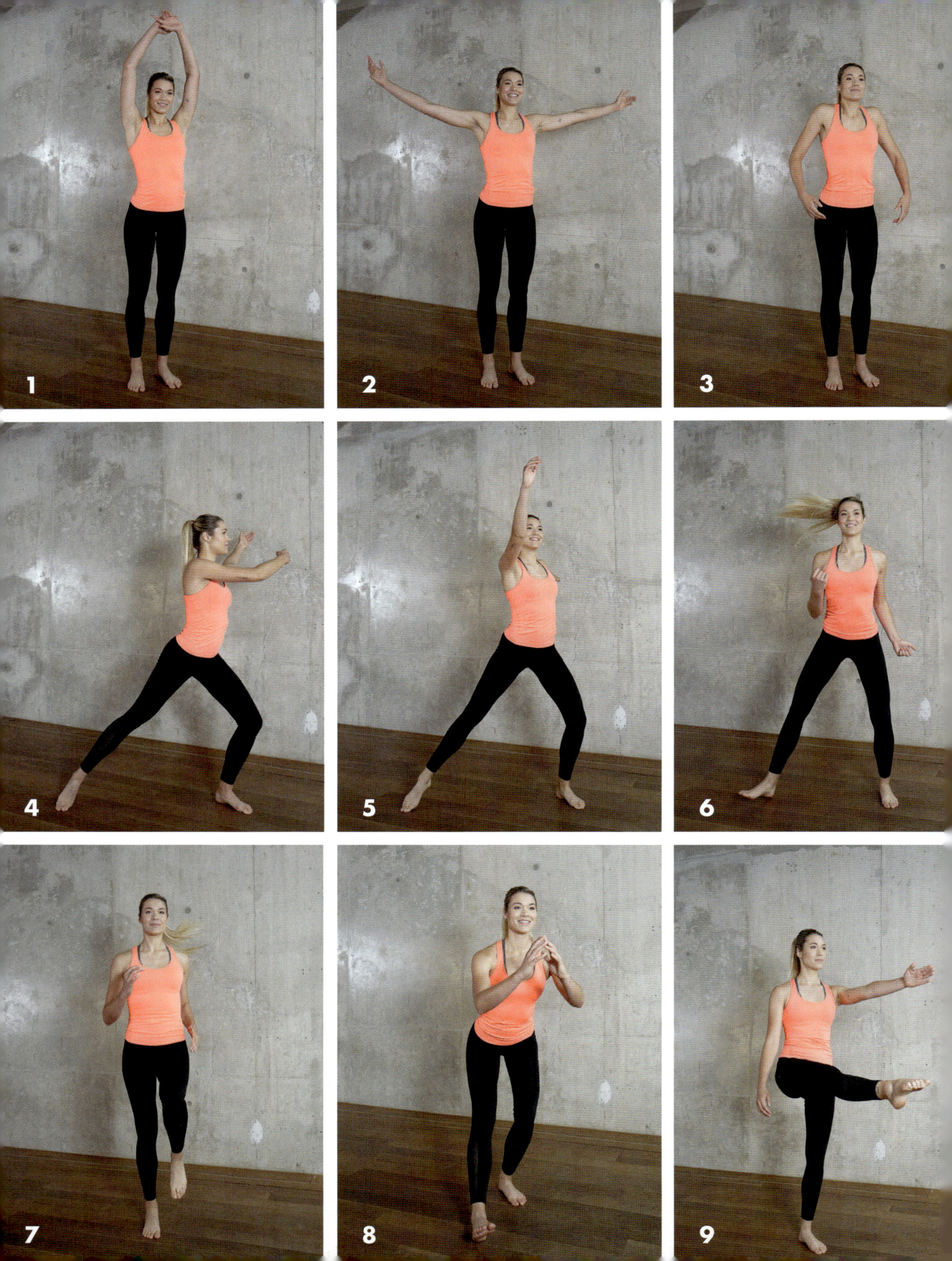
1
2
3
4
5
6
7
8
9

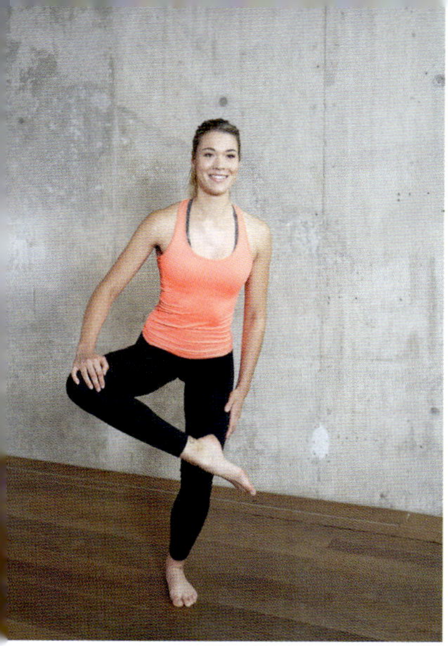

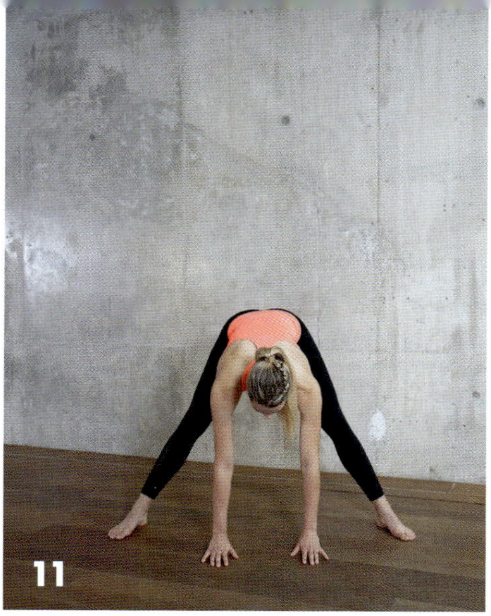

11

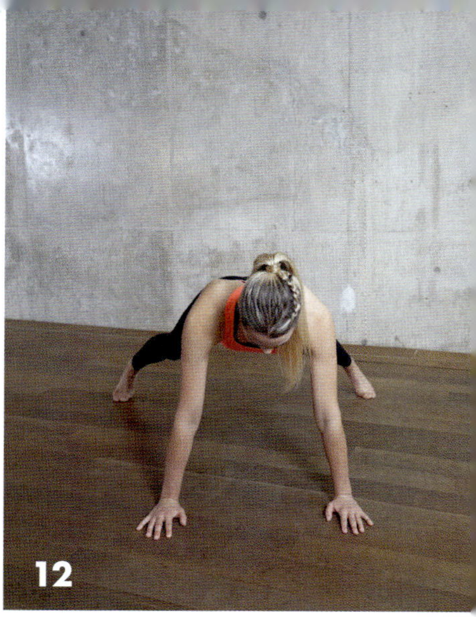

12

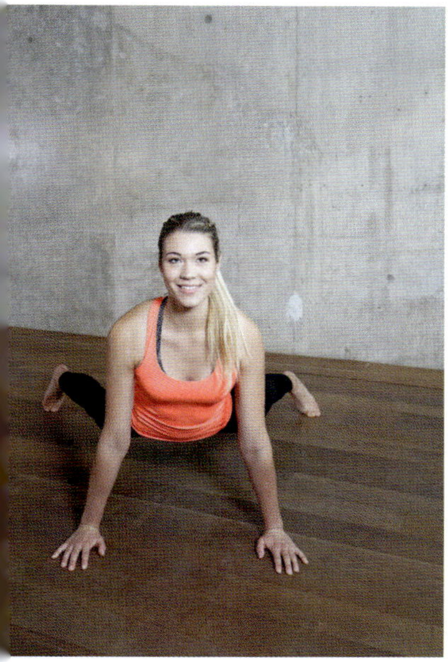

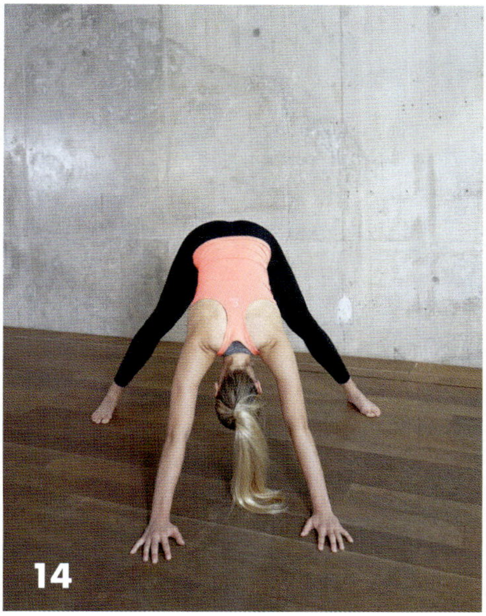

14

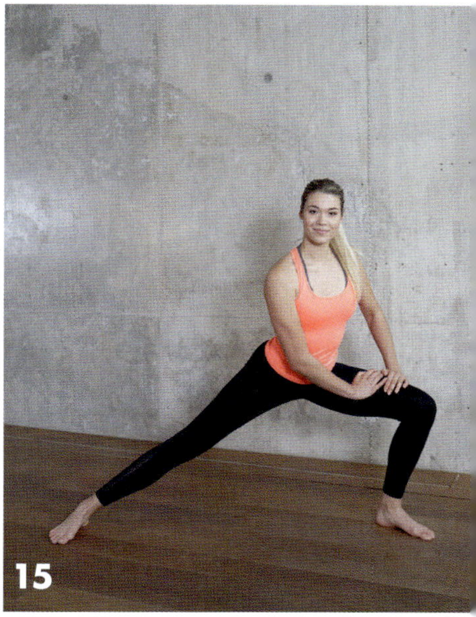

15

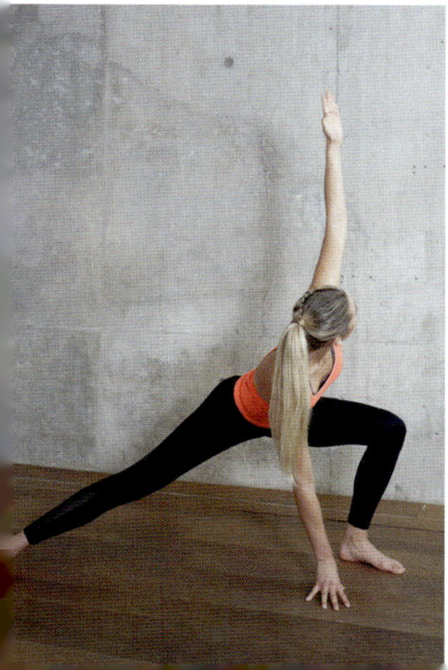

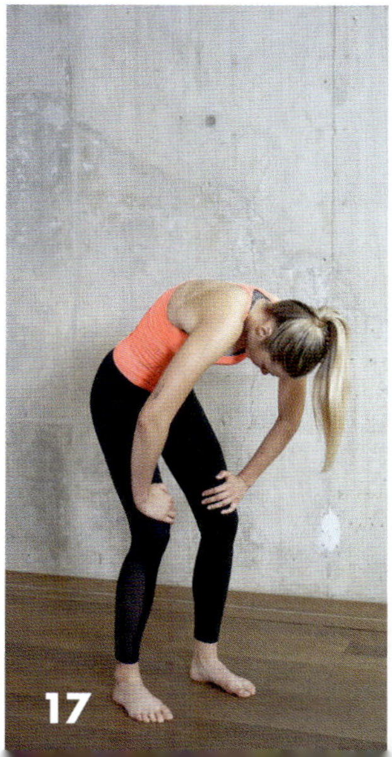

17

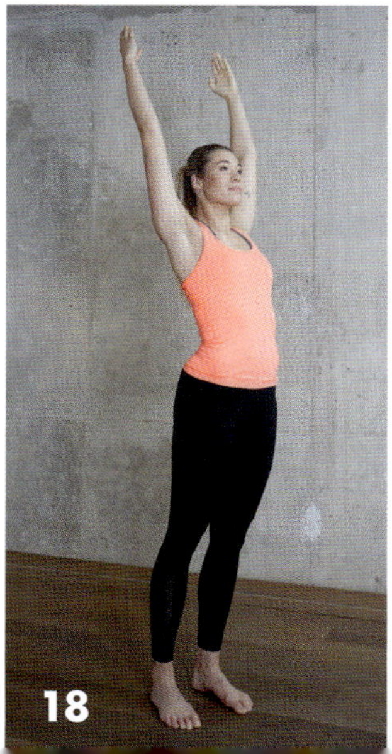

18

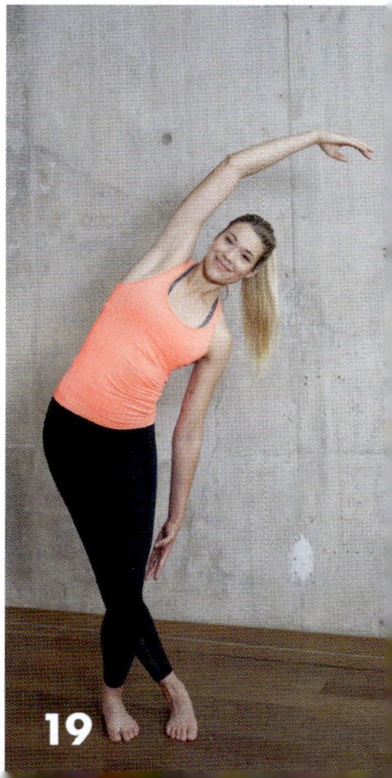

19

AUSDAUERTRAINING

Um dich nicht nur hinsichtlich deiner Wahrnehmung auf die Technik einzelner Bewegungsmuster, sondern auch dein Herz-Kreislauf-System bestmöglich auf die kommenden Belastungen vorzubereiten, habe ich dir vier verschiedene sogenannte Cardio-Einheiten zur Auswahl zusammengestellt. Natürlich hast du auch die Möglichkeit, alle vier Blöcke einzeln zu absolvieren, sie auf Wunsch zu verlängern und/oder zu wiederholen, aber auch gerne beliebig miteinander zu kombinieren. Für zwei der Einheiten benötigst du lediglich einfache Zusatzgeräte wie ein Springseil und eine kleine Erhöhung.

CARDIO-EINHEIT 1

Bei dieser Cardio-Einheit geht es um fundamentales, kontrolliertes Springen (aufwärts) und sicheres Absteigen (rückwärts). Außerdem wirst du hier herausgefordert, deinen Rumpf während kraftraubender Beinbewegungen zu stabilisieren.

Dauer: circa 10 Minuten
Das benötigst du: eine Erhöhung wie zum Beispiel eine (Treppen-)Stufe, einen Step, einen stabilen Tritthocker oder Kasten, auf Wunsch Musik mit 120 bis 130 bpm

1. **Belastungsphase 1:** Stelle dich frontal vor die lange Seite deiner Trainingshilfe. Jogge auf die Stufe herauf, gehe kontrolliert rückwärts wieder herunter (Abbildung 1). Wechsle nach jedem Joggingschritt die Beinseite (Abbildung 2). Führe diese Bewegung zwei Minuten lang aus.
2. **Pause:** Bleibe nicht stehen, sondern gehe weiter durch den Raum und atme bewusst ein und aus. Die Pause sollte ungefähr 45 Sekunden dauern.

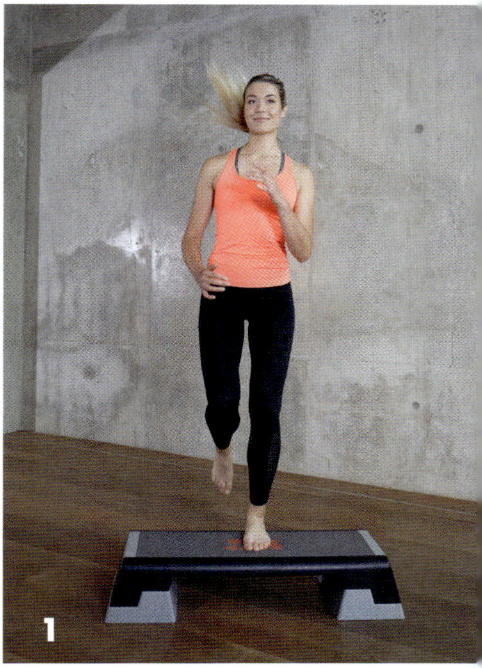
1

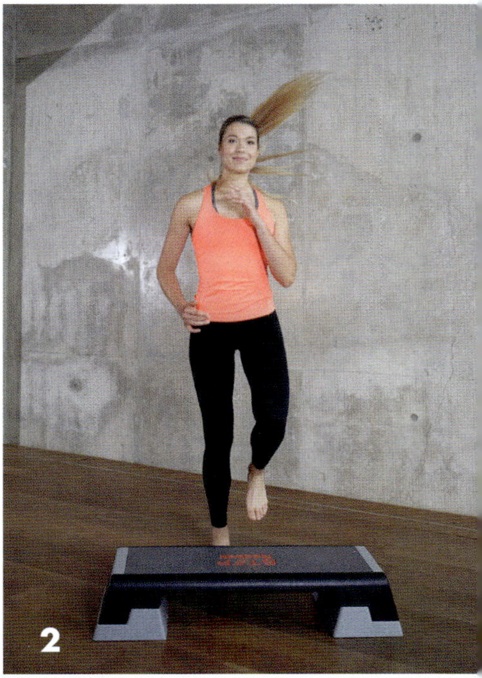
2

→ Auf der nächsten Seite geht's weiter

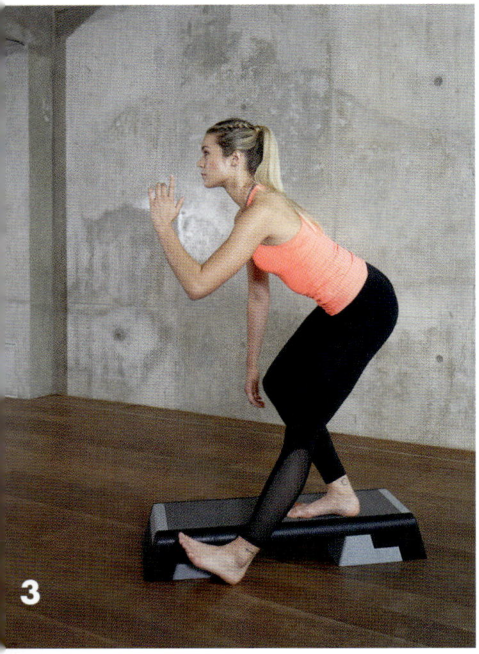

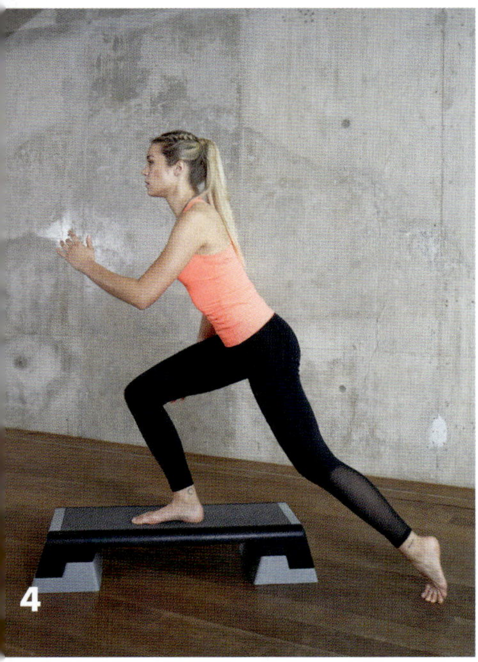

3. **Belastungsphase 2:** Stelle dich seitlich neben die lange Seite deiner Trainingshilfe. Positioniere deinen stufennahen, rechten Fuß etwas überhüftbreit vollständig darauf. Deine Fußspitzen zeigen leicht nach außen. Führe jetzt mit dem linken Schwungbein bei stabilisiertem Oberkörper abwechselnd den Fuß auf die Ferse (vorn; Abbildung 3) und auf die Spitze (in Verlängerung der Wirbelsäule nach hinten; Abbildung 4). Dein Gewicht ruht während der gesamten Zeit auf dem erhöhten rechten Standbein. Führe diese Bewegung zwei Minuten lang aus.
4. **Pause:** Bleibe nicht stehen, sondern gehe weiter durch den Raum und atme bewusst ein und aus. Die Pause sollte ungefähr 45 Sekunden dauern.
5. **Belastungsdosierung:** Führe jeden Belastungsteil noch ein weiteres Mal (mit Pause dazwischen) durch. Setze jetzt bei der Belastungsphase 2 die andere Seite als Stand- beziehungsweise Schwungbein ein. Du kannst die Belastung jederzeit verringern, indem du generell eine kleine Stepstufe oder Ähnliches wählst und die Dynamik etwas herausnimmst, indem du nicht auf die Stufe joggst, sondern lediglich aufsteigst. Zur Steigerung der Intensität kannst du die Stepstufe erhöhen.

WIRKUNG

- Verbesserung der Ausdauerleistungsfähigkeit im aerob-anaeroben Übergangsbereich
- Kraftausdauertraining für die gesamte Beinstreckmuskulatur und leichte Kräftigung der Rückenstreckmuskulatur
- Bei Musikeinsatz: Verbesserung der Rhythmisierungsfähigkeit durch Anpassung der Teilbewegungen auf die musikalischen Zählzeiten

CARDIO-EINHEIT 2

Der Schwerpunkt dieser Einheit liegt darin, sich beim Absprung in verschiedene Bewegungsrichtungen explosiv vom Boden abzudrücken. Die Technik dazu wurde bereits im Einstiegsteil (siehe Kapitel 4 auf Seite 48) beschrieben. Hier hast du die Möglichkeit, diese technischen Fertigkeiten in bekannten Bewegungsmustern wie dem Kniehebelauf aus der Leichtathletik wieder neu zu erlernen oder zu verfeinern.

Dauer: circa 5 Minuten
Das benötigst du: auf Wunsch Musik mit 120 bis 130 bpm

1. **Belastungsphase:** Wechsle immer zwischen den nachfolgenden drei Bewegungen, die du auf Wunsch natürlich auch länger als fünf Minuten durchführen kannst.
   - **a** Gehe in den Ausfallschritt. Setze das hintere, linke Knie am Boden ab und halte das vordere, rechte Bein im Kniegelenk 90 Grad angewinkelt (Abbildung 1). Springe explosiv aus dem vorderen, rechten Bein und dem Druck der linken Fußspitze nach oben vorn ab und strecke das linke Bein bis zur Horizontalen in die Höhe aus (Abbildung 2). Wiederhole dies zehnmal pro Seite, bevor du die Position der Beine wechselst.
   - **b** Stelle dich aufrecht hin, die Füße hüftbreit auseinander. Führe einen explosiven Kniehebelauf aus (Abbildung 3), bei dem das linke Bein durch Abdruck über den linken Fuß bis über die Fußspitze nach vorn oben gezogen und der Arm der entgegengesetzten Seite aktiv mit zur Decke hochgezogen wird (Abbildung 4). Im Gegensatz zu Variante a wechselst du hier immer direkt die Seiten. Wiederhole die Bewegung zehnmal pro Seite und wandere bei dieser Bewegung gerne auch durch den Raum. Ansonsten kannst du natürlich auch auf der Stelle trainieren.

→ Auf der nächsten Seite geht's weiter

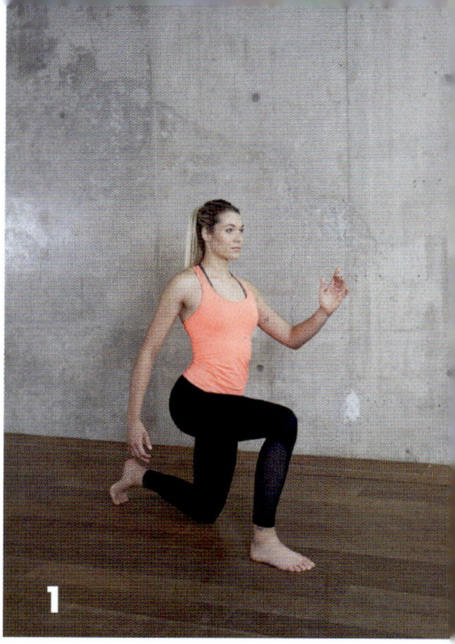
1

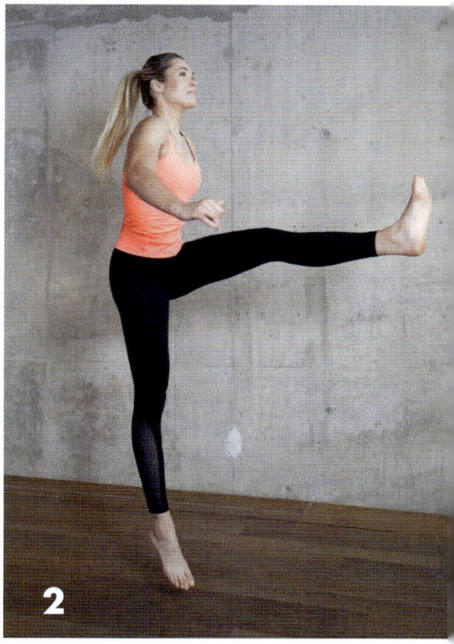
2

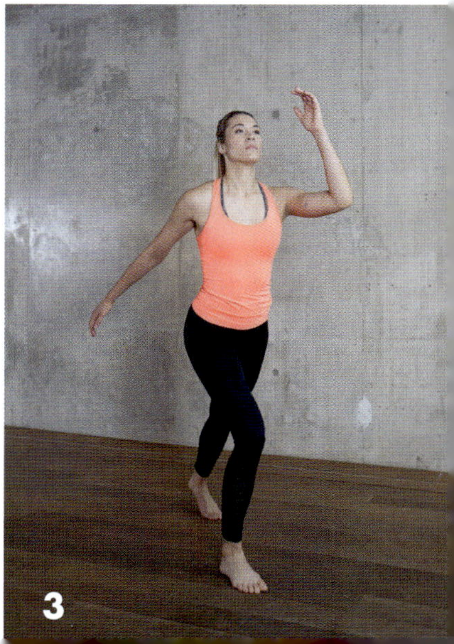
3

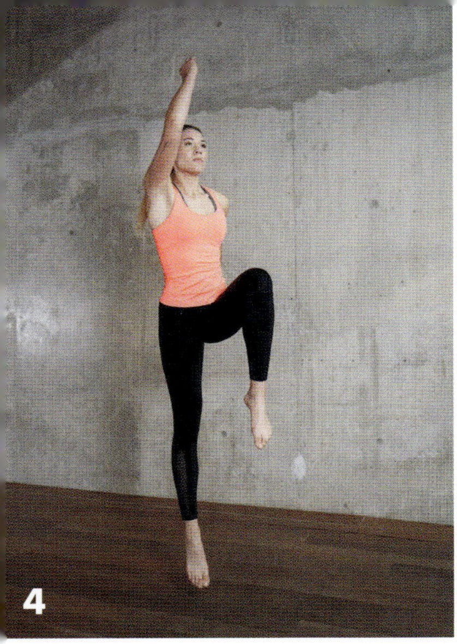

4

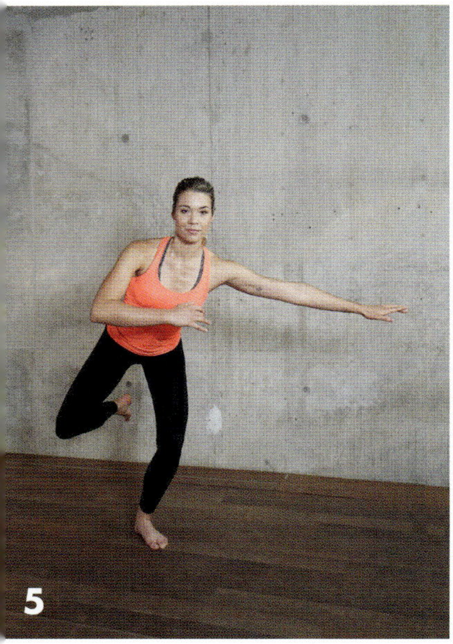

5

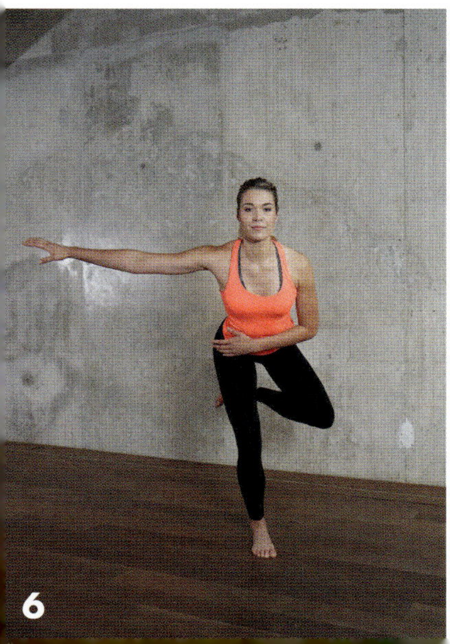

6

- **c** Führe eine Art Eislaufbewegung aus. Springe einbeinig abwechselnd zur Seite, von einem Bein auf das andere. Springe zuerst nach links, lande auf dem linken Bein und winkle das rechte Bein etwas nach hinten an, sodass das Kniegelenk etwas nach außen rotiert wird. Die Arme schwingen dabei nach links mit (Abbildung 5). Springe danach genauso im direkten Wechsel zur anderen Seite (Abbildung 6) und führe diese Bewegung circa zehnmal pro Seite aus.

2. **Pause:** Bleibe nicht stehen, sondern gehe weiter durch den Raum und atme bewusst ein und aus. Die Pause sollte etwa 45 Sekunden dauern. Führe den Block danach auf Wunsch erneut durch.
3. **Belastungsdosierung:** Führe die gesamte Einheit und die sich anschließende Pause danach auf Wunsch erneut aus. Du kannst die Bewegungen erleichtern, indem du keine so tiefen Kniewinkel nutzt, dein Knie bei Variante a zum Beispiel nicht bis zum Boden absenkst oder du dich auch bei Variante b und Variante c nicht ganz so stark und explosiv abdrückst.

WIRKUNG

- Kräftigung der Streckermuskeln der unteren Extremitäten, also der gesamten Bein- und Gesäßmuskulatur, in tiefen Kniebeugewinkeln und Core-Kontrolle durch den Hüftbeuger (*M. iliopsoas*), den Rückenstrecker (*M. erector spinae*) und alle Bauchmuskeln
- Fasziales Training der Explosivkraft der Streckermuskeln der unteren Extremitäten
- Kräftigung der Ab- und Adduktorengruppe

CARDIO-EINHEIT 3

Diese Einheit verbindet viele Bewegungsmuster, die heute auch als *Animal Moves* bekannt und in vielen unserer Flows versteckt sind. Es handelt sich dabei um fundamentale, alternative Fortbewegungsmöglichkeiten in verschiedenen Körperebenen und Raumwegen, bei denen vor allem ein tiefer Körperschwerpunkt gefordert wird, wie zum Beispiel beim Krabbengang, den Bunny Hops oder dem kriechenden Tiger. Es ist von Vorteil, wenn zumindest bereits das Krabbeln technisch gut beherrscht wird.

Dauer: circa 10 Minuten
Das benötigst du: Es sind keine Materialien erforderlich.

1. Belastungsphase:

a **Duck Walk:** Gehe in die tiefe Hocke und wandere in dieser Position ein bis zwei Minuten vorwärts durch den Raum. Halte den Oberkörper dabei aufrecht und schwinge deine Arme angewinkelt passend zum Gehrhythmus mit (Abbildung 1). Rolle deine Füße bei der Bewegung über die Fersen ab (Abbildung 2).

b **Schleichender Affe:** Beginne in der tiefen Hocke, die Beine leicht überhüftbreit aufgestellt. Mache mit links einen raumgreifenden Schritt nach vorn (Abbildung 3) und lege das rechte Bein angewinkelt beim Vorschwingen zum nächsten Schritt mit dem Knie auf Oberkörperhöhe auf dem Boden ab, sodass eine Art kleiner Ausfallschritt entsteht (Abbildung 4). Das linke Bein wird währenddessen stark angewinkelt. Der Oberkörper bleibt dabei aufrecht und die Zehen beider Füße berühren noch den Boden. Nun wird das Gewicht auf das vordere, linke Bein verlagert, bis man mit dem Knie auf dem Boden kommt und das hintere, rechte Bein recht weit gestreckt werden muss. Das rechte Bein wird über die Seite nach vorn bewegt und über die Ferse aufgestellt und so weiter. Je weiter du die Bewegung auseinanderziehst und die Beine voneinander entfernt aufsetzt, desto anspruchsvoller und anstrengender wird die Übung. Wandere in dieser Bewegung für eine Minute nach vorn.

→ Auf der nächsten Seite geht's weiter

c Bunny Hops: Gehe erneut in eine tiefe, leicht überhüftbreite Kniebeuge, sodass deine Hände Platz zwischen deinen Beinen hätten. Setze deine Hände weit nach vorn auf und verlagere dein Gewicht über sie hinüber, um dich von den Füßen abdrücken zu können (Abbildung 5). Mithilfe der Hände ziehst du dich noch weiter nach vorn (Abbildung 6), bis deine Füße wieder aufgestellt neben deinen Händen angekommen sind (Abbildung 7). Setze zur erneuten Bewegung an und wiederhole diese Übung für eine Minute.

d Krabbengang: Begib dich in den Rücklingsstütz. Stelle dafür im Langsitz deine Hände mit den Fingern zur Seite auf, winkle deine Beine an und drücke dich mit den Füßen und den Händen vom Boden ab (Abbildung 8). Hebe beim Vorwärtsbewegen immer jeweils die diagonal gegenüberliegenden Extremitäten nahezu zeitgleich ab. Beginne das linke Bein nach vorn zu bewegen, wobei sich fast zeitgleich die rechte Hand leicht vom Boden löst und die Vorwärtsbewegung unterstützt. Setze diese Bewegung auch mit der anderen Seite identisch fort. Rücklings gestützt wandert man mit allen vieren auf dem Boden und hält dabei die Hüfte stets in der Luft. Führe die Bewegung – wenn du möchtest – auch rückwärts insgesamt eine Minute lang durch. Um die Bewegung zu erschweren, kannst du vor dem Aufsetzen des Fußes das freie Schwungbein noch kurz in die Streckung bringen (Abbildung 9).

e Horse Walk: Begib dich in eine Grätschposition und senke dein Gesäß so tief ab, dass sich deine Hüfte und deine Knie auf einer Höhe befinden (Abbildung 10). Dazu werden die Knie angewinkelt und in der Hüfte nach außen geöffnet. Wandere in dieser Position mit dem linken Bein nach vorn, ohne den Oberkörper zu weit einsinken zu lassen, und setze zuerst die Ferse wieder am Boden auf. Der rechte Fuß löst sich vom Boden, wenn der linke Fuß schon leichten Druck unter seinen Fußspitzen verspürt (Abbildung 11). Fahre mit dieser Bewegung für eine Minute fort.

f Kriechender Tiger: Beginne im Vierfüßlerstand, indem deine Hände senkrecht unter deinen Schultern und deine Knie senkrecht unter deiner Hüfte stehen. Halte den Rumpf unter Spannung und löse beide Knie leicht vom Boden. Setze den linken Arm leicht nach vorn, ziehe das rechte Bein angewinkelt in die Nähe des rechten, nun gebeugten Arms und drehe sowohl den Oberkörper als auch deinen Kopf mit in diese Richtung nach rechts (Abbildung 12). Drehe die Hüfte wieder gerade, nach links, damit du den rechten Arm lösen und weiter nach vorn aufsetzen kannst. Schiebe dich zum linken Arm, der sich beugt, setze das linke Bein angewinkelt in Richtung der linken Hand und drehe den Oberkörper zur linken Hand mit ein. Das rechte Bein ist in dieser Position gestreckt (Abbildung 13). Bewege dich während der gesamten Bewegung stets nahe am Boden. Sollte es etwas leichter sein, beuge entsprechend weniger in Armen und Beinen während des Eindrehens. Bewege dich in dieser Weise für 30 bis 60 Sekunden nach vorn.

2. **Pause:** Bleibe nicht stehen, sondern gehe weiter durch den Raum und atme bewusst ein und aus. Die Pause sollte ungefähr 45 bis 60 Sekunden dauern. Führe den Block danach auf Wunsch erneut durch.
3. **Belastungsdosierung:** Die Belastung sollte kräftigend und koordinativ fordernd sein. Führe daher die Übungen über mindestens 30 bis 60 Sekunden aus (je nach Zeit und Kraftfähigkeit) und achte auch besonders auf die Qualität der Bewegung. Zur Erleichterung der Bewegungen nimm immer deine Hände zur Unterstützung an den Boden, zum Erschweren nutze sie bei den Bewegungen im Gehen hingegen so wenig wie möglich oder verschränke sie sogar hinter dem Kopf. Je tiefer du deinen Schwerpunkt im Körper absenkst, je raumgreifender du arbeitest und je dynamischer du den Abdruck vom Boden gestaltest, desto kräftezehrender und anspruchsvoller wird der Ablauf. Bei den Stützformen gilt: Je stärker du die Arme beugst, umso anstrengender wird die Übung.

WIRKUNG

- Intramuskuläres Training der Fußmuskulatur und der Rumpf- und Stützmuskulatur
- Mobilisation des oberen Sprunggelenks (Verbesserung der Dorsalflexion und der Dorsalextension)
- Verbesserung der Beweglichkeit der Strecker und Beuger im Unterschenkel
- Kräftigung der schulterumgebenden Muskelgruppen (Krabbeln)
- Kräftigung der Bein- und Gesäßmuskulatur, vor allem auch des Oberschenkelstreckers, in unterschiedlichen Gelenkwinkeln (vor allem unter 90 Grad)
- Verbesserung des dynamischen Gleichgewichts in der tiefen Hockposition
- Kräftigung der gesamten vorderen Muskelgruppen (vor allem der Bauch- und schulterumgebenden Muskulatur sowie der Brustmuskulatur)
- Kräftigung des Gerad- und Schrägsystems des Rumpfes (autochthone Rückenmuskulatur und gerade/schräge Bauchmuskulatur)
- Training der kollagenen Faszienstrukturen, vor allem der Wadenmuskulatur (Reaktiv- und Schnellkraft)

→ **Siehe Bilder auf den nächsten beiden Seiten**

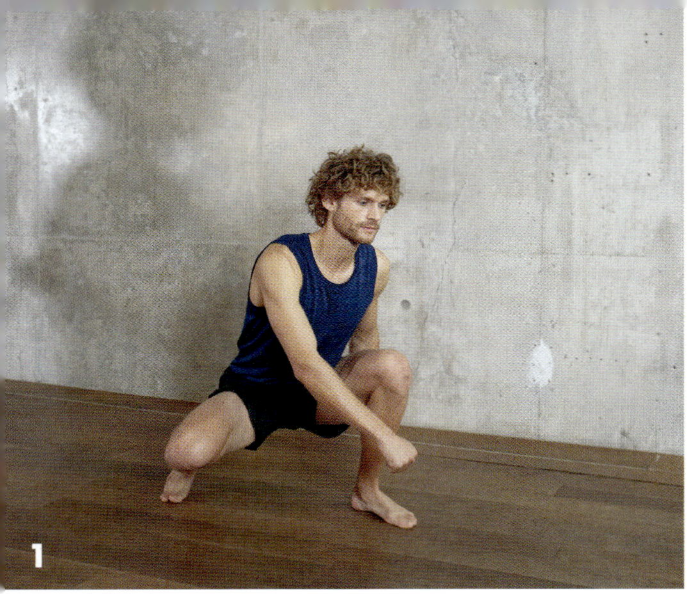
1

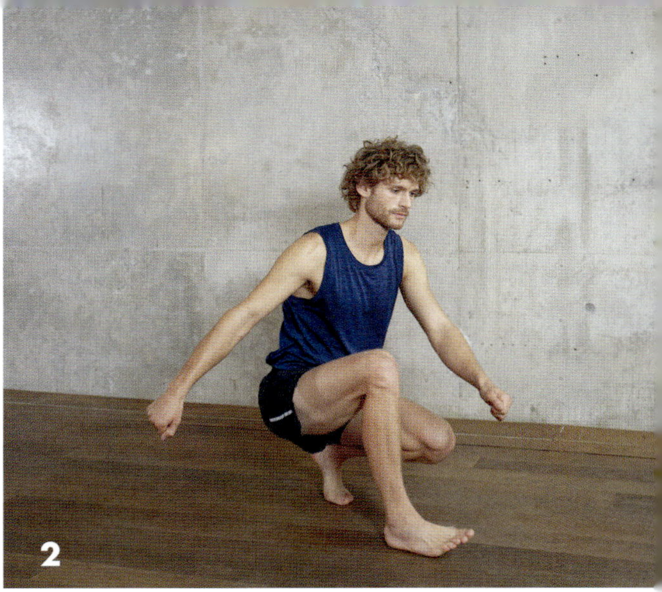
2

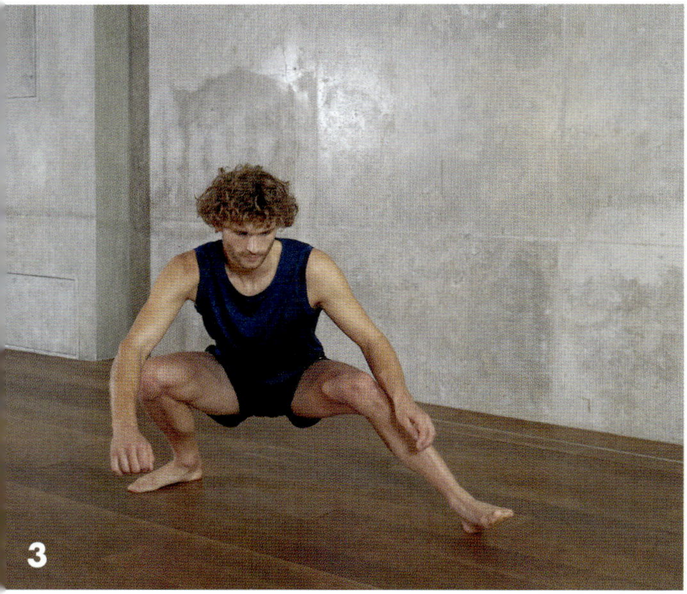
3

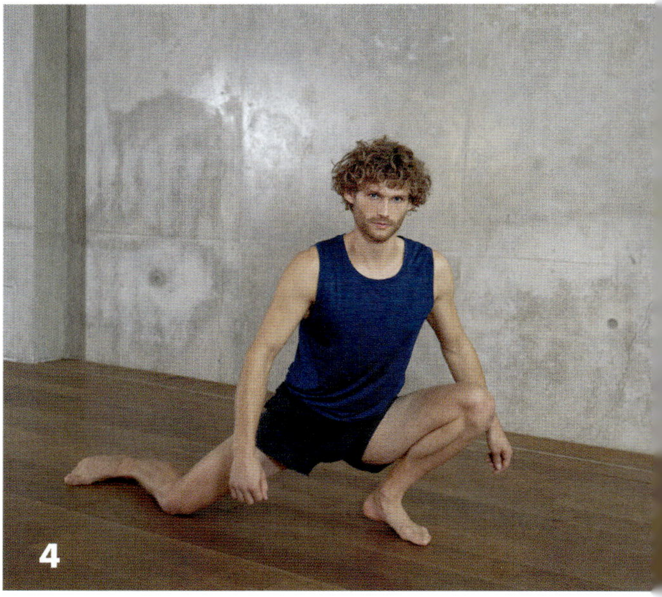
4

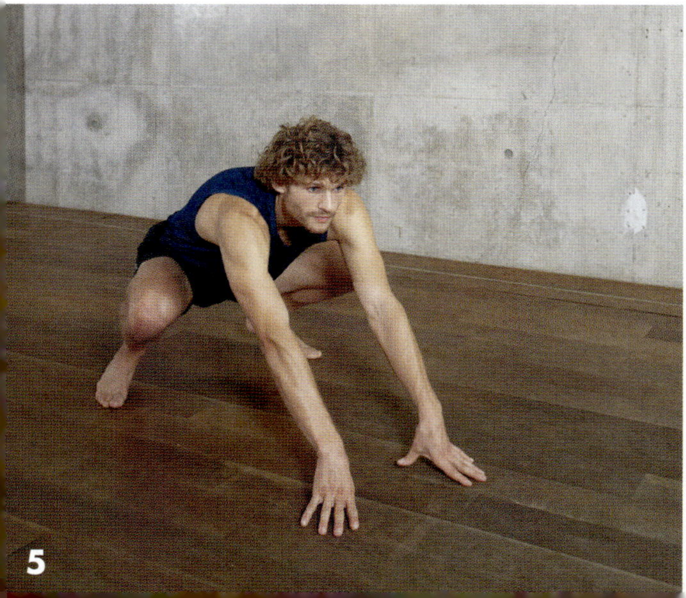
5

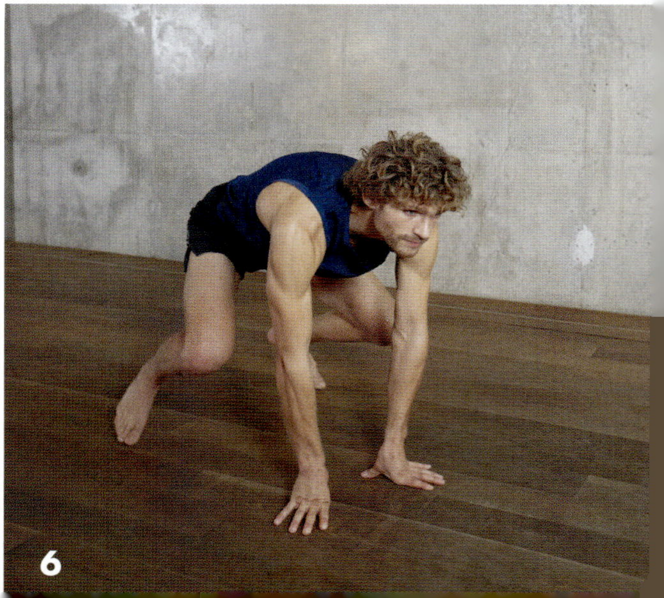
6

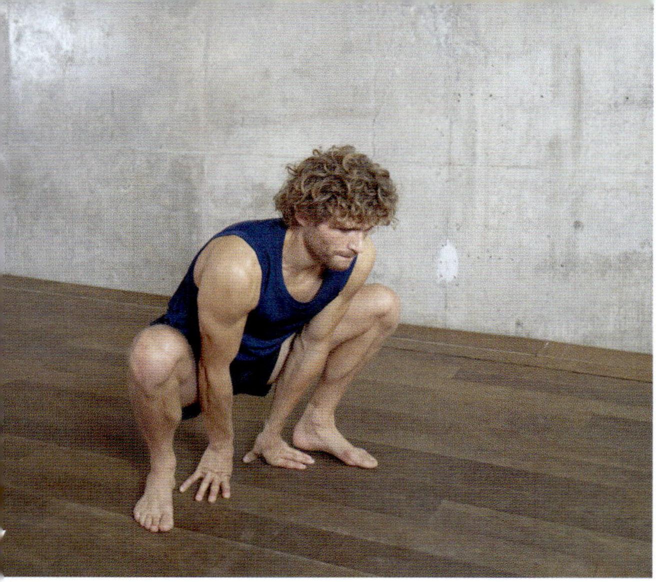

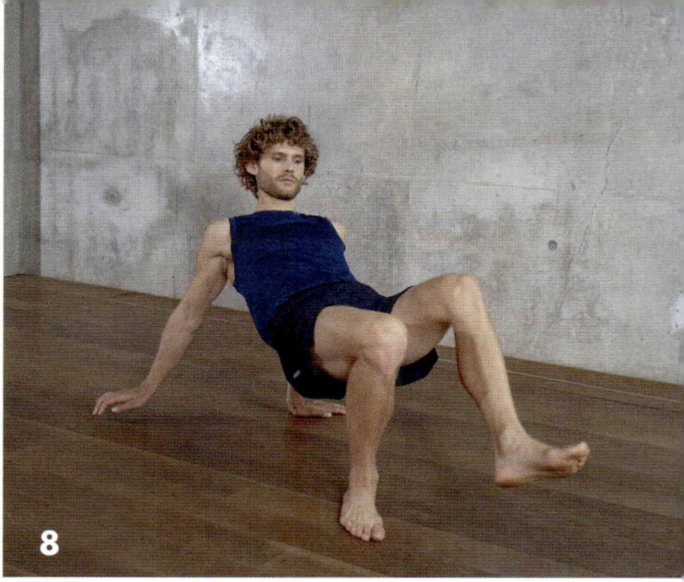

8

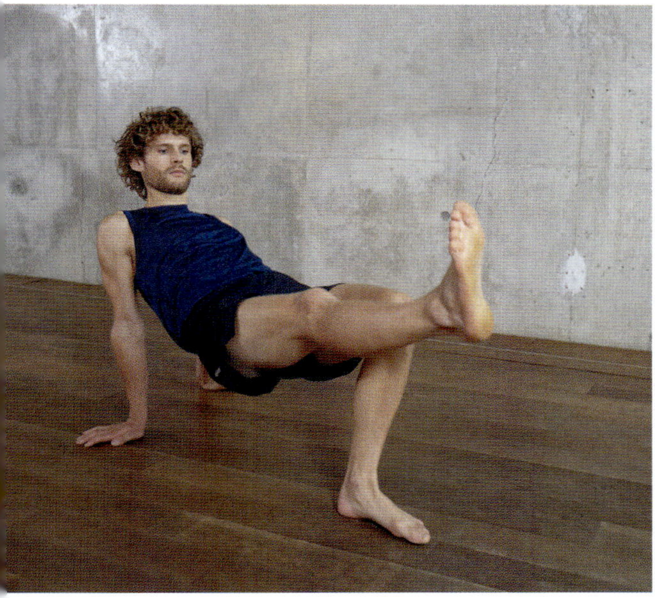

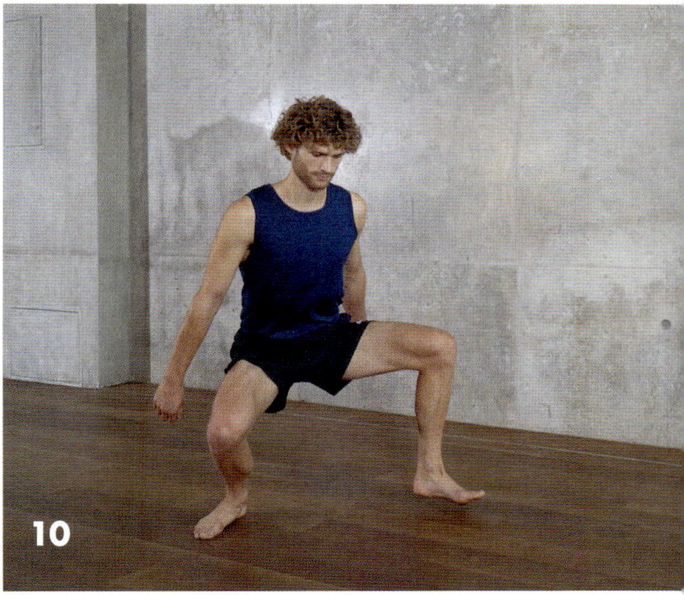

10

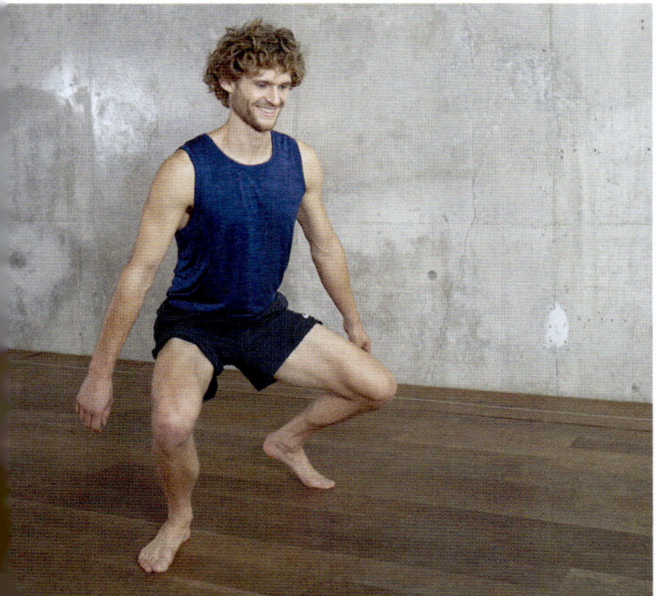

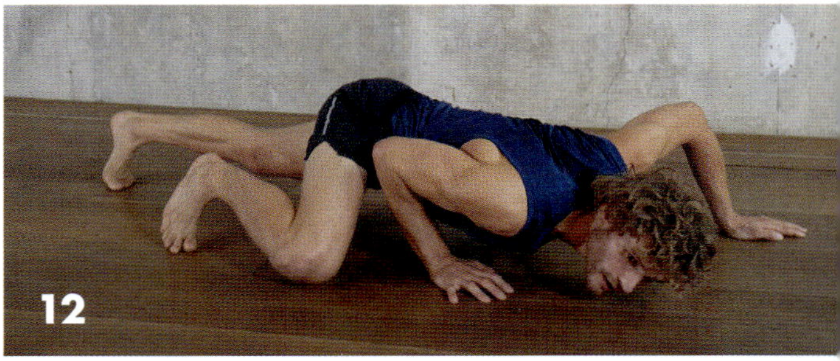

12

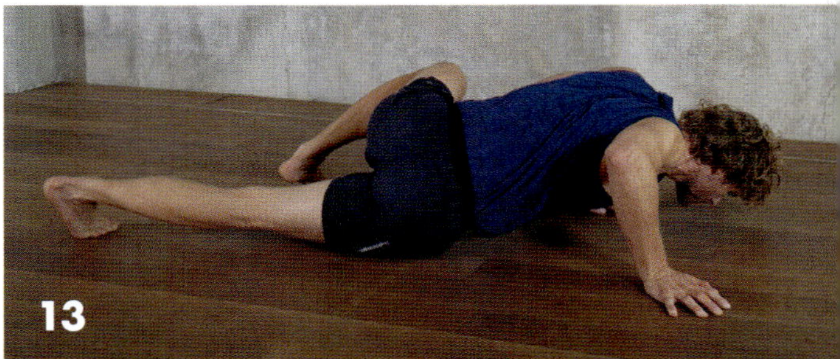

13

CARDIO-EINHEIT 4

In dieser Einheit kannst du dich im Bereich »Federn und Springen« mal so richtig austoben oder hast vielleicht sogar erstmals seit deiner Kindheit wieder die Möglichkeit, die Technik des Seilspringens von Grund auf neu zu erlernen. Alle Sprungformen können daher natürlich auch zunächst ohne Seil durchgeführt werden. Wichtig ist, dass das Springen mit weitgehend gestreckten Beinen und leisem, sanftem Landen erfolgt. So wird gewährleistet, dass das Springen mithilfe des faszialen Gewebes erfolgt und man nicht in den Gelenken durchschlägt und/oder zu viel Krafteinsatz leisten muss. Dadurch würdest du zu schnell ermüden und müsstest aufgrund von Erschöpfung zu schnell abbrechen. Schaue dir sonst nochmals die entsprechende Technikerläuterung auf Seite 48 an.

Dauer: circa 10 Minuten
Das benötigst du: ein leichtes Seil (am besten ein spezielles Rope-Skipping-Seil), je nach Fitnessniveau auf Wunsch Musik mit 110 bis 130 bpm

1. **Belastungsphase:**
   - **a Basissprung vorwärts:** Stelle dich aufrecht hin, die Füße hüftbreit auseinander. Die Ellenbogen liegen eng am Körper an. Das Seil ist zunächst hinter dem Körper und wird nach vorn geschwungen. Beginne mit dem Springen, indem du entweder einen Zwischensprung vor jedem weiteren Sprung einbaust oder bei jeder Seilumdrehung direkt über das Seil springst (Abbildung 1). Das Schwingen des Seils erfolgt dabei alleinig aus dem Handgelenk beziehungsweise noch leicht aus dem Unterarm, aber nicht aus dem ganzen Arm. Deine Beine sollten außerdem weitgehend gestreckt bleiben, sodass du nur minimal vom Boden abhebst und den Abdruck bewusst aus dem Sprunggelenk einleitest und nicht durch das Anziehen der Knie nach hinten. Springe 20- bis 30-mal vorwärts.

Tipp Zur Vorbereitung empfiehlt sich die Fußmassage von Seite 47.

b Basissprung rückwärts: Verfahre von der Technik her wie in Variante a mit oder ohne Zwischensprung, platziere aber das Seil vor dem Körper und schwinge es dann nach hinten. Springe 20- bis 30-mal rückwärts.

c Seitspringen: Springe wieder vorwärts durch das Seil, aber bewege dich dabei in Seitsprüngen von rechts nach links und umgekehrt (Abbildung 2). Springe 20- bis 30-mal seitlich hin und zurück – mit oder ohne Zwischensprung.

d Hampelmann-Sprung: Öffne beide Beine gleichzeitig in die Grätsche und schließe die Beine im Anschluss wieder hüftbreit zusammen. Springe dabei vorwärts und wiederhole die Bewegung 20- bis 30-mal – mit oder ohne Zwischensprung (Abbildung 3).

e Kreuzsprung: Beginne mit dem Armschwung nach vorn, springe einmal normal durch das Seil, aber kreuze vor dem erneuten Durchspringen die Unterarme vor dem Körper (Abbildung 4). Die Beinbewegung bleibt dabei gleich. Springe auch hier 20- bis 30-mal.

f Hacke-Spitze: Wechsle nach jeder Seilumdrehung die Position der Füße, sodass du bei einem Bein auf die Ferse springst, beim anderen eher auf die Fußspitze. Nach der nächsten Umdrehung wechseln linker und rechter Fuß die Positionen und so weiter (Abbildung 5). Wiederhole auch diesen Sprung 20- bis 30-mal.

g Cancan-Sprung: Springe vorwärts durch das Seil, indem du das rechte Knie einmal angewinkelt hochziehst (Abbildung 6), danach erfolgt ein Grundsprung und danach wird nochmals dasselbe, rechte Bein hochgeschwungen, aber dieses Mal gestreckt (Abbildung 7). Nach einem erneuten Grundsprung führst du die »Cancan-Bewegung« mit der linken Seite durch. Wiederhole diese Bewegung zehnmal pro Seite.

h Einbeinsprünge: Verfahre wie in Variante a, führe jedoch nun alle Sprünge hintereinander auf dem linken Bein aus, indem du das andere Bein leicht angewinkelt anhebst (Abbildung 8). Führe ungefähr zehn Sprünge (mit oder ohne Zwischensprung) auf derselben Seite aus, bevor du auf das rechte Bein wechselst.

i Halbe Drehung: Führe nach einem normalen Vorwärtsschwung bei der nächsten Umdrehung beide Arme direkt zur rechten Seite und ziehe die Arme sofort weiter in Überkopfhöhe (Abbildung 9). Drehe deinen Körper dabei um 180 Grad in dieselbe Richtung. Da das Seil noch oben sein müsste, lass es direkt hinter den Körper sinken, um sofort rückwärts weiterspringen zu können (Abbildung 10). Vollende die Drehung, indem du das Seil erneut nach rechts hochschwingst und mit dem Körper ebenfalls wieder über die rechte Seite nach vorn drehst. Springe zunächst einmal fünfmal vorwärts, drehe dich wieder einmal 180 Grad mit Seil nach hinten, springe fünfmal rückwärts weiter und komme noch mal für fünf Sprünge nach vorn.

→ **Auf der nächsten Seite geht's weiter**

- **j** **Achterschwung:** Verfahre wie in Übung 1, schwinge aber das Seil – sobald es von oben nach unten schwingt – vor dem Körper mit beiden Armen auf die linke Seite (Abbildung 11). Der rechte Arm zieht nach unten zur Brust und der linke Arm schwingt weit über die Seite nach außen und kreuzt dann vor dem Körper nach unten auch vor dem rechten Arm (Abbildung 12). Springe in dieser gekreuzten Haltung durch das Seil und tausche, sobald das Seil wieder nach vorn schwingt, die Körperseite und führe beide Arme nach rechts und so weiter. Führe diese Bewegung zehnmal pro Seite aus.
- **k** **Doppeldurchschlag:** Verfahre wie in Variante a, jedoch muss nun ein wesentlich stärkerer Absprung (Abbildung 13) und auch eine deutlichere Beinbeugung erfolgen, da man bei einem Sprung zwei schnelle Durchschläge mit dem Seil vollführen soll. Versuche, so viele Doppeldurchschläge wie möglich ohne Zwischenhüpfer zu vollführen.

2. **Pause:** Bleibe nicht stehen, sondern gehe weiter durch den Raum und atme bewusst ein und aus. Die Pause sollte ungefähr 45 Sekunden dauern. Führe den Block danach auf Wunsch erneut aus.
3. **Belastungsdosierung:** Führe nahezu alle Sprünge ungefähr 20- bis 30-mal insgesamt aus. Mache eventuell zwischendurch eine kurze weitere Trinkpause.

WIRKUNG

- Lösung von Verklebungen/Adhäsionen im Bereich der Unterschenkel
- Schulung der Sprungkraft/Schnellkraft der unteren Extremitäten
- Ökonomisierung des reaktiven Absprungs- und Landeverhaltens
- Training der kollagenen Faszienstrukturen, vor allem der Wadenmuskulatur
- Aktivierung des Herz-Kreislauf-Systems
- Schulung der Rhythmisierungsfähigkeit und der Umstellungsfähigkeit

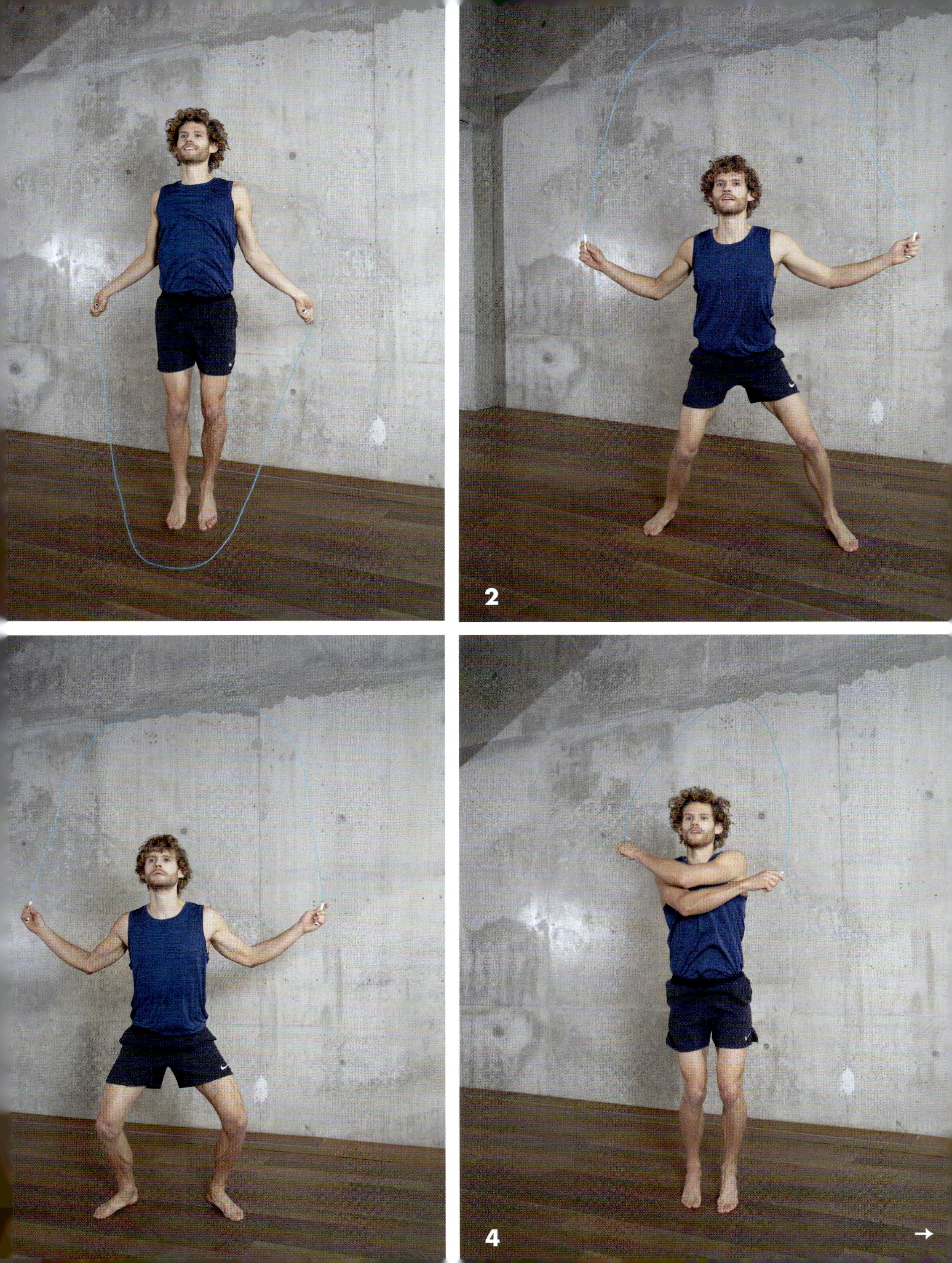
2
4

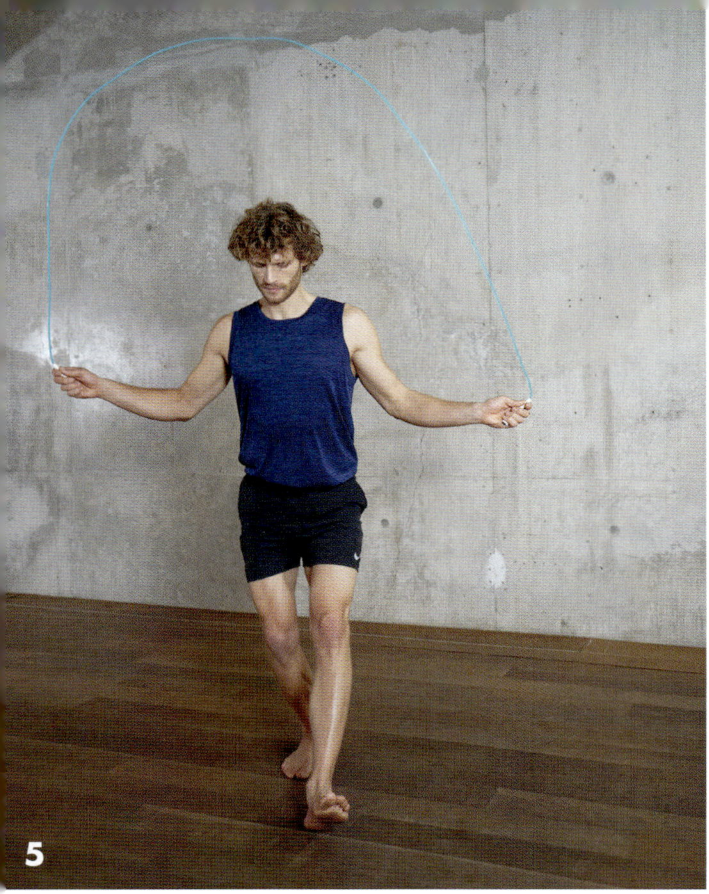
5
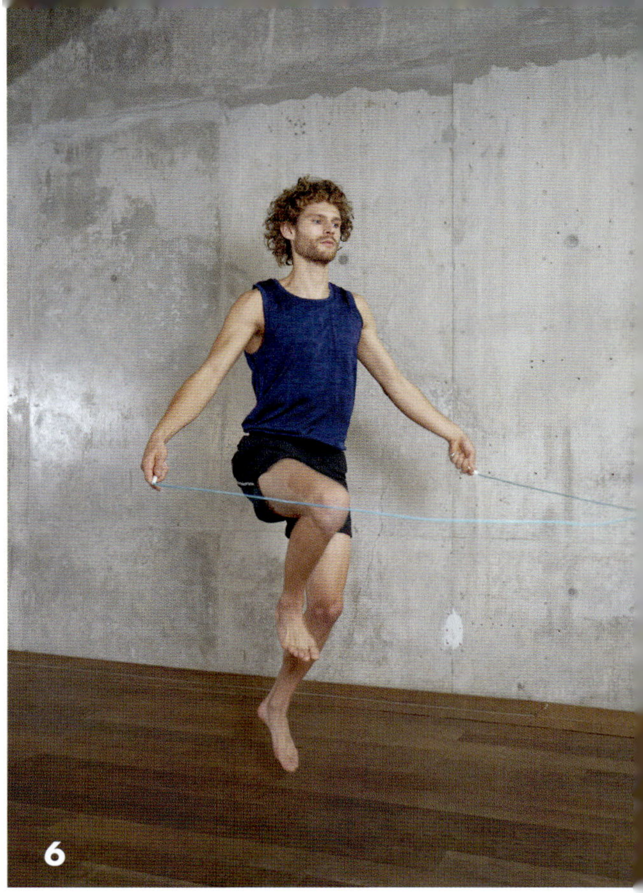
6
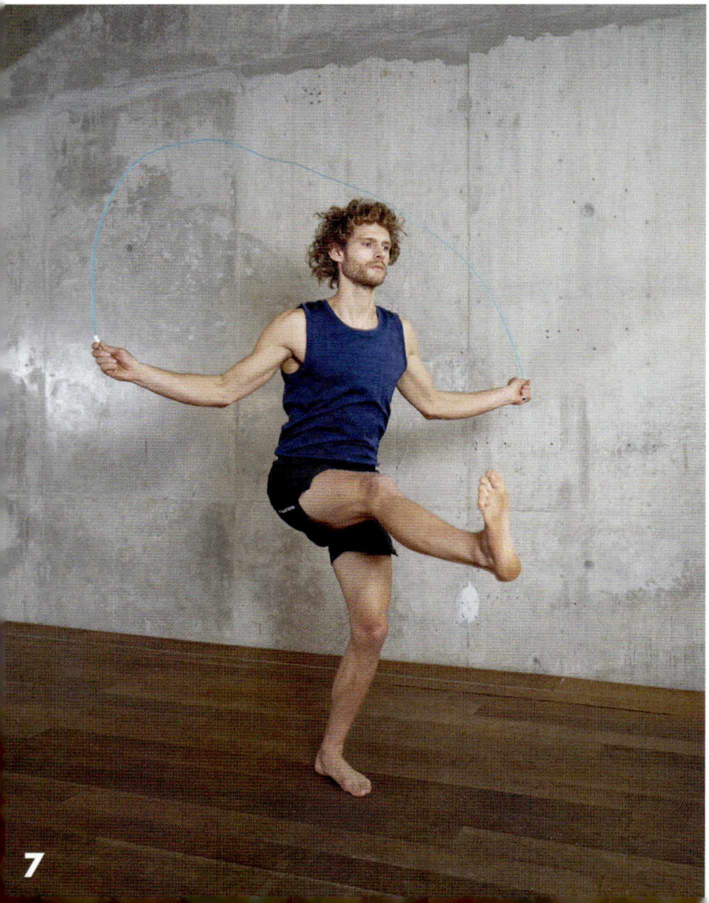
7
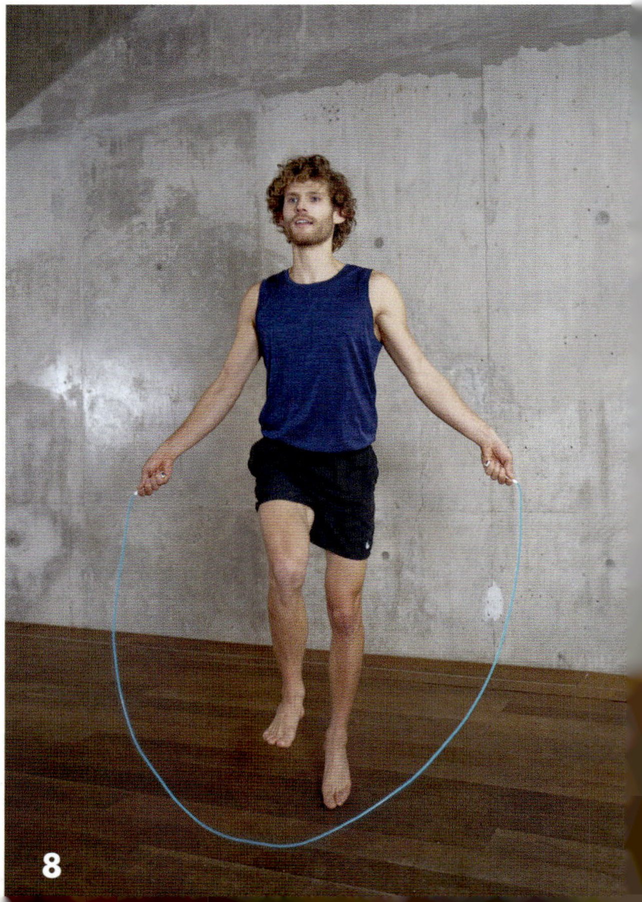
8

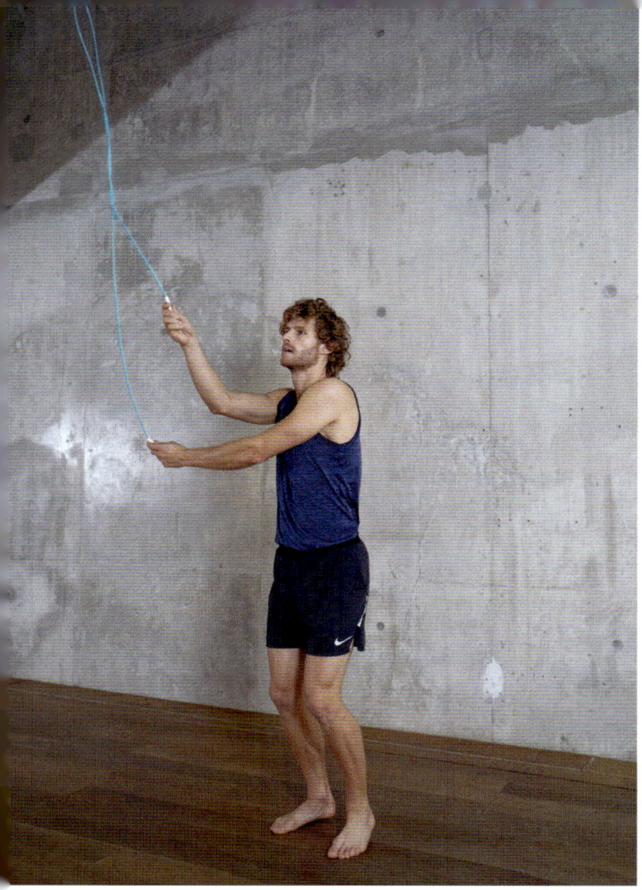

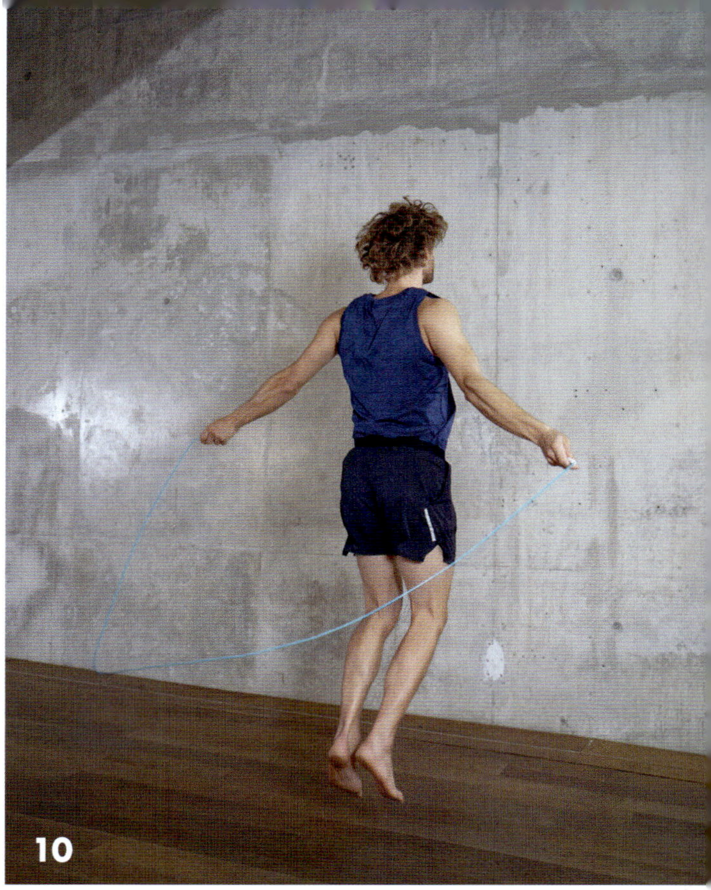

10

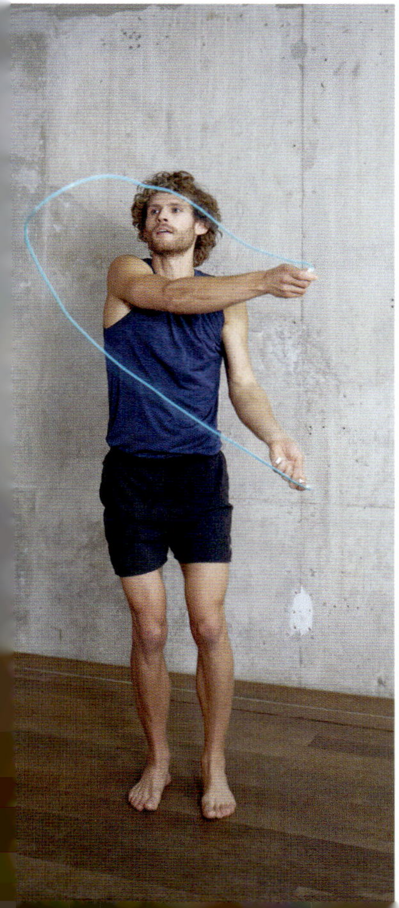

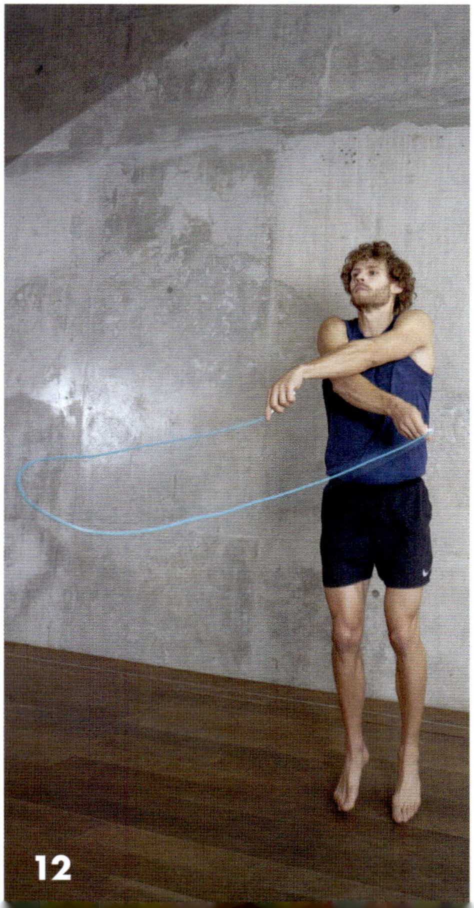

12

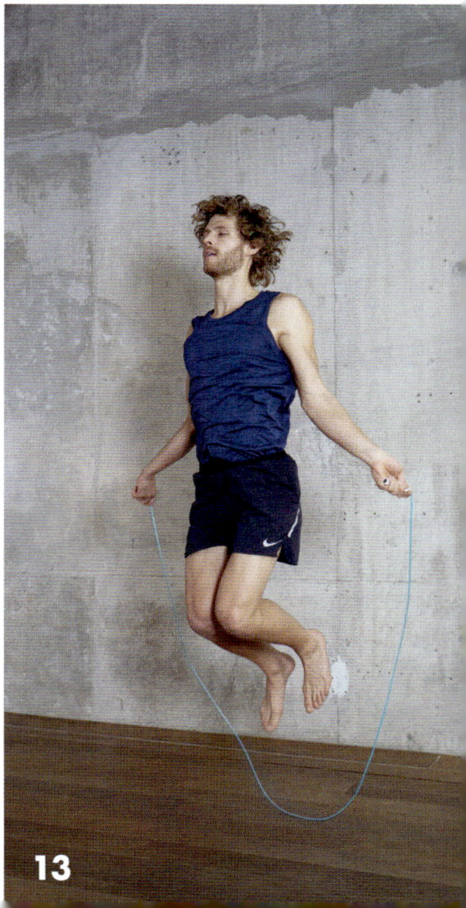

13

DIE FUNDAMENTAL-FITNESS-FLOWS

Natürliche Bewegungen werden in der Regel als besonders leicht und geschmeidig empfunden – zumindest, wenn sie technisch sauber ausgeführt werden. So kann man beispielsweise ohne Unterbrechung vom Gehen ins Laufen wechseln, vom Robben ins Krabbeln gelangen oder auch eine Rolle mit einem Sprung in den Stand verbinden. Die folgenden Bewegungskombinationen haben daher genau diese fließenden Übergänge von einer in die andere Bewegung zum Ziel. So kannst du auf Wunsch auch mehrere Standkombinationen mühelos hintereinanderhängen und auf diese Weise weitere Bewegungsfolgen generieren. In einigen der folgenden Flows gibt es unterschiedliche Ausführungsvarianten der einzelnen Übungen. Sie können außerdem nach Können und Lust individuell verlängert werden. Für die meisten der Bewegungsfolgen benötigst du lediglich eine Matte – und schon geht's los! Viel Spaß!

EINBEINSTAND TRIFFT AUSFALLSCHRITT

Dieser Flow verhilft dir zu mehr statischem und dynamischem Gleichgewicht, das du im Bewegungsmuster »Einbeinstand« trainierst.

1. Fasse im Einbeinstand mit dem gestreckten linken Arm diagonal zur Außenseite des angehobenen und angewinkelten rechten Knies und baue leichten Druck nach innen auf. Der Oberkörper dreht dabei nach rechts auf, der rechte Arm ist nach hinten gestreckt und der Kopf folgt der Bewegung (Abbildung 1). Halte die Position für 10 bis 15 Sekunden.
2. Greife (ohne abzusetzen) mit der rechten Hand oberhalb des Sprunggelenks den Fuß und führe das rechte Bein nach hinten (Halbmond im Oberschenkel) und den Oberkörper kompensatorisch nach vorn. Der linke Arm geht gestreckt nach vorn, der Daumen zeigt nach oben (Abbildung 2). Halte die Position für 10 bis 15 Sekunden.

- **Variante A:** Strecke das Bein gerade nach hinten und beide Arme nach vorn (Abbildung 3). Halte die Position für 10 bis 15 Sekunden.
- **Variante B:** Drehe aus der Position von Variante A den Oberkörper aktiv leicht nach rechts, die linke Körperseite zeigt dabei zum Boden, der rechte Arm ist nach oben gestreckt (Abbildung 4). Halte die Position für 10 bis 15 Sekunden.

---

3. Drehe dich langsam zurück, führe das linke Bein und den rechten Ellenbogen kontrolliert unter dem Körper zusammen und komme erneut in die Streckung. Wiederhole diesen Vorgang zwei- bis dreimal.

- **Variante A:** Beuge in der Standwaage das Standbein etwas und führe beide Hände zum Boden. Strecke das Schwungbein maximal (Abbildung 5). Halte die Position für 10 bis 15 Sekunden.

→ Auf der nächsten Seite geht's weiter

- **Variante B:** Komme in den Ausfallschritt. Senke beide Knie etwas weiter ab und führe eine Welle mit dem Oberkörper aus. Runde den Oberkörper bei der Verlagerung nach vorn und richte ihn beim Zurücklehnen auf, bis er wieder mittig zwischen beiden Beinen platziert ist. Die Arme gehen über außen mit nach vorn. Dabei zeigen die Handflächen nach innen (Abbildung 6). Schiebe die Arme über außen zurück – dabei zeigen die Handflächen nach außen. Wiederhole diesen Vorgang zwei- bis dreimal.
- **Variante C:** Komme noch tiefer in den Ausfallschritt und führe bei der Verlagerung des Oberkörpers nach hinten aus Variante B einen Kick mit dem hinteren Bein nach vorn aus (Abbildung 7). Wiederhole diesen Vorgang zwei- bis dreimal.

4. Wiederhole die gesamte Bewegungskombination mit der anderen Seite.

WIRKUNG

- Verbesserung der Körperhaltung
- Verbessertes isoliertes Bewegen einer oder mehrerer Extremitäten bei stabilem Rumpf
- Erarbeiten der Beibehaltung einer natürlichen Hüft-Knie-Fuß-Achse
- Kräftigung der Bein- und Gesäßmuskulatur (Primärbeweger: *M. quadriceps femoris*, *M. glutaeus maximus* und *medius*, ischiocrurale Muskulatur, *M. iliopsoas*)
- Verbesserung der Gleichgewichtsfähigkeit

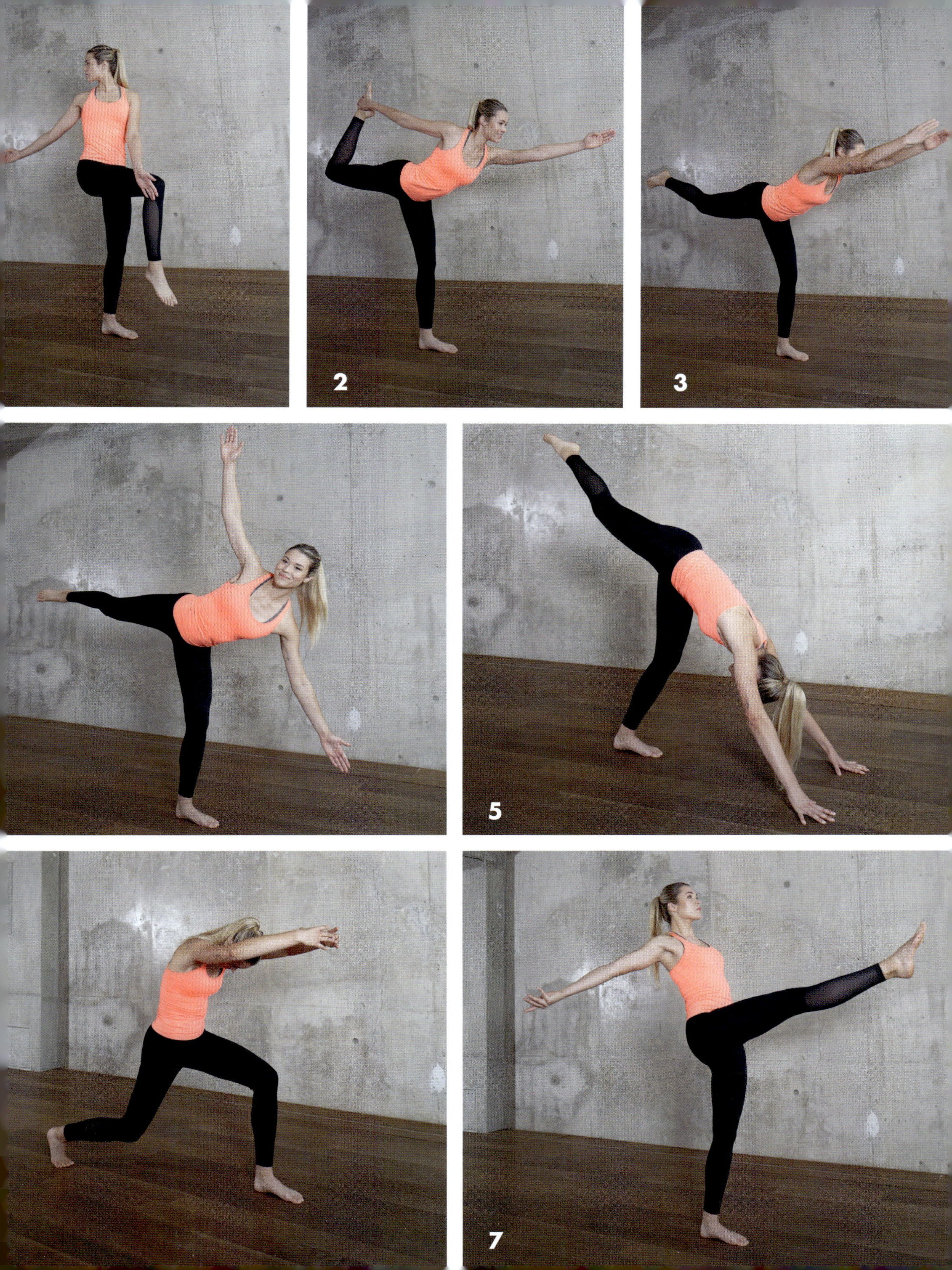
2
3
5
7

KÖRPERKONTROLLE UM DIE LÄNGSACHSE

Diese Bewegungsabfolge vermittelt dir das Werkzeug, mit dem du eine saubere Drehung um deine Körperlängsachse durchführen kannst. Durch die Mobilisation der Wirbelsäule in den Fliegerpositionen schaffst du gleichzeitig die optimalen Voraussetzungen dazu.

1. Begib dich in die Rückenlage. Löse Arme und Beine gestreckt vom Boden und verschränke sie über der Brust, um damit eine Crunch-Bewegung mit dem Oberkörper vollführen zu können. Ziehe beide Knie mit der Ausatmung zur Brust und runde deine Wirbelsäule (Abbildung 1).

- **Variante A:** Bringe mit der nächsten Ausatmung beide Beine und Arme in die Streckung in Richtung Boden, wobei die Arme in Überkopfhöhe gelangen (Abbildung 2). Achte darauf, dass deine Lendenwirbelsäule dabei nicht weiter vom Boden abhebt. Sollte dies dennoch der Fall sein, lasse deine Beine nicht ganz so weit nach unten zum Boden absinken. Wiederhole diesen Vorgang fünf- bis sechsmal und drehe dich danach so langsam wie möglich in die Bauchlage.
- **Variante B:** Bringe alle Extremitäten gestreckt nach dem Ausatmen noch etwas näher zum Boden und wiederhole diesen Vorgang fünf- bis sechsmal (Abbildung 3). Drehe dich im Anschluss in Zeitlupe in die Bauchlage, indem der Blick in Bewegungsrichtung die Bewegung einleitet (Abbildung 4).

2. Positioniere in der Bauchlage beide Hände ungefähr schulterbreit auf Brusthöhe, als wolltest du einen Liegestütz durchführen. Deine Füße sind hüftbreit auseinander (Abbildung 5).

- **Variante A:** Kreuze dein rechtes Bein über dem Rücken neben die linke Körperseite, indem du die rechte Fußspitze am Boden aufsetzt und dein Oberkörper mit in die Drehrichtung bewegst (Abbildung 6). Komme im Anschluss über die Fliegerposition in der Mitte zur anderen Seite. Wiederhole diesen Vorgang fünf- bis sechsmal pro Seite.
- **Variante B:** Beginne wie in Variante A, löse allerdings den rechten Arm vom Boden und vergrößere die Rotation zur Drehseite. Auch der rechte Arm folgt dieser Bewegung. Das Gesäß bleibt jedoch am Boden (Abbildung 7). Gelange über die Fliegerposition in der Mitte zur anderen Seite. Wiederhole diesen Vorgang fünf- bis sechsmal pro Seite.

- **Variante C:** Verfahre wie bei Variante B, strecke den linken Stützarm aber in der Endposition vollkommen durch und führe den freien, rechten Arm gestreckt zur Decke. Das linke Bein wird ebenfalls vollständig gestreckt und das Gesäß mit vom Boden abgehoben, sodass lediglich die Fußaußenseite des linken Beins Kontakt zum Boden hält und deine Hüfte in die Streckung gelangt (Abbildung 8). Komme danach über die Fliegerposition in der Mitte zur anderen Seite. Wiederhole diesen Vorgang fünf- bis sechsmal pro Seite.

---

3. Begib dich in die Kobra-Position. Setze dafür beide Hände auf Brusthöhe auf, strecke die Arme, sodass der Oberkörper vom Boden gelöst wird. Deine Beine liegen noch auf dem Boden auf. Achte darauf, dass deine Schultern möglichst weit weg von den Ohren sind (Abbildung 9).

- **Variante A:** Beuge mit der Ausatmung isoliert deine Arme, um den Rumpf wieder kontrolliert zum Boden zu führen. Die Schultern wandern dabei nicht zu den Ohren. Strecke mit dem nächsten Einatmen die Arme wieder durch und fahre so weiter fort. Wiederhole diesen Vorgang fünf- bis sechsmal.
- **Variante B:** Atme einmal oben im Stütz tief ein und beuge die Arme bei der nächsten Ausatmung dynamischer als in Variante A, sodass die Beine gestreckt und weit vom Boden nach oben abheben (Abbildung 10). Komme umgehend wieder mit den Armen in die Streckung und bringe die Beine erneut kontrolliert zum Boden (Abbildung 11). Wiederhole diesen Vorgang fünf- bis sechsmal.

WIRKUNG

- Kräftigung der vorderen Muskelgruppen und des gesamten Gerad- und Schrägsystems des Rumpfes (Primärbeweger: *M. glutaeus maximus* und *medius*, *M. quadratus lumborum*, autochthone Rückenmuskulatur, *M. obliquus internus* und *externus abdominis*, *M. transversus abdominis*, *M. rectus abdominis*)
- Kräftigung der schulterumgebenden Muskelgruppen (Primärbeweger: *M. triceps brachii*, *M. deltoideus*, *M. pectoralis*)
- Dehnung der Bauch- und Hüftmuskulatur
- Stabilisation des Rumpfes (zusätzliche Beweger: *M. erector spinae*, *M. quadriceps femoris*, *M. rhomboideus major* und *minor*, *M. serratus anterior*)
- Mobilisation der Wirbelsäule

→ **Siehe Bilder auf den nächsten beiden Seiten**

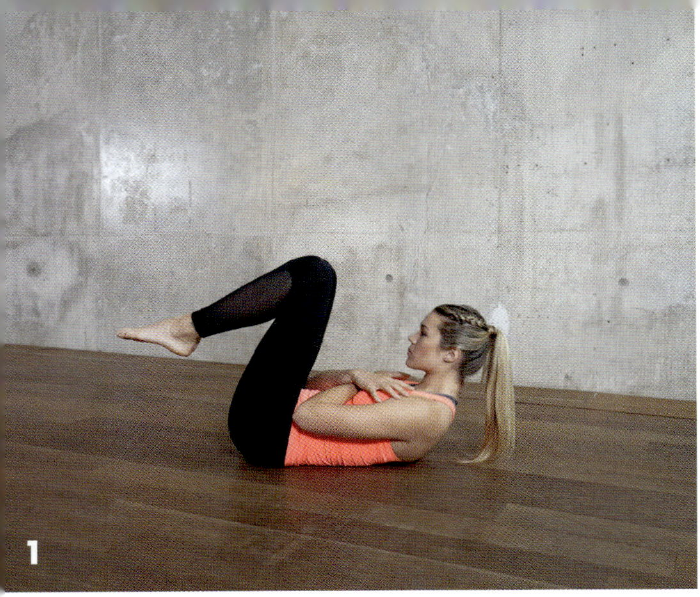
1

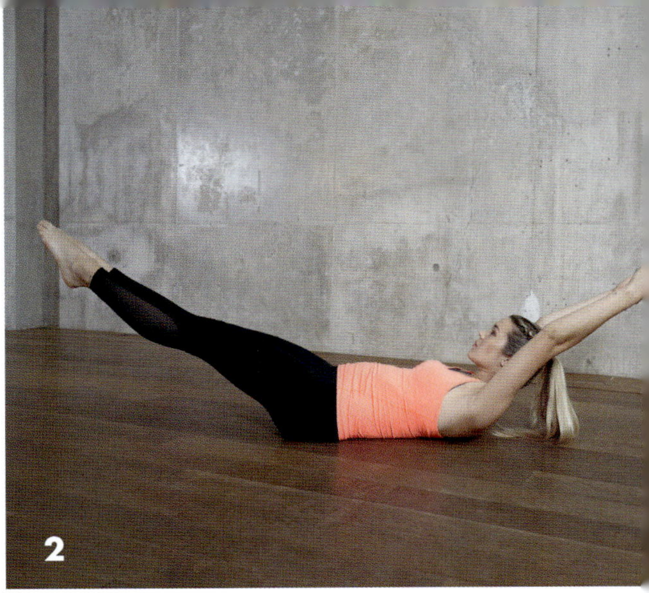
2

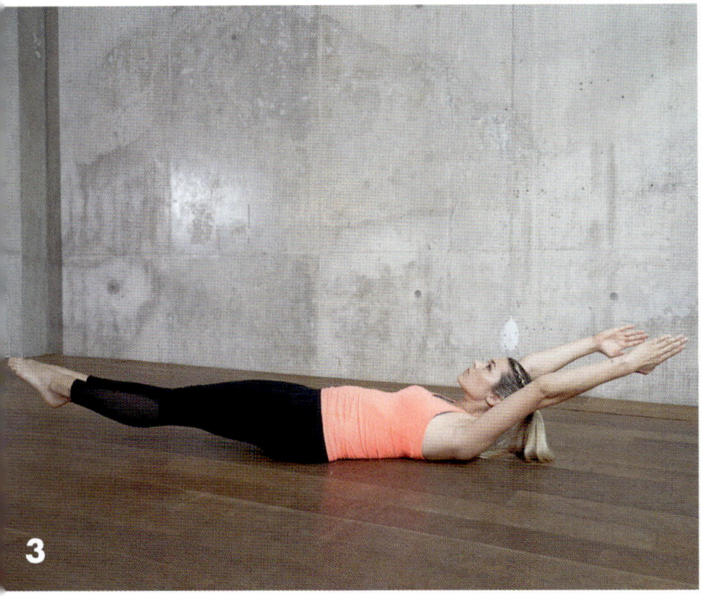
3

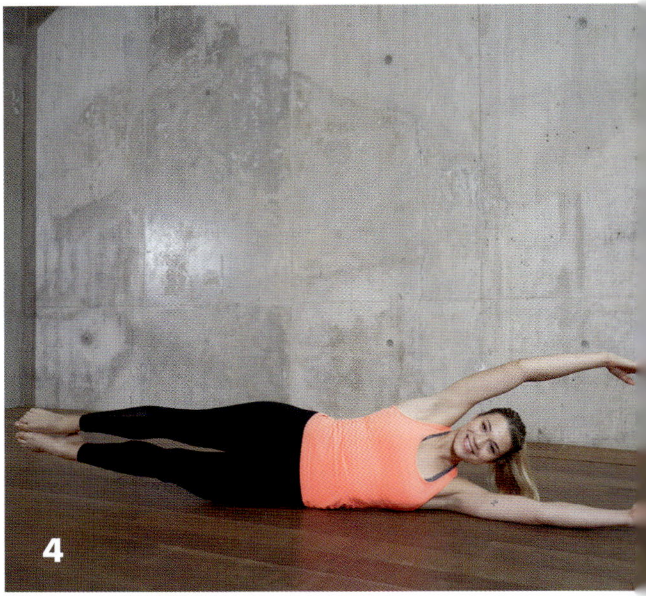
4

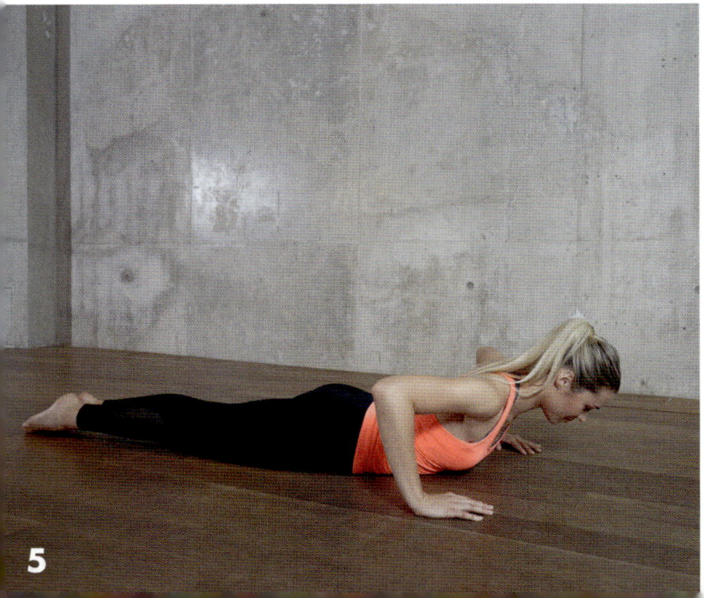
5

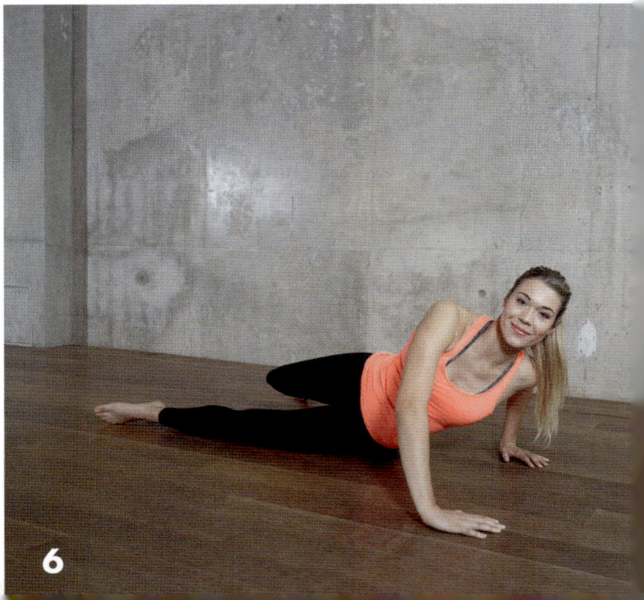
6

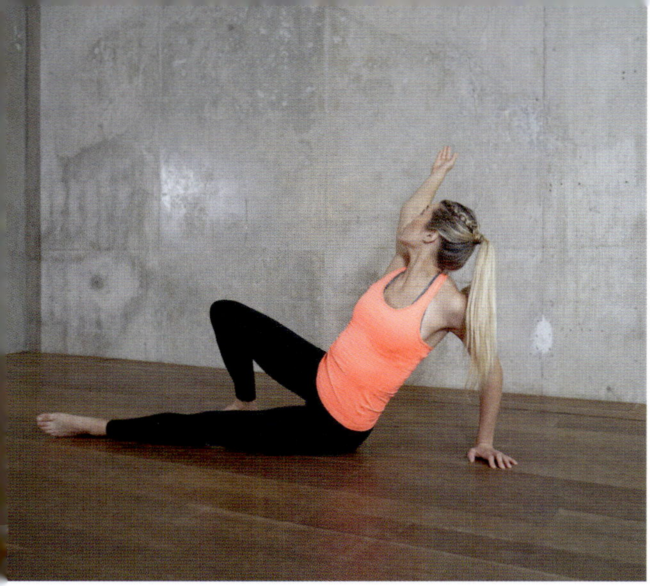

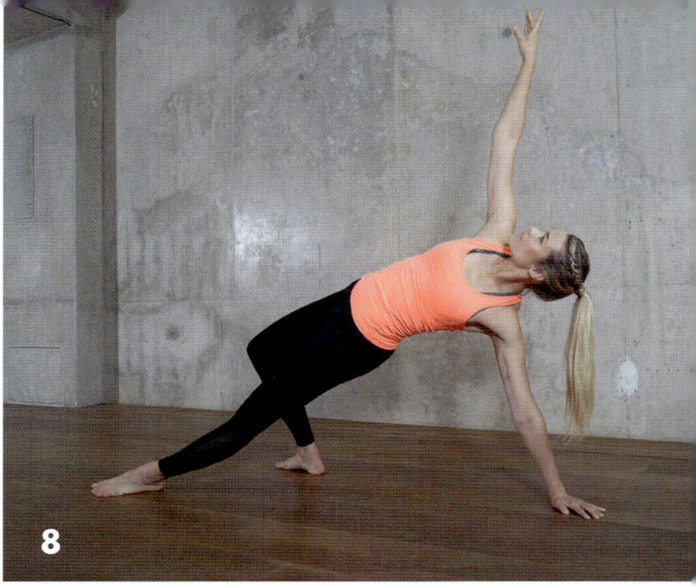

8

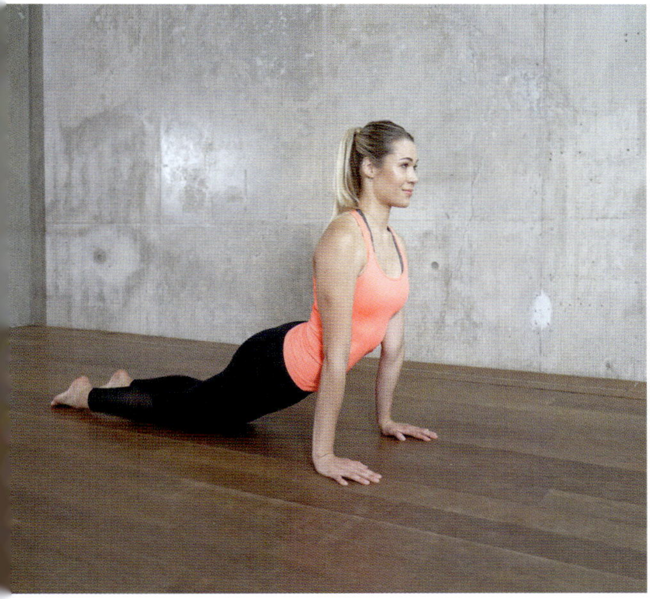

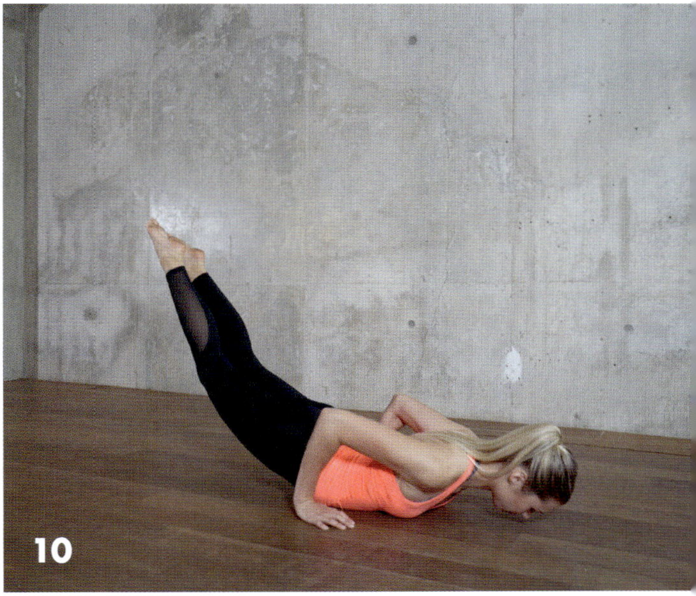

10

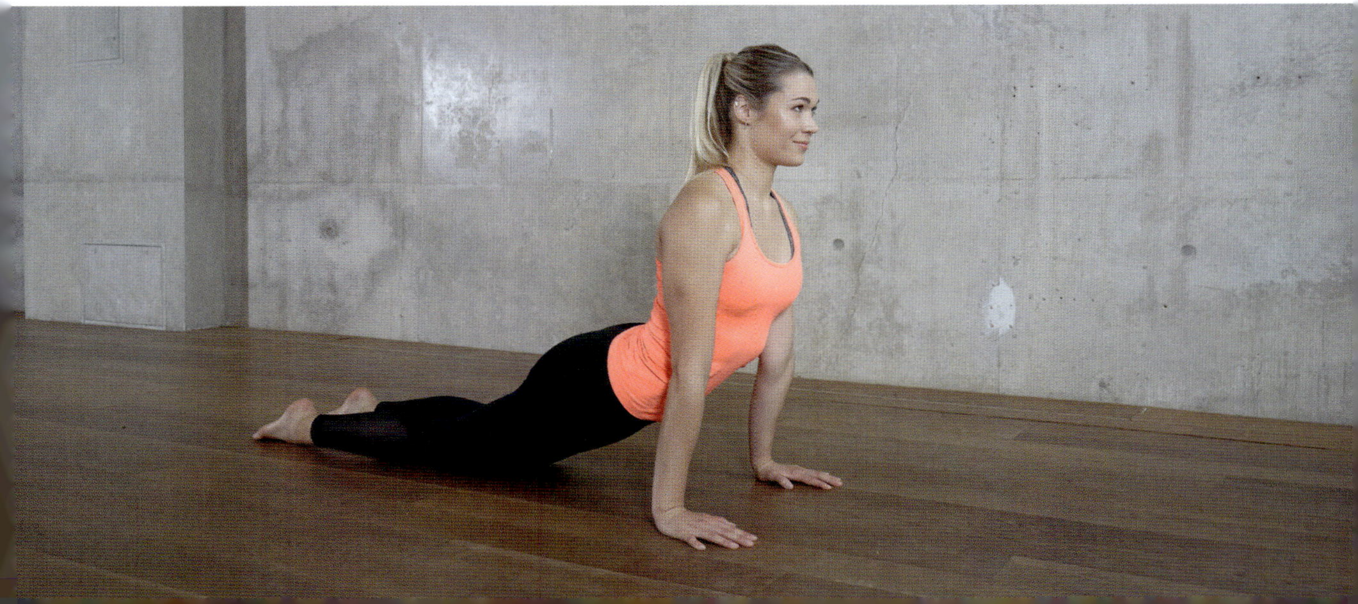

DER SEITENDREHER

Bei diesem Flow wird das Fundament für einen idealen Körperzusammenschluss in diversen Stützpositionen gelegt.

1. Stelle aus dem Vierfüßlerstand mit beiden Händen unter den Schultergelenken beide Beine so weit nach hinten auf, bis du in die vollständige Streckung gelangst (Plank). Die Fußspitzen sind dabei aufgestellt, dein Rumpf und Gesäß sind angespannt (Abbildung 1). Verharre in dieser Position für 10 bis 15 Sekunden und atme gleichmäßig weiter.
2. Kippe aus der Plank-Position heraus beide Fersen nach links und drehe dich zur rechten Seite hin auf (Abbildung 2). Verweile in dieser Position und atme gleichmäßig weiter. Halte die Position für 10 bis 15 Sekunden.
3. Lege das linke Knie auf dem Boden ab. Beginne dann, den rechten Arm und das gleichseitige obere Knie einander anzunähern (Knie zu Ellenbogen) und wieder in die Streckung zu führen. Wiederhole dies fünf- bis sechsmal.

- **Variante A:** Führe mit dem oberen, rechten Bein für 20 bis 30 Sekunden minimale Federungen (mit Kraft und nicht mit Schwung) durch (Abbildung 3).
- **Variante B:** Bewege das obere, rechte Bein gestreckt nach vorne (90-Grad-Winkel zwischen Hüfte und Oberschenkel; Abbildung 4) und wieder in die Verlängerung des Körpers zurück. Wiederhole dies fünf- bis sechsmal.
- **Variante C:** Beginne wie in Variante B, strecke aber, bevor du die Bewegung mit dem oberen Bein ausführst, beide Beine im Seitstütz. Führe das obere, rechte Bein gestreckt nach vorn und wieder in die Verlängerung des Rumpfes zurück (Abbildungen 5 und 6). Wiederhole dies fünf- bis sechsmal.

---

4. Drehe dich aus dem Seitstütz mit dem Rumpf zur Mitte zurück und komme in den Fersensitz, die Oberschenkel ruhen auf den Unterschenkeln. Bewege beide Arme zur linken Körperseite und lege sie am Boden ab (Abbildung 7).

5. Strecke das Hüftgelenk, um in den Kniestand zu kommen (Abbildung 8). Beuge im Anschluss wieder die Hüfte und führe dabei beide Arme in einem Halbkreis über den Boden zur anderen Seite. Strecke wieder die Hüfte und fahre immer so fort. Führe dies zu jeder Seite zwei- bis dreimal durch.
6. Begib dich aus dem Fersensitz in die sogenannte Kindhaltung und strecke deine Arme weit nach vorn (Abbildung 9). Halte die Position für 45 bis 60 Sekunden. Setze deine Fußspitzen auf und komme danach wieder in die Plank-Position (Ausgangsstellung) zurück.
7. Wiederhole den Flow nach der Plank zur anderen Seite.

Tipp **Der gesamte Flow kann auch im Unterarmstütz anstatt des Vollstützes durchgeführt werden.**

WIRKUNG

- Kräftigung des gesamten Gerad- und Schrägsystems des Rumpfes (Primärbeweger: autochthone Rückenmuskulatur, *M. quadratus lumborum*, *M. obliquus internus* und *externus abdominis*, *M. transversus abdominis*, *M. rectus abdominis*)
- Kräftigung des Hüftbeugers (*M. iliopsoas*) und der Gesäß- und Hüftmuskeln (*M. glutaeus maximus* und *medius*)
- Kräftigung der vorderen Muskelgruppen (Plank-Position) und Stabilisation des Schultergürtels (Primärbeweger: *M. deltoideus*, *M. pectoralis*, *M. triceps brachii*)
- Mobilisation der Wirbelsäule

→ Siehe Bilder auf der nächsten Seite

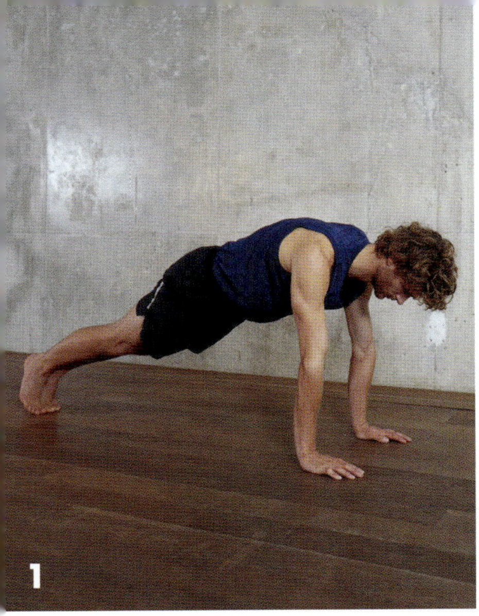
1

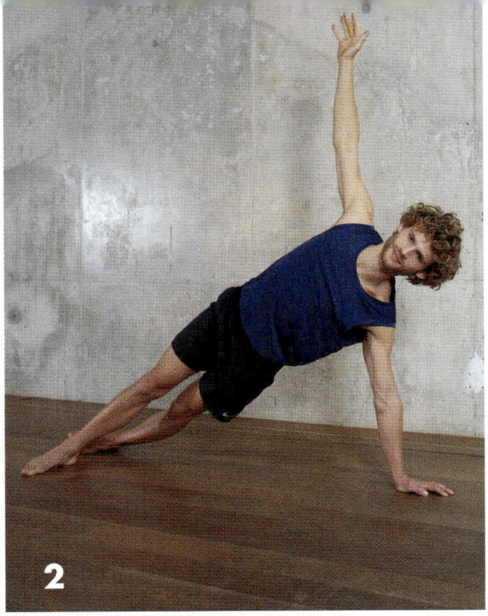
2

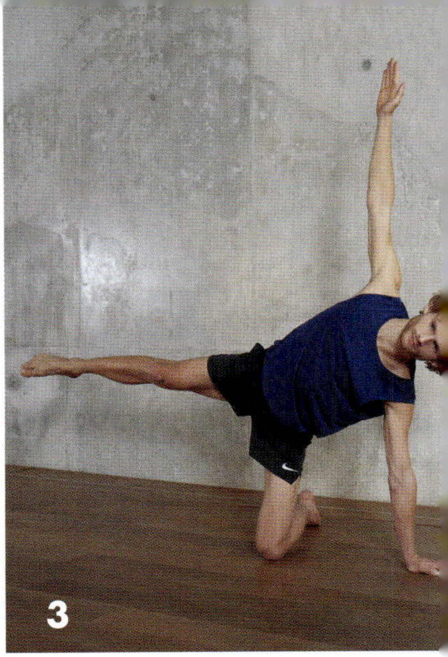
3

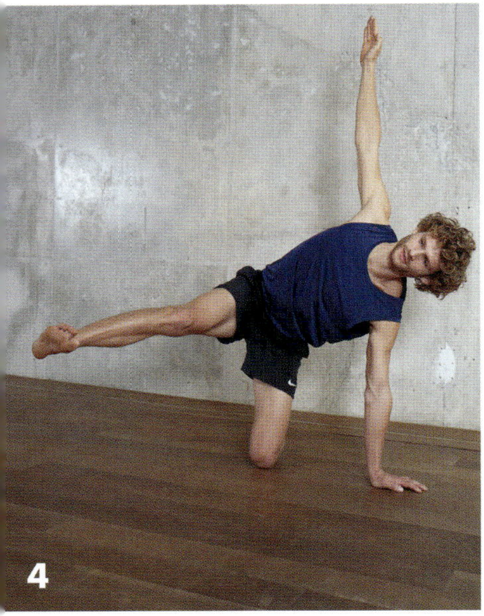
4

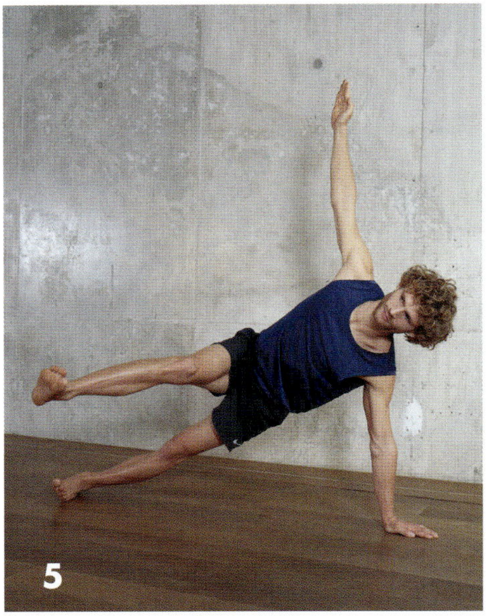
5

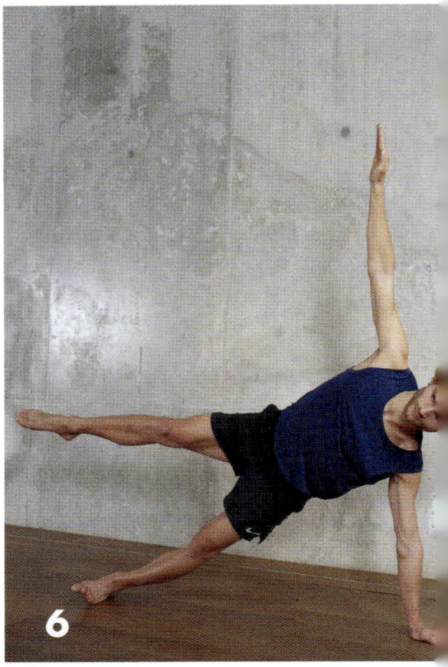
6

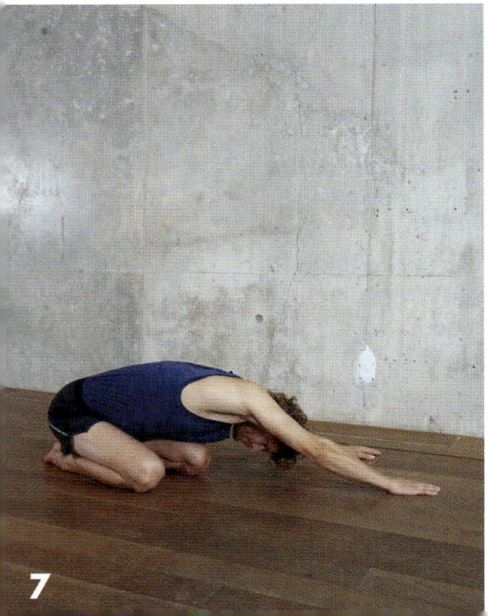
7

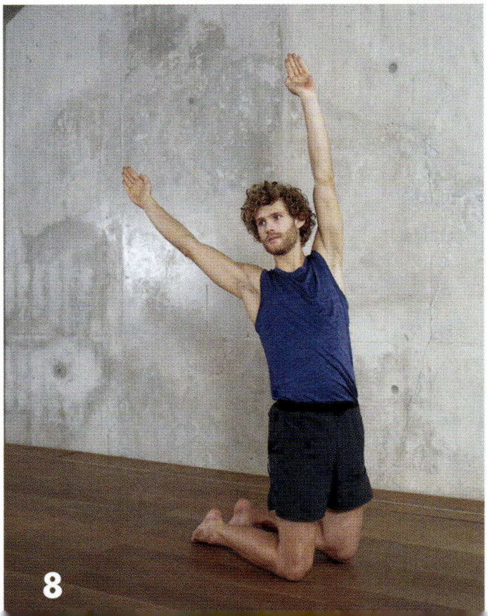
8

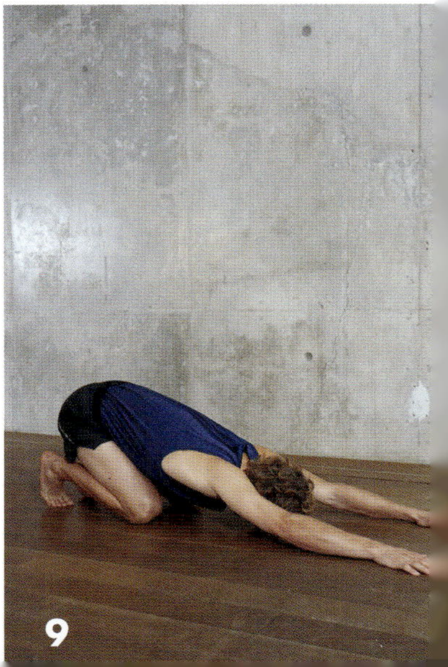
9

LIEGESTÜTZ MIT RÜCKENROLLE IN DEN STAND

Mit diesem Flow kannst du deine Balance in und das Springen aus tiefen Hockpositionen verbessern und lernst, kontrolliert um die Körperbreitenachse zu rotieren.

1. Begib dich in den Vierfüßlerstand, wobei deine Hände senkrecht unter deinen Schultergelenken stehen und sich deine Kniegelenke senkrecht unter deinen Hüftgelenken befinden (Abbildung 1).

- **Variante A:** Beuge beide Arme nach hinten und schiebe deine Hüfte dabei etwas mit zum Boden (Abbildung 2). Komme durch Armstreckung wieder in die Ausgangsstellung zurück. Wiederhole dies zwei- bis dreimal.
- **Variante B:** Bringe zunächst das rechte Bein nach hinten in die Streckung und führe dann wie in Variante A einen Liegestütz aus (Abbildung 3). Nachdem du in die Ausgangsstellung zurückgekommen bist, fahre mit dem linken Bein fort. Wiederhole dies zwei- bis dreimal pro Seite. Drücke dich nach der letzten Wiederholung dynamisch vom Boden ab, sodass du dich nahezu in den Kniestand katapultierst und die Arme horizontal zur Seite ausstreckst (Abbildung 4). Auch die Hüfte wird vollständig aufgerichtet. Wenn du möchtest, versuche noch weitere zwei- bis dreimal, kontrolliert in den Liegestütz zu fallen und dich direkt explosiv wieder in den Kniestand hochzudrücken.

2. Verlagere dein Gewicht nach hinten auf die Fußspitzen in eine tiefe Hockposition. Löse dabei gegebenenfalls deine Arme und senke, wenn möglich, deine Fersen zum Boden ab. Du solltest diese Position ausbalancieren können, ansonsten stütze dich leicht mit den Händen am Boden ab (Abbildung 5). Halte diese Position ungefähr 10 bis 15 Sekunden.

---

3. Nimm beide Arme gestreckt nach vorn bis auf Brusthöhe, schließe leicht deine Knie und komme kontrolliert in den Sitz. Bewege deinen Rumpf möglichst Wirbel für Wirbel nach hinten, um auf dem Rücken abzurollen, und führe deine Beine dann weiter angewinkelt in Richtung Kopf (Rollover; Abbildung 6).

→ **Auf der nächsten Seite geht's weiter**

- **Variante A:** Rolle deinen Rumpf mit der Ausatmung wieder in Richtung Boden ab und komme kontrolliert und möglichst ohne Schwung bis in den Schwebesitz. Zwischen Ober- und Unterschenkel befindet sich etwa ein rechter Winkel (Abbildung 7). Halte diese Position ungefähr 10 bis 15 Sekunden. Komme noch zwei- bis dreimal in die Überkopfposition (Roll-over) und wieder in die Schwebeposition.
- **Variante B:** Verfahre wie in Variante A, führe aber die Beine in die komplette Streckung (Abbildung 8). Halte diese Position circa 10 Sekunden. Komme noch zwei- bis dreimal in die Überkopfposition (Roll-over) und wieder in die Schwebeposition.

4. Versuche, aus der Überkopfposition in einer dynamischen Rollbewegung bis in die tiefe Hocke zu gelangen. Wenn nötig, hilf ein wenig mit den Händen mit, indem du dich aktiv seitlich in die Hockposition hochdrückst (Abbildung 9).
5. Setze die Arme jetzt weit nach vorn, um dich aktiv vom Boden abzudrücken (Abbildung 10) und wieder in der Hocke zu landen. Lande stets über den Fersen und drücke dich beim nächsten Absprung aktiv über die Ballen ab, um dann erneut in einer tiefen Hocke zu landen. Hier ist aktive Fußarbeit gefordert (Abbildung 11).
6. Wiederhole den Ablauf in einer flüssigen Bewegung ab Schritt 3 noch weitere fünf- bis sechsmal. Du kannst bei jeder Wiederholung im Strecksprung (Abbildung 12) oder mit der Position aus Abbildung 11 enden und erst den letzten Durchgang mit dem Strecksprung abschließen.

WIRKUNG

- Im Vierfüßlerstand: Kräftigung der vorderen Muskelgruppen, Stabilisation des Schultergürtels/Schultergelenks (Primärbeweger: *M. pectoralis major, M. triceps brachii, M. deltoideus, M. glutaeus maximus, M. erector spinae*, vor allem lumbal)
- Tiefe Hockposition: statische Gleichgewichtsschulung bei tiefem Körperschwerpunkt, Training der Wadenmuskulatur bei abgehobener Ferse (*M. gastrocnemius*) und Mobilisation des Sprunggelenks
- Sitz bis Rückenlage: Stabilisation durch die Rückenmuskulatur (exzentrische Kontrolle des *M. erector spinae*)
- Schwebesitz: Kontrolle über die Bauchmuskulatur (*M. rectus abdominis* und *M. obliquus internus* und *externus abdominis, M. transversus abdominis*), Kräftigung des Hüftbeugers (*M. iliopsoas*) und der Rückenstreckmuskulatur (*M. erector spinae*)
- Bunny Hops: Kraftausdauer der Bein- und Gesäßstreckmuskulatur (Primärbeweger: *M. glutaeus maximus, M. quadriceps femoris*, ischiocrurale Muskulatur)

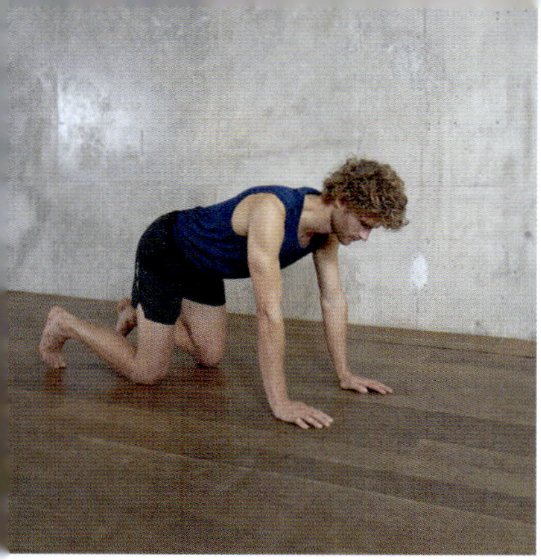

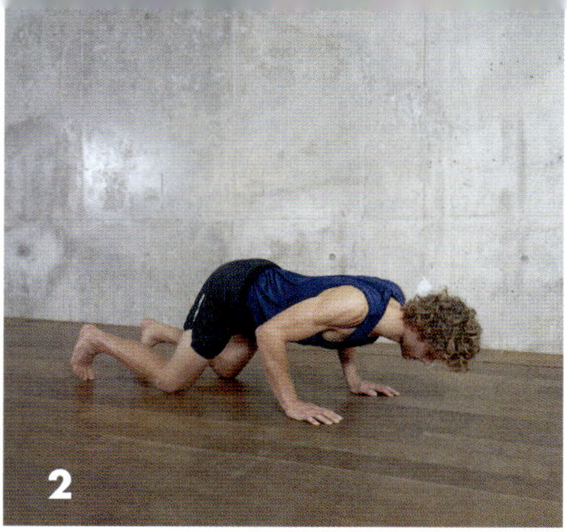
2

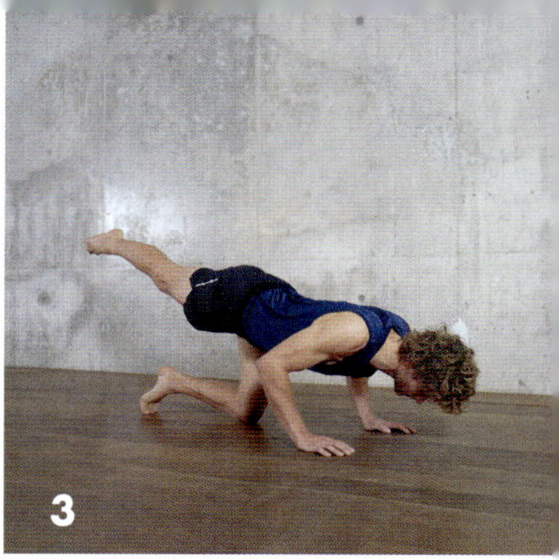
3

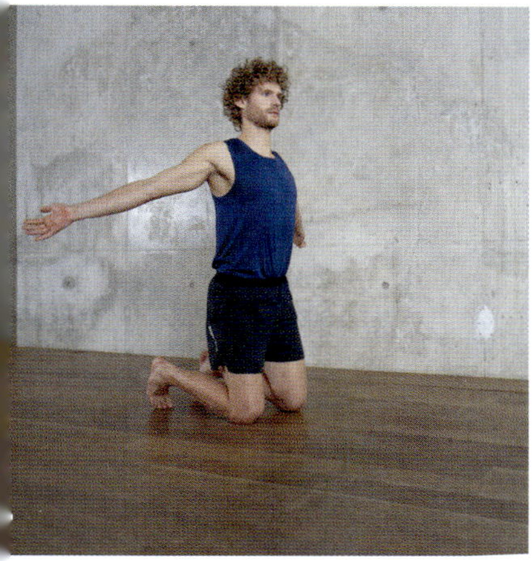

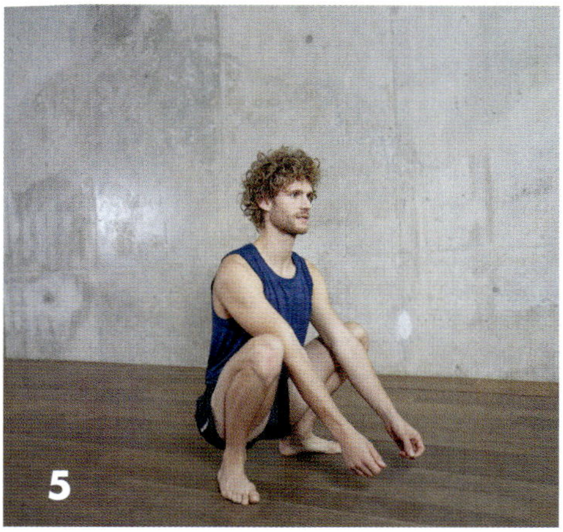
5

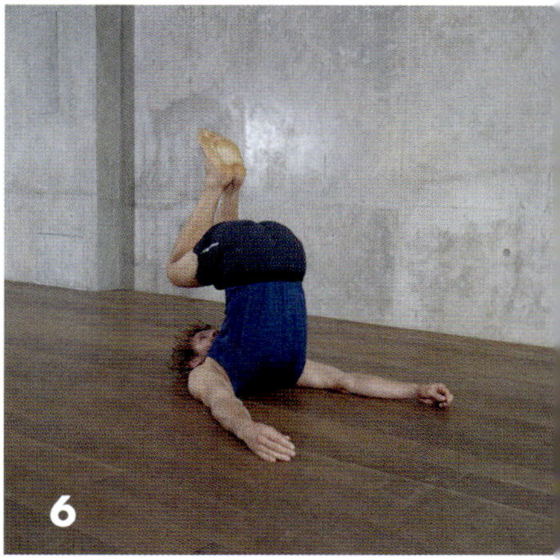
6

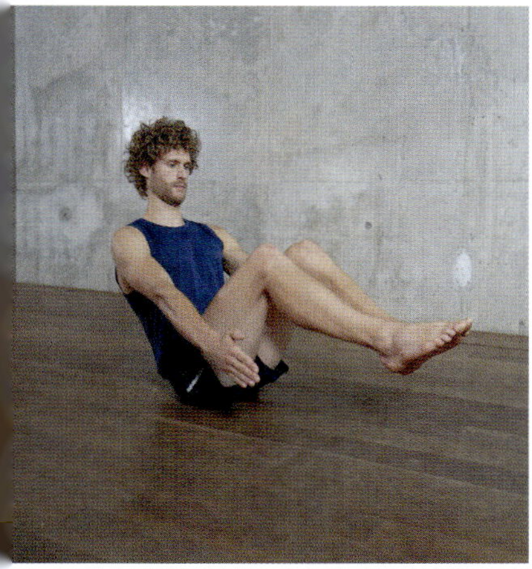

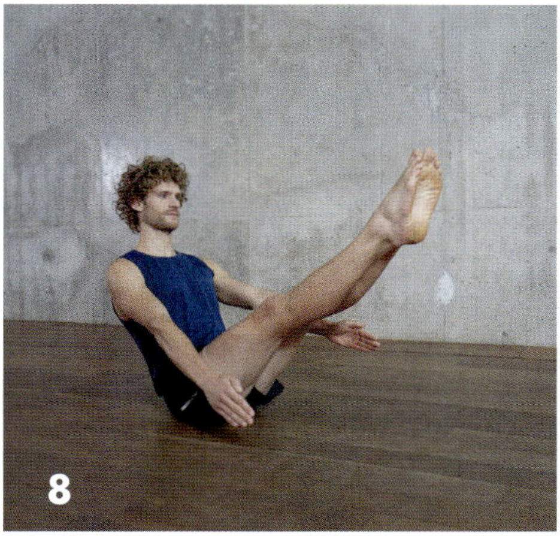
8

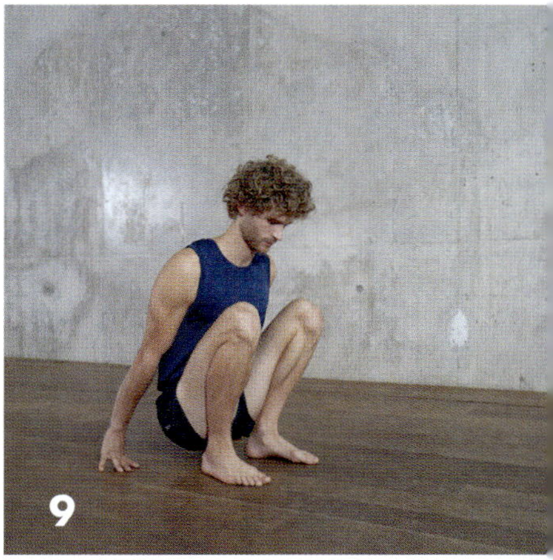
9

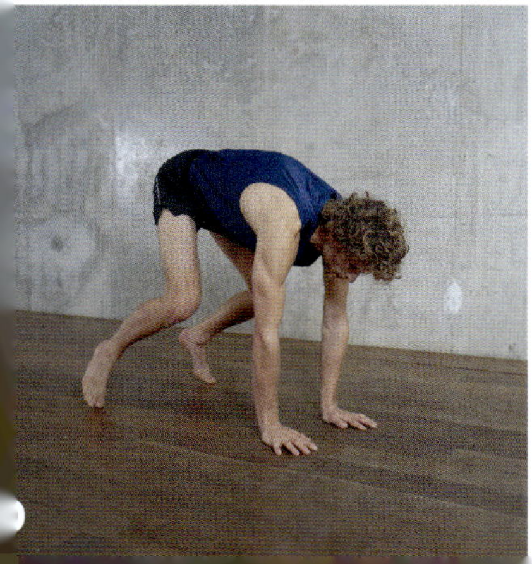

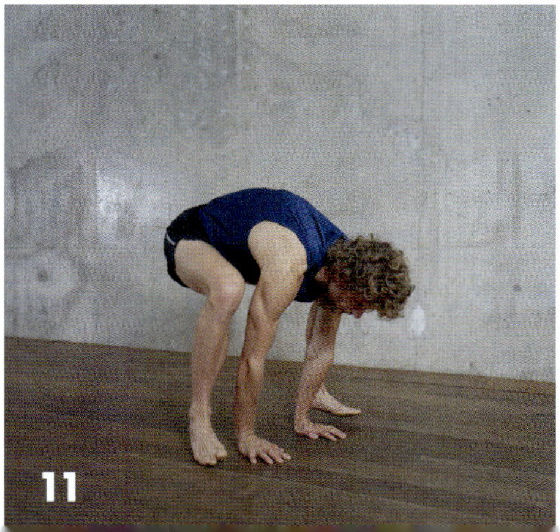
11

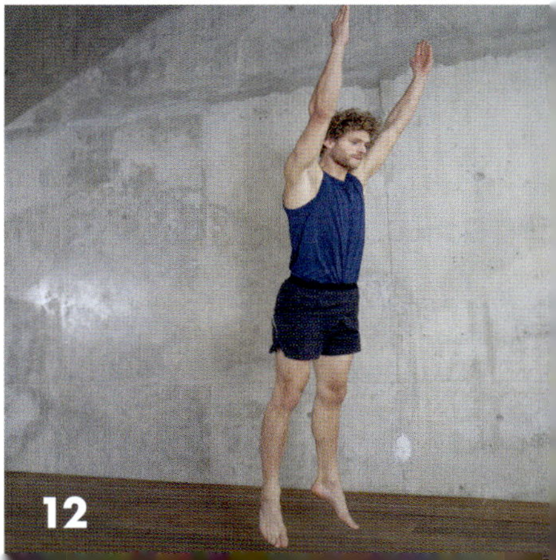
12

KRABBELN AUS DER KNIEBEUGE

Bei diesem Flow kannst du dich im fundamentalen Bewegungsmuster »Krabbeln« regelrecht geistig und körperlich austoben. Durch die vorangehende Kniebeuge wird außerdem deine Beinmuskulatur stark gefordert.

1. Begib dich in den aufrechten, hüftbreiten Stand mit leicht gebeugten Knien. Deine Arme sind gestreckt bis in Verlängerung des Rumpfes angehoben. Beginne die Übung, indem du zunächst dein Gesäß nach hinten bis in die halbe Kniebeuge bewegst. Achte auf einen 90-Grad-Winkel zwischen Ober- und Unterschenkel (Abbildung 1).
2. Führe eine Latzug-Bewegung nach schräg hinten unten aus, indem du die Arme im Ellenbogengelenk anbeugst. Die Handflächen zeigen dabei nach unten (Abbildung 2). Halte diese Position für 10 bis 15 Sekunden.
3. Drehe dich mit der Ausatmung nach rechts auf und schaue in Drehrichtung leicht zur Decke, dein Blick folgt dem nach oben rotierenden Arm. Das Becken bleibt gerade nach vorn gerichtet, sodass man isoliert aus der Wirbelsäule rotiert (Abbildung 3). Halte diese Position für 10 bis 15 Sekunden und komme erst mit einer erneuten Ausatmung zur anderen Seite. Wechsle zwei- bis dreimal zu jeder Seite.
4. Führe beide Arme wieder nach oben, strecke deine Beine dabei durch, federe ein weiteres Mal sanft in den Knien und schwinge die Arme von oben nach hinten durch. Führe die Arme beim nächsten Federn in den Knien wieder zur Decke.

- **Variante A:** Beginne wie zuvor, konzentriere dich aber nun mehr darauf, beim Schwingen der Arme nach hinten das Körpergewicht noch mehr auf die Fersen zu verlagern und die Fußspitzen etwas vom Boden zu lösen (Abbildung 4).
- **Variante B:** Drücke dich beim Schwingen der Arme nach hinten kräftig mit den Füßen vom Boden ab und springe dabei nach oben (Abbildung 5). Lande ganz sanft und kaum hörbar über die Fußspitzen. Halte deine Beinachse gerade, sodass deine Knie weder nach außen noch nach innen knicken und im Lot mit Sprunggelenk und deinen Hüften stehen. Führe die Arme erneut zur Decke.

5. Kehre wieder in die Kniebeuge zurück. Führe erneut – bei stabilem Becken – eine Rotation zu einer Seite aus. Halte diese Position ungefähr fünf Sekunden, komme einmal zur Mitte zurück, lass deine Arme einmal in Begleitung von federnden Knien nach hinten durschwingen (je nach gewählter Variante) und gelange dann über die Latzug-Bewegung in die Rotation zur anderen Seite. Wiederhole diese Verbindung ungefähr dreimal zu jeder Seite.

6. Begib dich im Anschluss in eine noch tiefere Hockposition (unter 90 Grad im Kniegelenk) und stütze deine Hände dabei auf deinen Oberschenkeln auf. Der Rücken bleibt gerade. Halte diese Position ungefähr 10 bis 15 Sekunden.

---

7. Krabble nach vorn. Nach der Armbewegung mit rechts nach vorn erfolgt das Nachsetzen mit dem linken Knie und so weiter. Führe mit jeder Körperseite ungefähr vier bis fünf Vorwärtsbewegungen durch.

- **Variante A:** Führe die Krabbelbewegung durch, indem beide Knie am Boden bleiben (Abbildung 6).
- **Variante B:** Führe die Krabbelbewegung mit angehobenen Knien durch (Abbildung 7).

8. Begib dich in den sogenannten Up-Stretch. Schiebe dafür dein Gesäß diagonal nach oben und deinen Körper mit deinen Armen weit nach hinten, bis dein Rumpf in Verlängerung der Arme gelangt (Abbildung 8). Falls es dir etwas an Beweglichkeit mangelt und der Rücken nicht gestreckt werden kann, beuge deine Knie ganz leicht an. Halte diese Position ungefähr 30 bis 45 Sekunden.

9. Krabble im Anschluss mit je vier bis fünf Rückwärtsbewegungen zurück, ende wieder in der tiefen Kniebeuge – unter oder über 90 Grad im Kniegelenk – und halte diese Position erneut für ungefähr 10 bis 15 Sekunden.

10. Rolle dich Wirbel für Wirbel bis in den Stand auf.

→ **Auf der nächsten Seite geht's weiter**

WIRKUNG

- Wiedererlernen des natürlichen Bewegungsmusters »Krabbeln«
- Stärkung des Oberkörpers und der gesamten Schulter- und Armmuskulatur (Primärbeweger: *M. pectoralis major, M. deltoideus, M. triceps brachii*), vor allem auch der Rotatorenmanschette (*M. subscapularis, M. supraspinatus, M. infraspinatus, M. teres minor*)
- Verbesserung der allgemeinen Kraftfähigkeit, vor allem der Bein-, Gesäß- und Hüftbeugemuskulatur (Primärbeweger: *M. quadriceps femoris*, ischiocrurale Muskulatur, *M. triceps surae, M. glutaeus maximus* und *medius, M. iliopsoas*)
- Verbesserung der Rumpf- und Rotationsstabilität (Primärbeweger: *M. erector spinae, M. rectus abdominis* und *M. obliquus internus* und *externus abdominis, M. transversus abdominis, M. quadratus lumborum*)
- Verbesserung der Koordination (Kreuzkoordination)
- Mobilisation und Stärkung der faszialen (bindegewebigen) Anteile sowie der Sprungkraft des oberen Sprunggelenks (Primärbeweger: *M. triceps surae*)
- Dehnung der hinteren Muskelgruppen (Primärbeweger: *M. pectoralis major* und *minor, M. erector spinae, M. deltoideus*, ischiocrurale Muskulatur, vor allem *M. biceps femoris, M. triceps surae*)

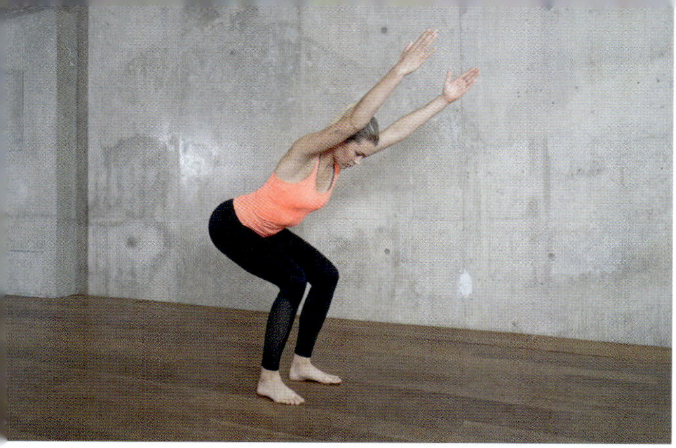

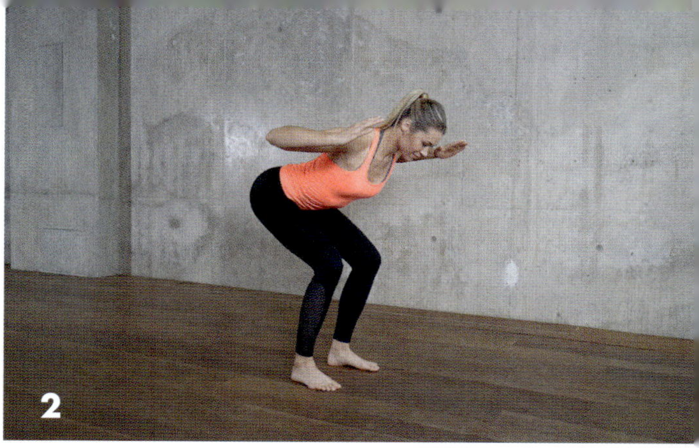
2

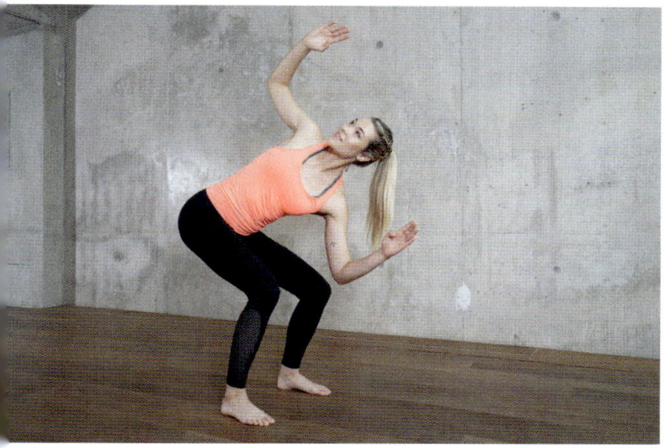

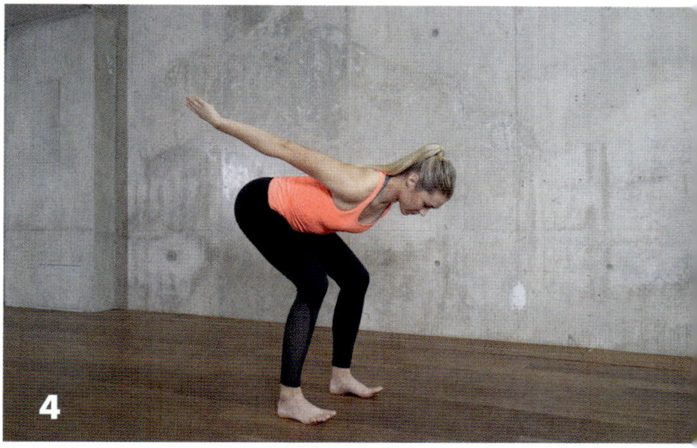
4

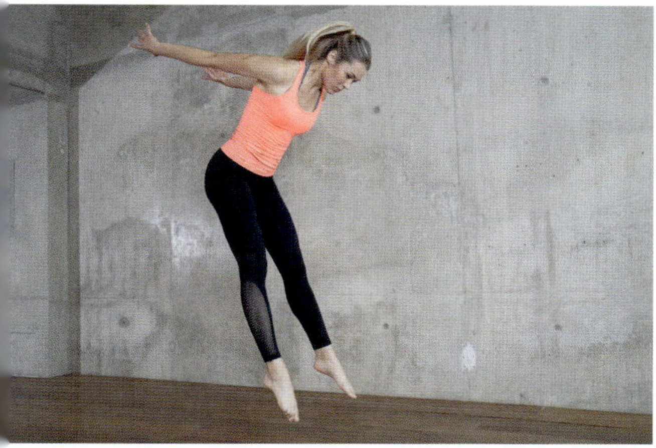

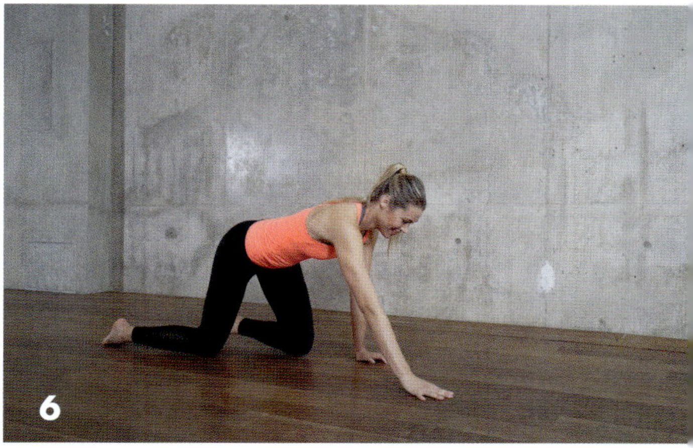
6

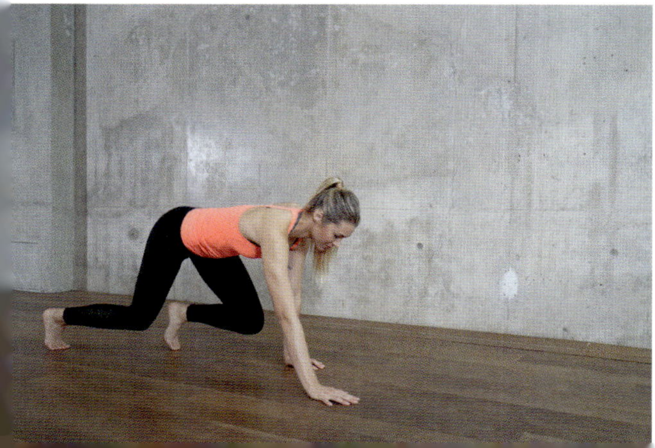

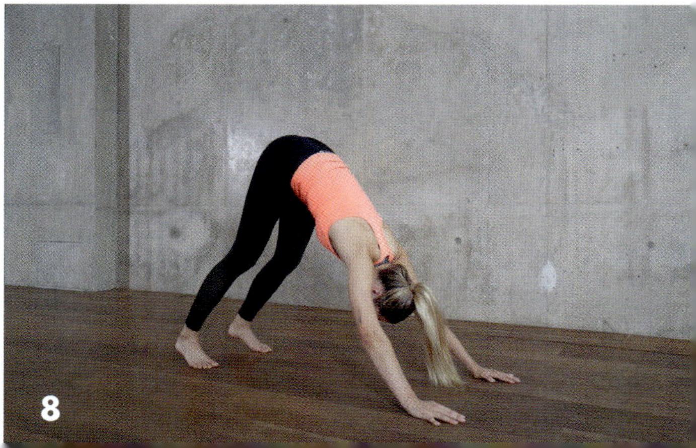
8

UP-STRETCH-BAUCH-CRUNCH

Bei dieser Bewegungskombination wird vor allem das zielgerichtete und gelenkschonende Abdrücken und Abstützen vom Boden sowohl einarmig als auch beidarmig gefordert. Außerdem kräftigst du dabei intensiv deine gerade und schräge Rumpfmuskulatur.

1. Beginne die Bewegung in der Bauchlage und komme direkt in die Kobra-Position, indem du beide Hände auf Brusthöhe am Boden aufsetzt und durch die Streckung der Arme in den Stütz kommst. Deine Beine liegen noch auf dem Boden auf und dein Hals ist lang, sodass die Schultern weit entfernt von den Ohren sind (Abbildung 1). Halte diese Position 10 bis 15 Sekunden.
2. Setze deine Fußspitzen auf und komme in den Up-Stretch. Hebe dafür auch deinen restlichen Körper vom Boden ab, schiebe dein Gesäß diagonal nach hinten oben zur Decke und bewege deinen Rumpf gestreckt in einer Diagonalen. Der Kopf ist dabei in Verlängerung der Wirbelsäule zwischen den Oberarmen (Abbildung 2). Halte diese Position 10 bis 15 Sekunden.
3. Verlagere dein Gewicht auf das rechte Bein, hebe dann dein linkes Bein vom Boden ab und bringe es maximal gestreckt in die Diagonale in Richtung Decke (Abbildung 3). Halte diese Position 10 bis 15 Sekunden.

- **Variante A:** Beuge das angehobene linke Bein wieder an und führe es weit in Richtung Brust unter den Körper (Abbildung 4). Atme dabei aus. Mit der Einatmung führe dieses Bein wieder in die maximale Streckung zurück. Wiederhole dies fünf- bis sechsmal mit derselben Seite.
- **Variante B:** Nach dem Anbeugen des linken Beins unter dem Bauch wie in Variante A führe das linke Bein mit der Ausatmung unter dem Körper nach rechts, seitlich unter dem Körper durch und löse den rechten Arm dabei vom Boden. Du befindest dich im einarmigen Stütz auf dem linken Arm und streckst den rechten Arm zur Decke (Abbildung 5). Atme einmal ein und führe dein linkes Bein mit der nächsten Ausatmung wieder zur Decke in die Streckung zurück. Wiederhole dies fünf- bis sechsmal mit derselben Seite.

4. Kehre in die Kobra-Position zurück, indem du nach dem Aufsetzen beider Füße deinen Unterkörper absinken lässt (Abbildung 6). Wenn du möchtest, kannst du in dieser Position den Fußrücken kurz am Boden ablegen. Halte diese Position für ungefähr 10 bis 15 Sekunden.

5. Begib dich noch einmal in den Up-Stretch und halte auch diese Position erneut für circa 10 bis 15 Sekunden.

6. Beginne den Flow mit dem anderen Bein und bringe das rechte Bein in die diagonale Streckung nach hinten.

7. Beende den Flow über eine erneute Kobra-Position und komme durch die Beugung deiner Arme und mit langem Hals wieder kontrolliert in die Bauchlage zurück.

WIRKUNG

- Vierfüßlerstand: Kräftigung der vorderen Muskelgruppen, Stabilisation des Schultergürtels/Schultergelenks
- Kräftigung des gesamten Gerad- und Schrägsystems des Rumpfes (autochthone Rückenmuskulatur, *M. quadratus lumborum, M. obliquus internus* und *externus abdominis, M. transversus abdominis, M. rectus abdominis*)
- Kräftigung des Hüftbeugers (*M. iliopsoas*) und des Gesäßes (*M. glutaeus maximus* und *medius*)
- Stabilisation des Schultergürtels
- Kräftigung des oberen Rückens und des Armstreckers (Primärbeweger: *M. trapezius, M. rhomboideus, M. triceps brachii*)
- Mobilisation der Wirbelsäule
- Dehnung der hinteren Kette (Primärbeweger: *M. pectoralis major* und *minor, M. erector spinae, M. deltoideus*, ischiocrurale Muskulatur, vor allem *M. biceps femoris, M. triceps surae*)

→ Siehe Bilder auf der nächsten Seite

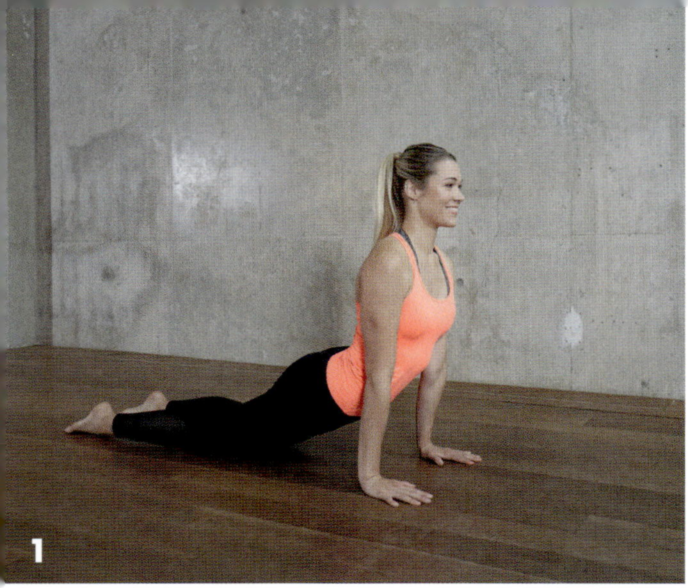

1

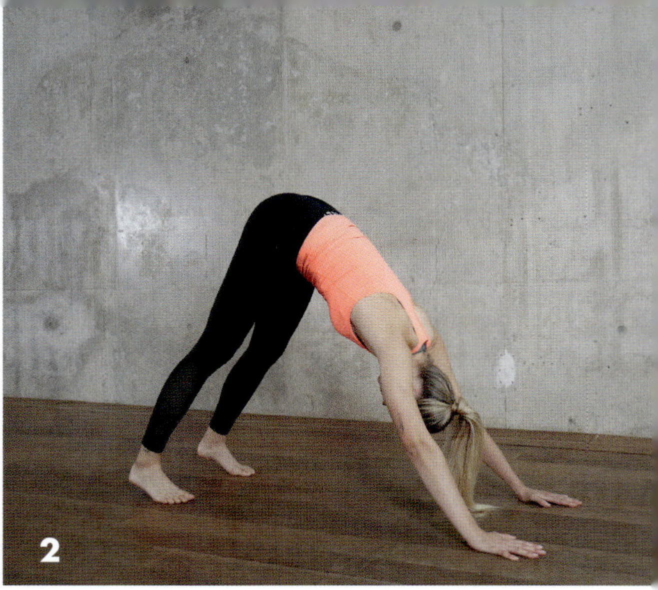

2

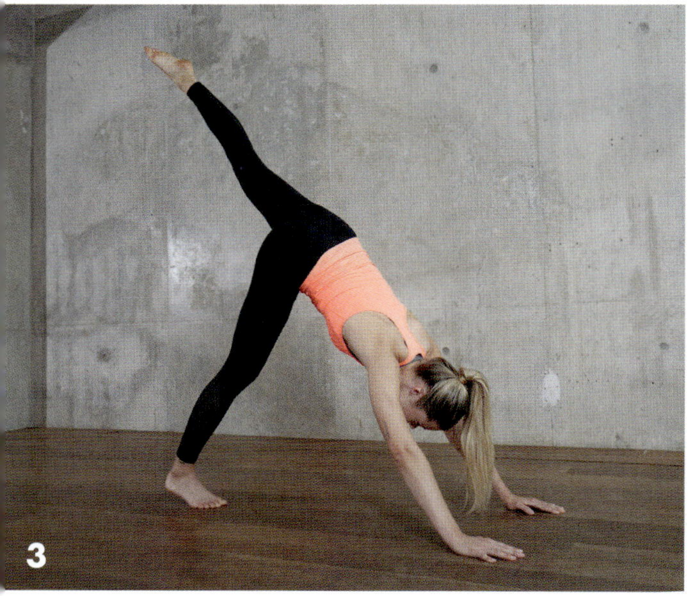

3

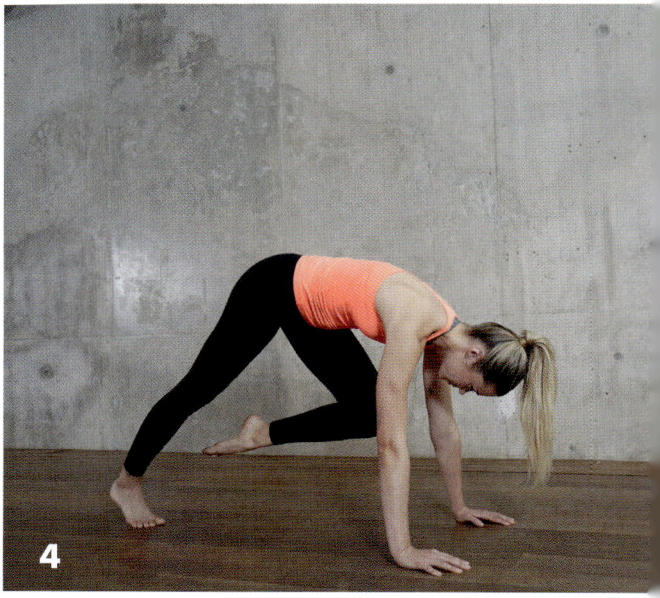

4

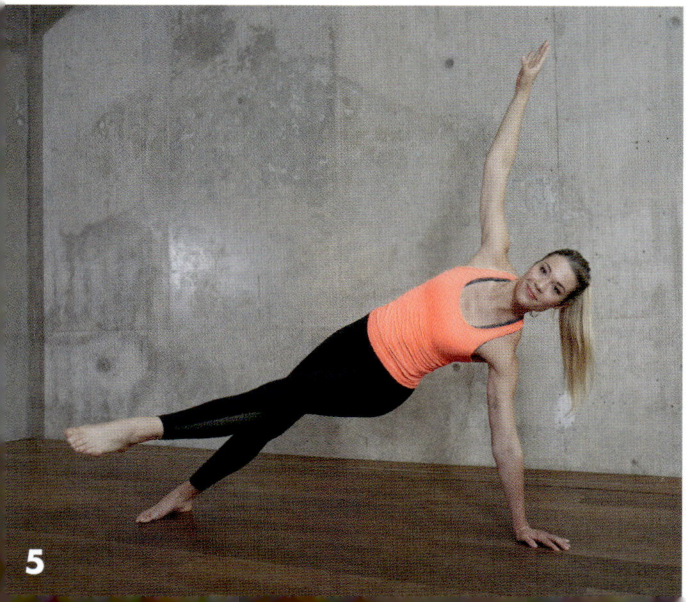

5

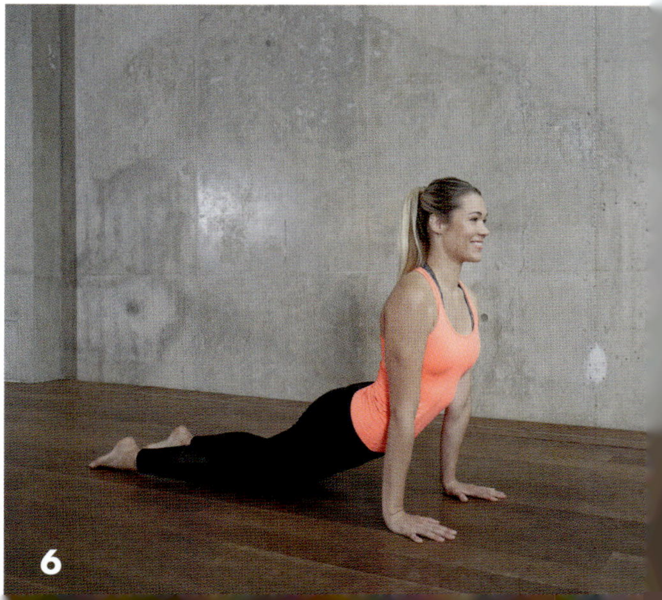

6

KRABBENGANG MIT STRECKUNGEN UND DEHNUNG

Mit dieser Kombination erlernst du die fundamentalen Techniken beim Krabbeln im Rücklingsstütz.

1. Begib dich in den Rücklingsstütz. Stelle dafür im Langsitz deine Finger leicht seitlich auf, winkle deine Beine an und drücke dich mit den Füßen und den Händen vom Boden ab. Krabble in dieser Krabbenposition vier bis fünf Bewegungen pro Körperseite nach vorn und hinten. Dabei heben jeweils die diagonal gegenüberliegenden Extremitäten nahezu zeitgleich ab.

- **Variante A:** Bewege das rechte Bein nach vorn und löse nahezu zeitgleich die linke Hand leicht vom Boden, um die Vorwärtsbewegung zu unterstützen (Abbildung 1). Führe diese Bewegung mit der anderen Seite identisch durch.
- **Variante B:** Bewege dich wie in Variante A beschrieben, aber bringe nun vor jedem erneuten Aufsetzen des Fußes das Bein je einmal aktiv in die Streckung (Abbildung 2).
- **Variante C:** Führe die Bewegung wie in Variante B beschrieben aus. Löse dabei immer wechselseitig einen Arm vom Boden und strecke diesen senkrecht zur Decke, wobei der Oberkörper leicht in die entgegengesetzte Richtung mitdreht.

2. Bei der letzten Bewegung wird das freie, rechte Bein kurz in der Streckung in der Horizontalen gehalten und das Becken nochmals aktiv zur Decke aufgerichtet (siehe Schritt 1, Variante B).

- **Variante A:** Führe mit dem gehaltenen Bein ungefähr 10 bis 15 kleine Kreise nach außen isoliert aus dem Hüftgelenk durch.
- **Variante B:** Stelle das zuvor in der Luft gehaltene rechte Bein wieder hüftbreit auf und strecke den linken Arm zur Decke (Abbildung 3). Versuche dabei, den Rücken in eine maximale Bogenspannung zu bringen und diese Position ungefähr 15 bis 20 Sekunden zu halten. Bitte an dieser Stelle noch keinen Seitenwechsel vornehmen.

3. Führe den Krabbengang rückwärts aus, sodass du mit vier bis fünf Bewegungen pro Seite nach hinten wanderst und bei der letzten Bewegung das andere, linke Bein gestreckt in die Luft bringst.

→ **Auf der nächsten Seite geht's weiter**

4. Beginne wieder bei Schritt 1 mit dem anderen Bein.

---

5. Setze beide Beine und Arme zurück auf dem Boden auf und wandere mit beiden Füßen so weit nach vorn, dass du den Rumpf komplett gestreckt und rücklings vom Boden abgehoben halten kannst.

- **Variante A:** Verwurzele dich in dieser Position aktiv mit dem Boden, drehe die Hände in den Boden leicht nach außen und halte dein Gesäß fest in der maximalen Streckung (Abbildung 4). Verweile in dieser Position für circa 10 bis 15 Sekunden.
- **Variante B:** Hebe immer ein Bein gestreckt bis auf die maximal mögliche Höhe an und halte diese Position für 10 bis 15 Sekunden (Abbildung 5). Wechsle danach die Seite und hebe das andere Bein entsprechend an. Wiederhole die Bewegung noch zweimal pro Seite.

6. Begib dich in den Langsitz, wobei deine Beine maximal gestreckt gehalten werden sollten. Lehne deinen Oberkörper leicht federnd über deine Beine nach vorn, um die Oberschenkelrückseite zu dehnen (Abbildung 6). Halte diese Position für 45 bis 60 Sekunden.

WIRKUNG

- Kraftausdauertraining für die gesamte hintere Muskelgruppe, vor allem der Beinbeuger (vor allem ischiocrurale Muskulatur), des Gesäßes (M. *glutaeus maximus* und *medius*), und leichte Kräftigung der Rückenstreckmuskulatur (autochthone Muskulatur)
- Mobilisation der Wirbelsäule
- Wiedererlernen des natürlichen Bewegungsmusters »Krabbeln«
- Verbesserung der Arm- und Beinkoordination (Kreuzkoordination)
- Kräftigung der Arm- und Schultermuskulatur (Primärbeweger: M. *pectoralis major*, M. *deltoideus*, M. *triceps brachii*), vor allem auch der Rotatorenmanschette (M. *subscapularis*, M. *supraspinatus*, M. *infraspinatus*, M. *teres minor*)
- Dehnung der Oberschenkelrückseite (ischiocrurale Muskulatur)

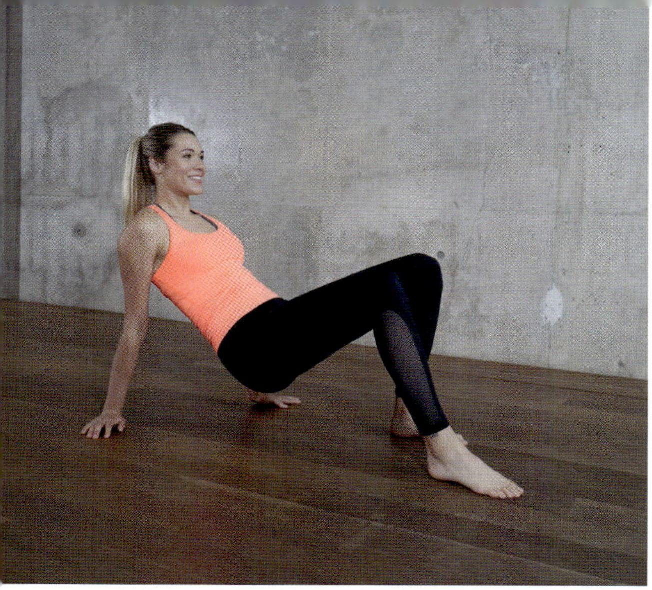

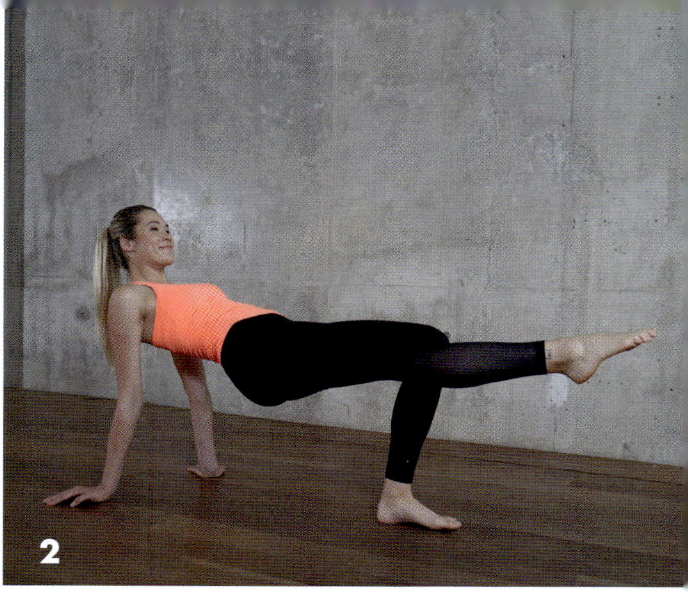

2

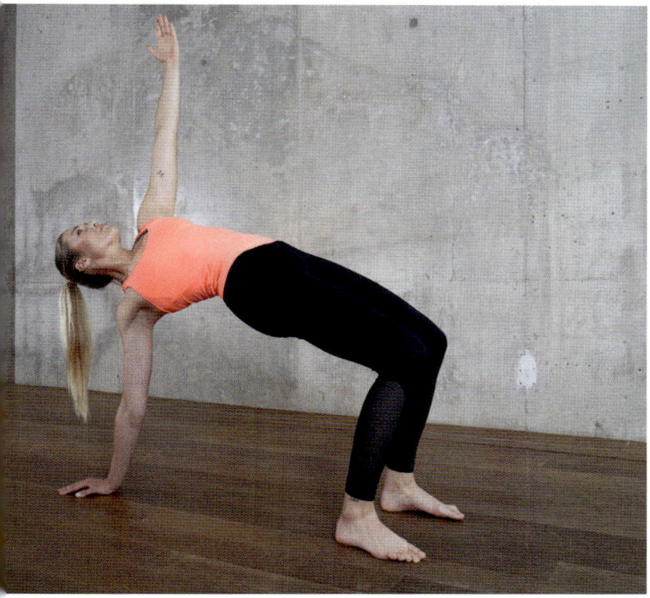

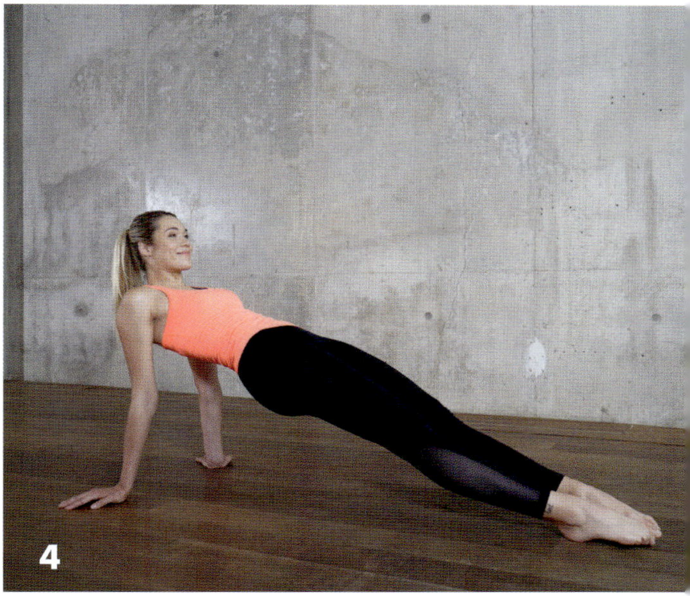

4

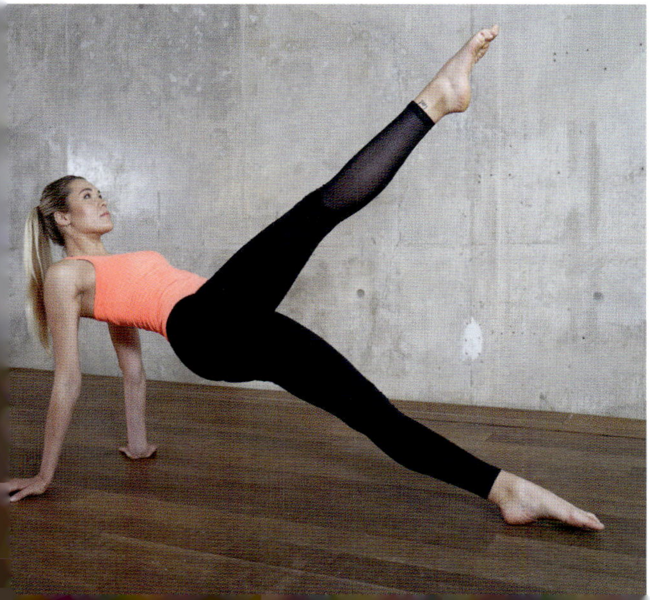

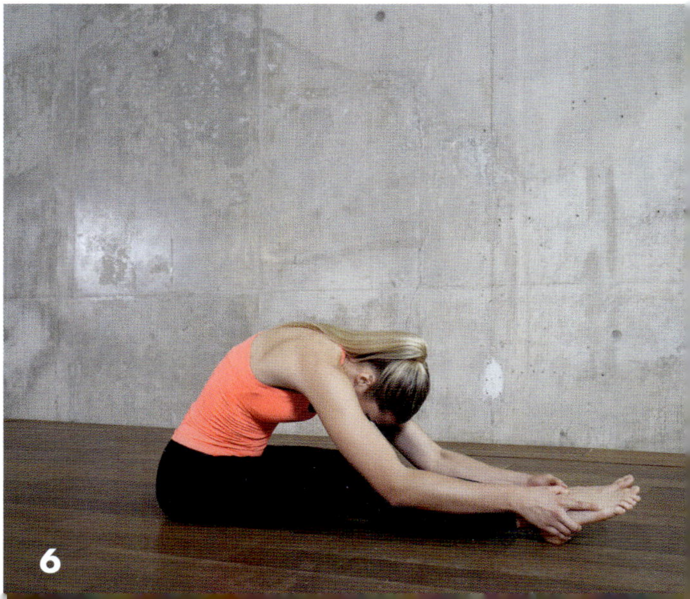

6

VOM PISTOL SQUAT IN DEN HANDSTAND

Beim Pistol Squat benötigst du nicht nur kräftige Oberschenkelmuskeln, sondern auch eine gute Gleichgewichtsfähigkeit, um die Position auszubalancieren. Danach heißt es, sich kontrolliert absinken zu lassen und auch noch sicher in der Umkehrhaltung (Handstand) zu landen.

1. Stelle dich aufrecht hin, die Füße hüftbreit auseinander. Schiebe das linke Bein gestreckt mit der Ferse voran nach vorn. Zeitgleich wird das Gesäß in der Hüfte gebeugt und nach hinten unten abgesenkt (Abbildung 1).

   - **Variante A:** Halte die Ferse am Boden, senke dein Gesäß aber noch etwas tiefer ab und halte diese Position für ungefähr 10 bis 15 Sekunden.
   - **Variante B:** Beginne mit Variante A und hebe das gesamte linke Bein gestreckt etwas vom Boden ab in die Pistol-Squat-Position. Halte diese Position für circa 10 bis 15 Sekunden.
   - **Variante C:** Begib dich in die tiefste Hockposition mit gerade gestrecktem linkem Bein und halte auch diese Position ungefähr 10 bis 15 Sekunden (Abbildung 2).

2. Strecke dein rechtes Standbein wieder vollständig durch und hebe dein linkes Bein weiterhin gestreckt auf maximale, etwa horizontale Höhe an (Abbildung 3). Halte diese Position für ungefähr 10 bis 15 Sekunden.

---

3. Winkle dein linkes Bein im Kniegelenk an und bringe es nach hinten in die Standwaage (Abbildung 4). Dein Oberkörper wandert entsprechend nach vorn in Richtung der Horizontalen und deine Arme zeigen gestreckt neben dem Rumpf nach hinten. Halte diese Position für circa 10 bis 15 Sekunden.
4. Führe deine Hände so weit wie möglich nach vorn, sodass das Körpergewicht sanft auf die Hände am Boden verlagert werden kann. Dabei wird zuerst die Handwurzel belastet und erst danach verlagert sich das Gewicht auf die Finger. Gleichzeitig löst sich die rechte Ferse des Standbeins vom Boden, das dabei ebenfalls etwas gebeugt werden muss (Abbildung 5).

- **Variante A:** Stoße dich beim Aufsetzen der Hände vom vorderen Fuß federnd ab, sodass es einen kurzen Kontaktverlust vom Boden mit dem rechten Bein gibt und das hintere, linke Bein angebeugt nach oben geschwungen wird. Gleichzeitig wird das rechte Bein im Unterschenkel beim leichten Sprung zum Kniegelenk angenähert/angewinkelt (Abbildung 6). Wiederhole diesen Vorgang mit demselben Bein ungefähr fünf- bis sechsmal.
- **Variante B:** Bringe beide Beine in die Streckung und das linke Bein bereits senkrecht zur Decke bis (fast) in den Handstand (Abbildung 7). Wiederhole diesen Vorgang mit demselben Bein ungefähr fünf- bis sechsmal.
- **Variante C:** Schwinge bis in den Handstand und halte die Position, wenn möglich (Abbildung 8). Wer noch geübter ist, kann den Flow mit einer Vorwärtsrolle (Abbildung 9 und Abbildung 10) bis in den erneuten Stand beenden.

5. Beginne diesen Flow mit der anderen Körperseite von vorn.

WIRKUNG

- Kräftigung der Rumpfmuskulatur (autochthone Rückenmuskulatur, *M. quadratus lumborum, M. obliquus internus* und *externus abdominis, M. transversus abdominis, M. rectus abdominis*)
- Kräftigung der Beinmuskulatur, vor allem der Oberschenkelvorderseite und des Gesäßes (Primärbeweger: *M. quadriceps femoris, M. glutaeus maximus* und *medius*)
- Kräftigung und Stabilisation der Stützmuskulatur, insbesondere des Armstreckers (*M. triceps brachii*), der Brust- und Schultermuskulatur (*M. pectoralis* und *M. deltoideus*)
- Schulung der statischen und dynamischen Gleichgewichtsfähigkeit im Handstand
- Verbesserung der Orientierungs- und Kopplungsfähigkeit

→ **Siehe Bilder auf den nächsten beiden Seiten**

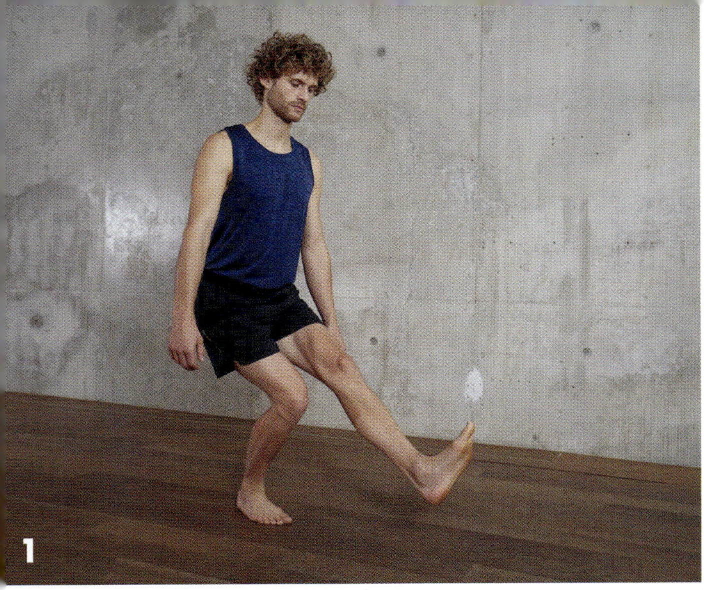
1

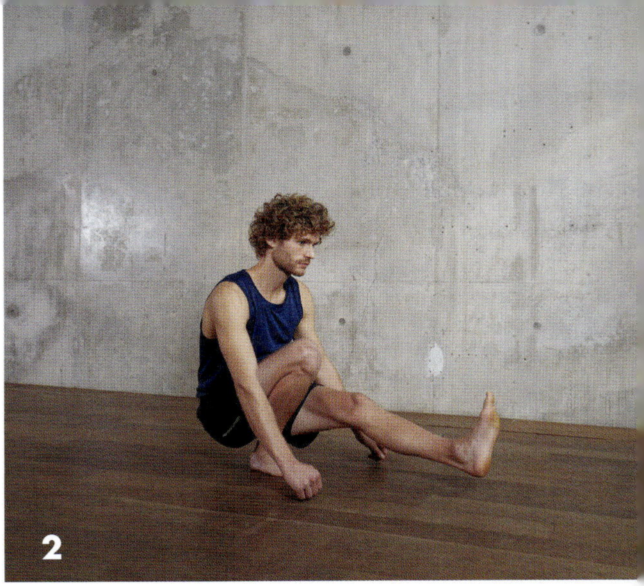
2

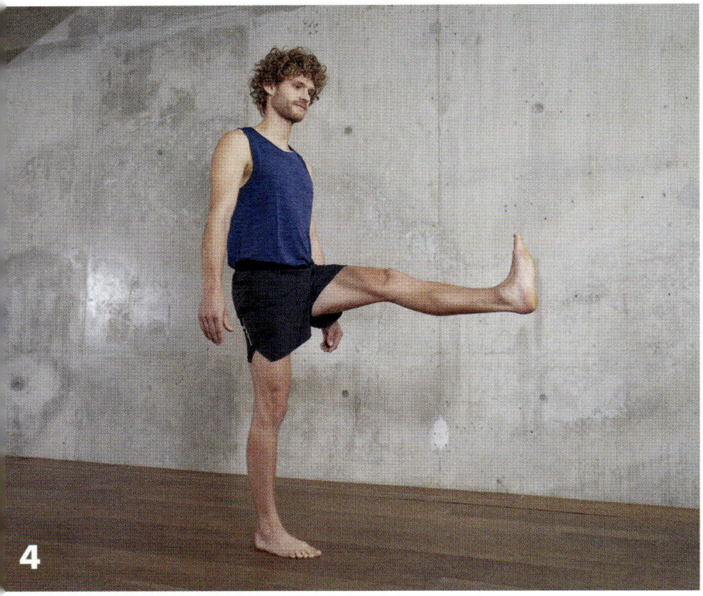
4

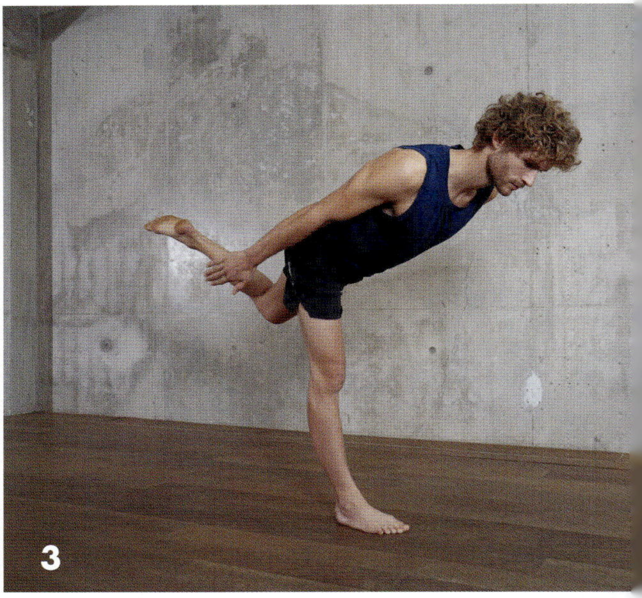
3

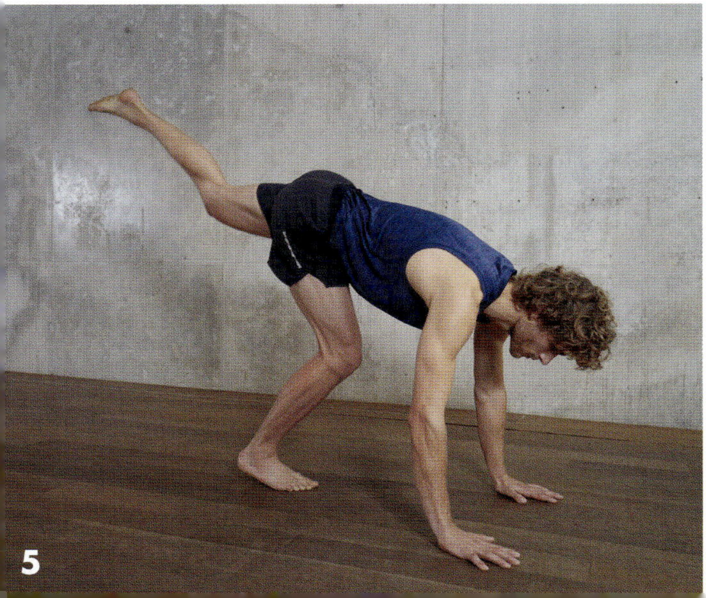
5

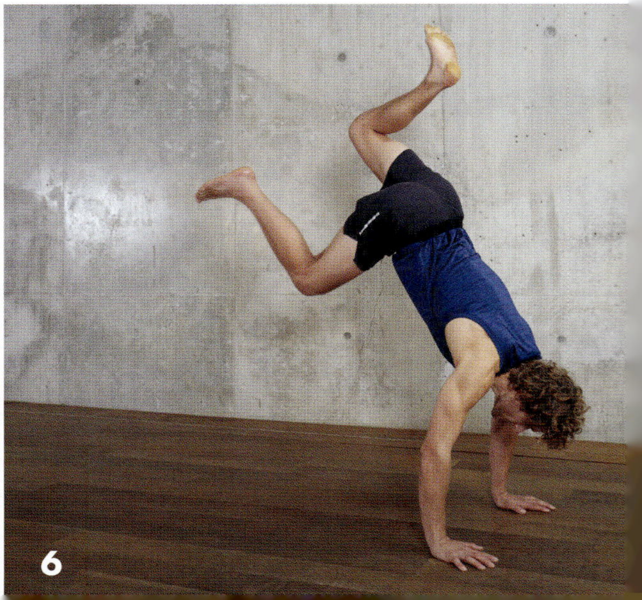
6

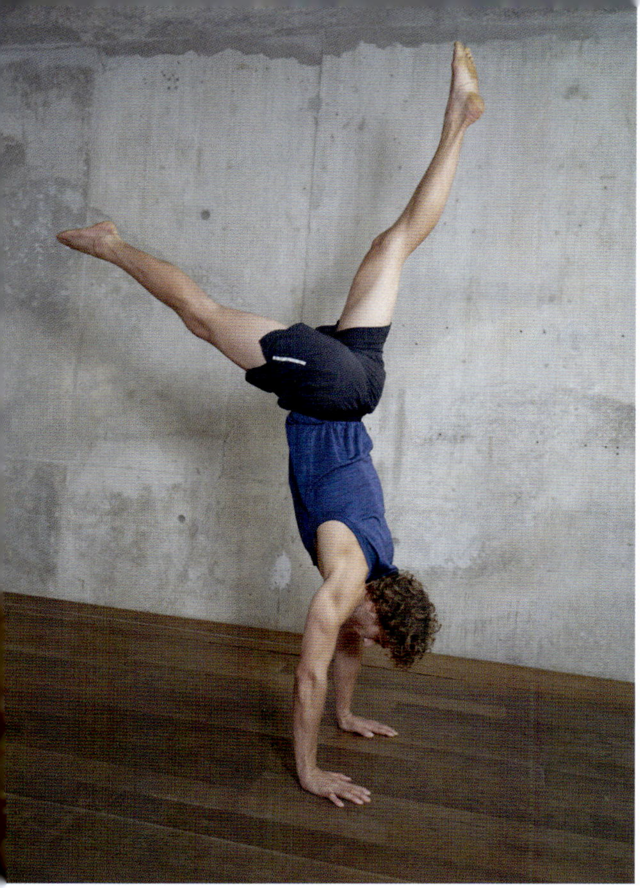

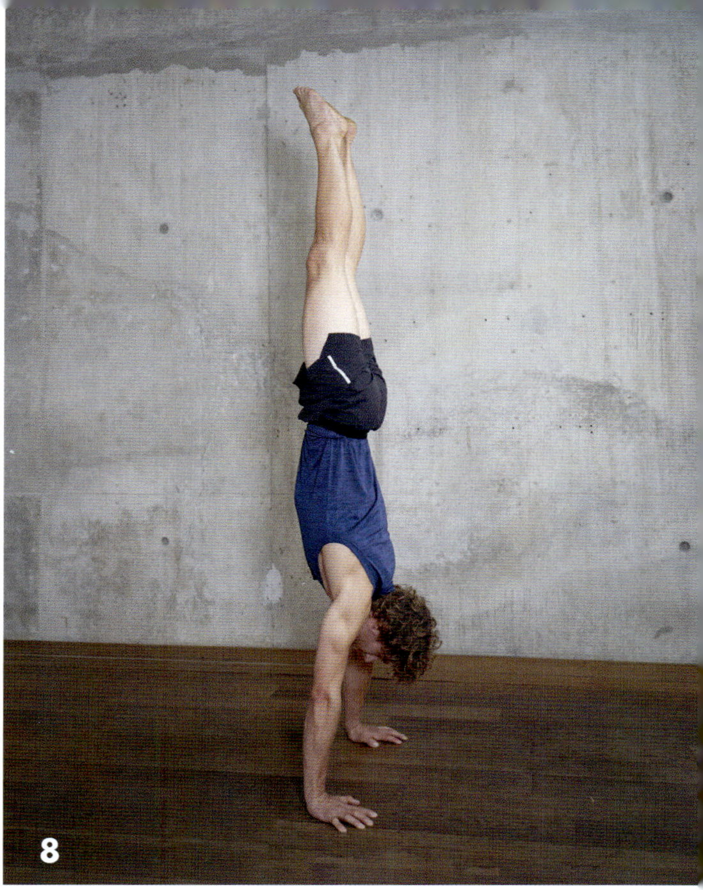

8

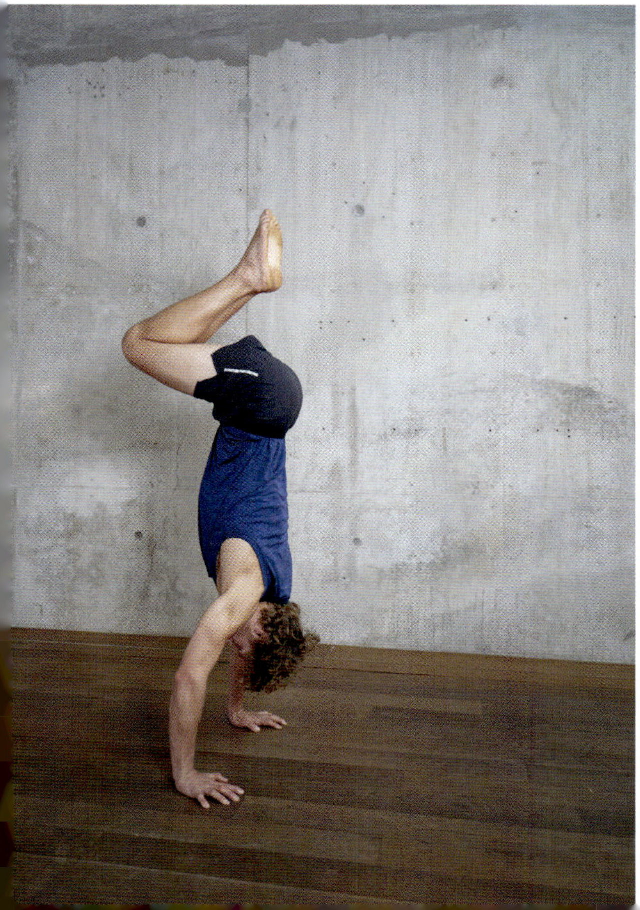

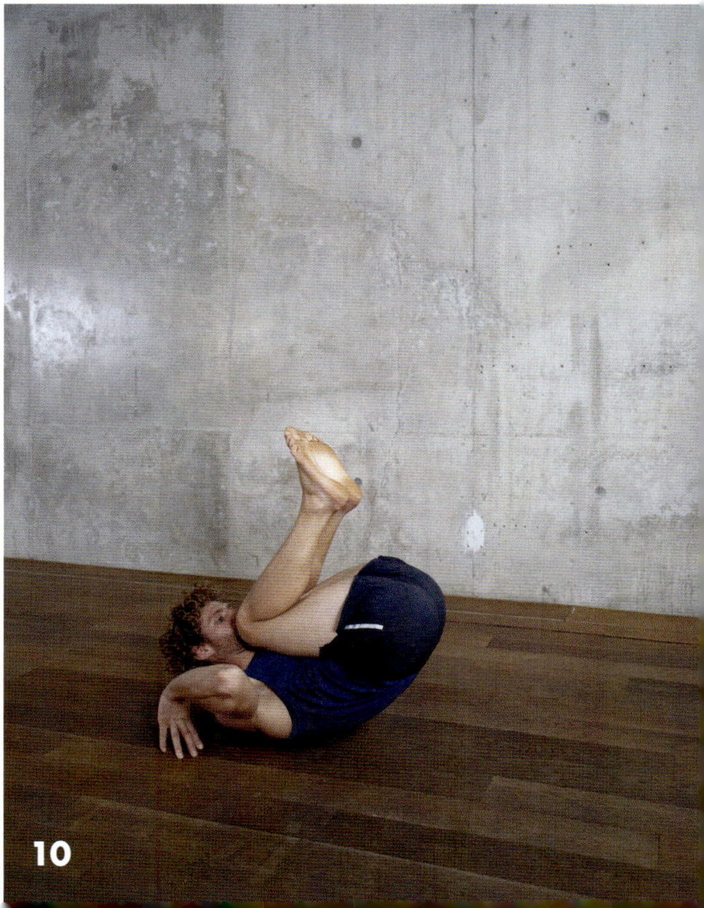

10

WECHSELNDE STANDPOSITIONEN FÜR DYNAMISCHE BALANCE

Dieser Flow erfordert gute Sprunggelenksarbeit und dynamische Gleichgewichtsfähigkeit, denn wir widmen uns dem Abfedern und Abspringen aus instabilen Positionen im Stand. Je besser du wirst, desto weniger wackelig wird dir der Flow erscheinen, da sich deine gesamte Rumpfstabilisationsfähigkeit verbessern wird.

1. Begib dich in den Einbeinstand, indem das rechte Bein als Standbein fungiert, es ganz leicht gebeugt wird und du das linke Bein so weit anhebst, dass zwischen Hüfte und Oberschenkel sowie zwischen Ober- und Unterschenkel ein 90-Grad-Winkel entsteht. Halte die Arme während des gesamten Flows verschränkt vor der Brust und bleibe im gesamten Rumpf aufrecht. Bei angespanntem, aktivem Fuß im Standbein befinden sich auch deine Hüfte, deine Knie und dein Sprunggelenk in einer senkrechten Linie (Abbildung 1).
2. Starte mit dem linken Bein nach vorn und setze es auf dem Boden im Ausfallschritt auf. Dabei solltest du sanft landen, sodass dein Oberkörper sich möglichst mittig zwischen beiden Beinen befindet. Auch hier entsteht zwischen beiden Beinen ein 90-Grad-Winkel im Kniegelenk (Abbildung 2). Je tiefer die Landung im Ausfallschritt ausgeführt wird, desto anstrengender und instabiler wird die Übung.
3. Drücke dich vom vorderen, linken Bein dynamisch vom Boden ab, sodass du zurück in die Ausgangsposition im Einbeinstand gelangst.

---

4. Führe einen Ausfallschritt nach links durch, indem du bei der Landung dein Körpergewicht über das linke Bein verlagerst und es anbeugst, während du das rechte Bein in die Streckung bringst (Adduktorenstretch; Abbildung 3).
5. Schiebe dein Gewicht wieder zum rechten Fuß, um darauf aktiv Druck aufbauen und dich damit nahezu explosionsartig zurück zur Mitte in die Ausgangsposition abstoßen zu können.

- **Variante A:** Während du dich zurück zur Mitte über das rechte Standbein abdrückst, wird das linke Bein (Schwungbein) aus der angewinkelten Position direkt gestreckt und vom Körper seitlich in der Luft abgespreizt (Abbildung 4). Wiederhole diesen Vorgang in den seitlichen Ausfallschritt. Führe die Bewegung entweder mit dem gestreckten linken Bein und lediglich fünf bis sechs wippenden Bewegungen (ohne Schwung) aus oder komme vorher noch mal in den Ausfallschritt, was dein Gleichgewicht noch mehr fordert. Letzteres wiederhole noch vier- bis fünfmal.

- **Variante B:** Kreuze nach dem Abdruck vom Boden aus dem seitlichen Ausfallschritt mit dem linken Bein hinter dem rechten Standbein, indem du deinen Schwerpunkt dabei relativ stark durch deine Beugung im Kniegelenk absenkst, ohne dein linkes Kniegelenk auf dem Boden abzulegen (Abbildung 5). Halte diese Position kurz, bevor du dann wie in Variante A das Bein nach links abspreizt. Das rechte Standbein wird dazu wieder weitgehend gestreckt. Auch hier kannst du entscheiden, ob du das linke Bein direkt wieder hinter dem Standbein kreuzen oder vorher noch einmal in den seitlichen Ausfallschritt nach links gehen möchtest. Wiederhole die gewünschte Kombination ungefähr vier- bis fünfmal.
- **Variante C:** Als Steigerung zu Variante B kannst du den Ablauf in seiner Dynamik und Geschwindigkeit steigern, indem du zum Beispiel im rechten Standbein während der Abspreizbewegung auf die Fußspitzen kommst und die Ferse leicht vom Boden löst. Zur besseren Stabilisation kannst du dabei deine Arme seitlich in die Horizontale mitführen. Zusätzlich kannst du beim Kreuzen hinter dem Standbein dein linkes Schwungbein für circa 10 bis 15 Sekunden frei über dem Boden halten (Dragon Squat, Abbildung 6). Wiederhole den Ablauf ungefähr vier- bis fünfmal.

6. Beginne den gesamten Ablauf von vorn mit dem anderen Bein.

WIRKUNG

- Schulung der dynamischen Gleichgewichtsfähigkeit in unterschiedlichen Körperpositionen
- Erarbeiten der Beibehaltung einer natürlichen Hüft-Knie-Fuß-Achse
- Kräftigung der gesamten Beinmuskulatur (*M. triceps surae, M. quadriceps femoris*, Adduktoren, Abduktoren, ischiocrurale Muskulatur)
- Verbesserung der Beckenstabilisation (Primärbeweger: *M. glutaeus maximus* und *medius*)
- Verbesserung der Haltung durch Beibehaltung der Rumpfspannung, vor allem der oberen Rückenmuskeln (*M. rhomboideus major* und *minor*), während wechselnden Bewegungen des Unterkörpers

→ **Siehe Bilder auf der nächsten Seite**

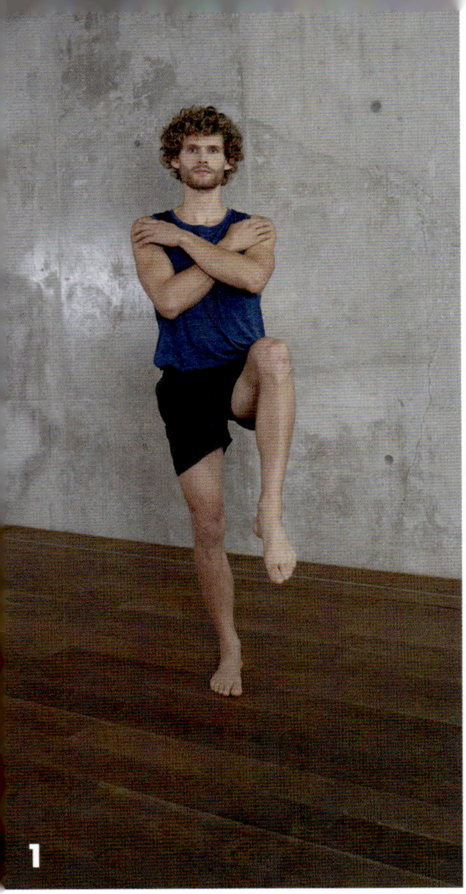
1
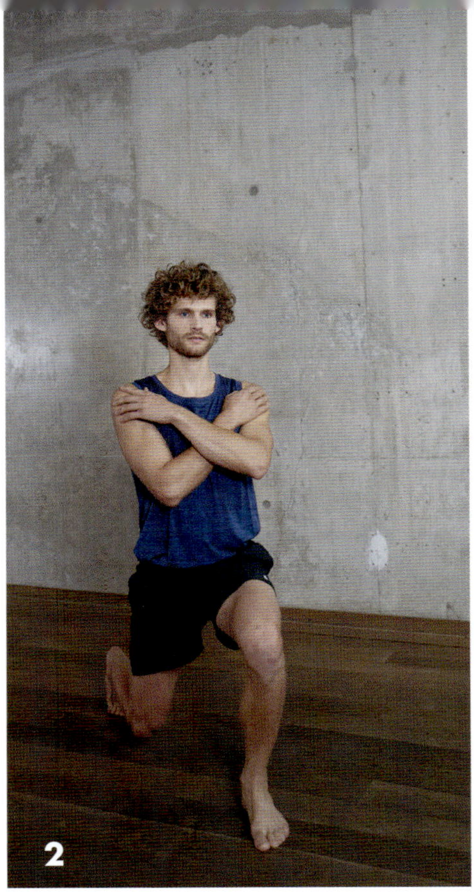
2
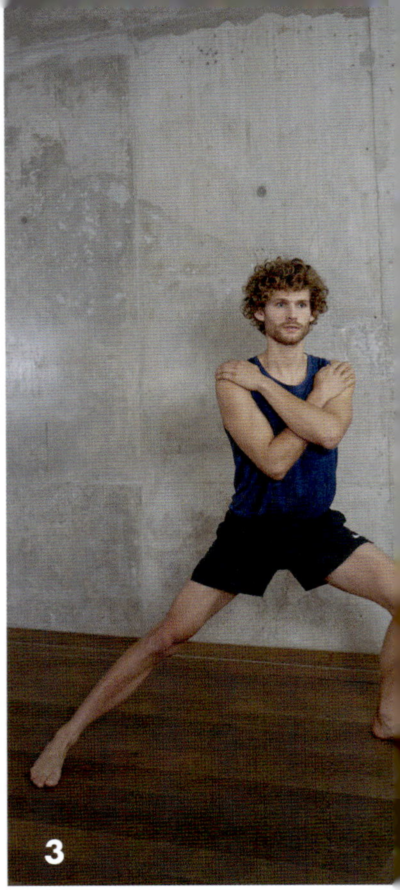
3
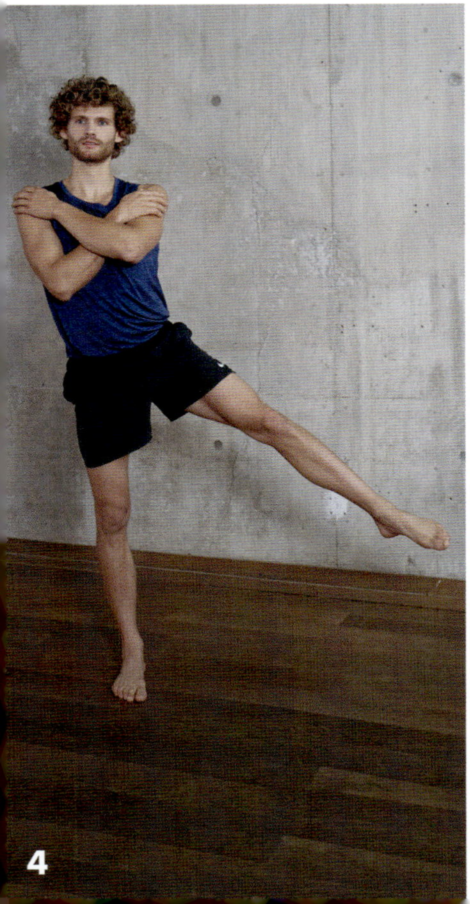
4
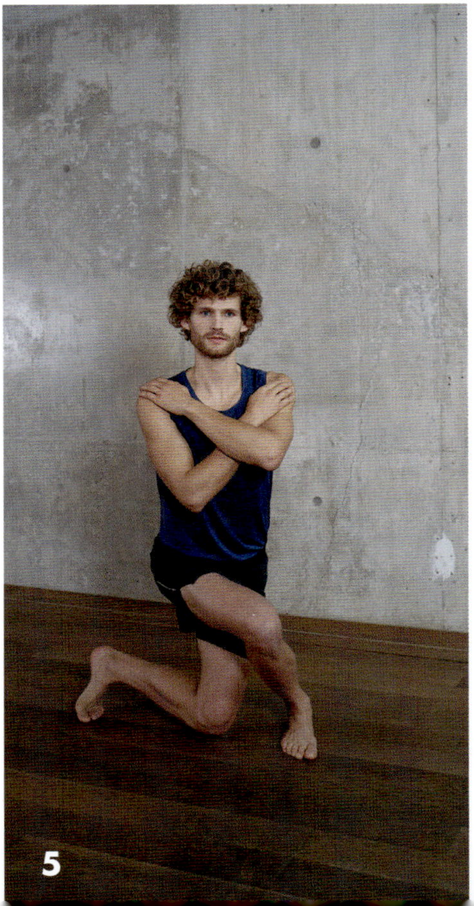
5
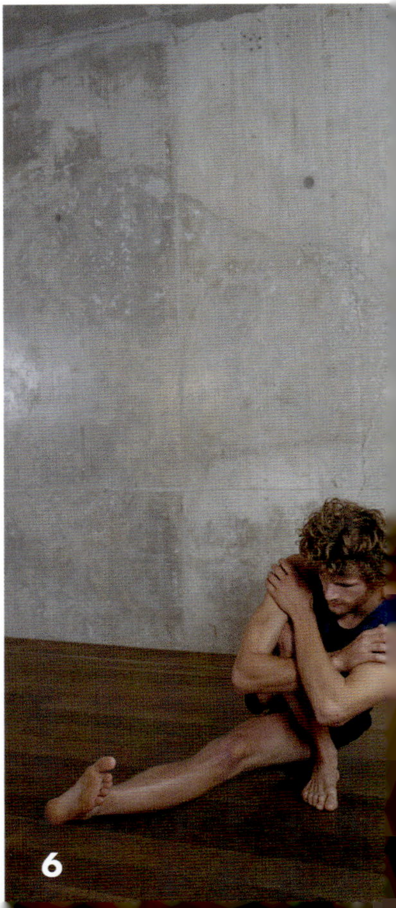
6

VON PLANK ZU PLANK

Diese Übungsverbindung wechselt zwischen einarmigen und beidarmigen Stützmustern. Diagonal durchgeführt, fördern diese fundamentalen Bewegungsmuster die Kreuzkoordination und damit ein reibungsloses Zusammenspiel beider Hirnhälften.

1. Begib dich in die Plank-Position. Dabei stehen deine Hände senkrecht unter den Schultern, die Schulterblätter ziehen zum Gesäß, der Rumpf und vor allem das Gesäß sind fest angespannt und deine Fußspitzen sind ungefähr hüftbreit aufgestellt (Abbildung 1).
2. Mache mit deinem rechten Fuß einen großen Schritt nach vorn, sodass er neben deiner rechten Hand platziert wird (Abbildung 2).

- **Variante A:** Löse deine rechte Hand vom Boden und führe den Arm gestreckt zur Decke (Abbildung 3). Wenn du magst, führe in dieser Position wippende Bewegungen in die Drehrichtung nach hinten aus. Verharre 10 bis 15 Sekunden in dieser Position. Wiederhole diese Bewegung ab der Plank auf Wunsch noch weitere zwei- bis dreimal zur selben Seite.
- **Variante B:** Beginne wie in Variante A und bringe den rechten Arm gestreckt zur Decke. Bewege dabei aber gleichzeitig dein linkes Bein gestreckt nach vorn in die Diagonale. Dein linkes Bein wird knapp über dem Boden gestreckt gehalten (Abbildung 4), bevor du es direkt zurück in die Ausgangsposition bringst. Wiederhole diese Bewegung ab der Plank auf Wunsch noch weitere zwei- bis dreimal mit derselben Seite.

3. Begib dich in den Up-Stretch, indem du dein Gesäß mit gestreckten Armen und langem Rumpf nach hinten oben schiebst (Abbildung 5). Beuge die Beine dabei bewusst an, um sie angewinkelt bis kurz über den Boden zu führen und dort für circa 10 bis 15 Sekunden zu halten. Atme in dieser Position gleichmäßig weiter.
4. Schiebe dich erneut in die Plank-Position zurück. Gerne kannst du bei der Vorwärtsbewegung eine leichte Rundung im oberen Rücken (Körperwelle) durchführen, die du dann in der Endposition wieder begradigst.

→ **Auf der nächsten Seite geht's weiter**

- **Variante A:** Halte dich in der Plank und schiebe dich sanft über die Fußspitzen etwas weiter über die Schultern hinaus nach vorn (Abbildung 6). Bewege dich genauso geradlinig wieder nach hinten und schiebe dich auch hier bewusst noch etwas weiter nach hinten, indem du die Fersen leicht zum Boden absenkst. Wiederhole diese Schiebebewegung ungefähr fünf- bis sechsmal in jede Richtung.
- **Variante B:** Komme aus dem vollen Stütz abwechselnd zuerst auf den linken Unterarm (Abbildung 7), dann auf den rechten Unterarm in den beidarmigen Unterarmstütz. Kehre danach zuerst mit dem rechten Arm in den Vollstütz zurück, dann mit dem linken Arm.

5. Beginne den Ablauf mit der anderen Körperseite von vorn.

WIRKUNG

- Kräftigung der vorderen Muskelgruppen (Plank-Position)
- Kräftigung des gesamten Gerad- und Schrägsystems des Rumpfes (autochthone Rückenmuskulatur, *M. quadratus lumborum, M. obliquus internus* und *externus abdominis, M. transversus abdominis, M. rectus abdominis*)
- Stabilisation des Schultergürtels und Kräftigung der schulterumgebenden Muskelgruppen (Primärbeweger: *M. pectoralis major, M. deltoideus, M. triceps brachii*)
- Mobilisation der Wirbelsäule und der Hüftgelenke
- Kräftigung der Oberschenkelvorderseite (*M. quadriceps femoris*)

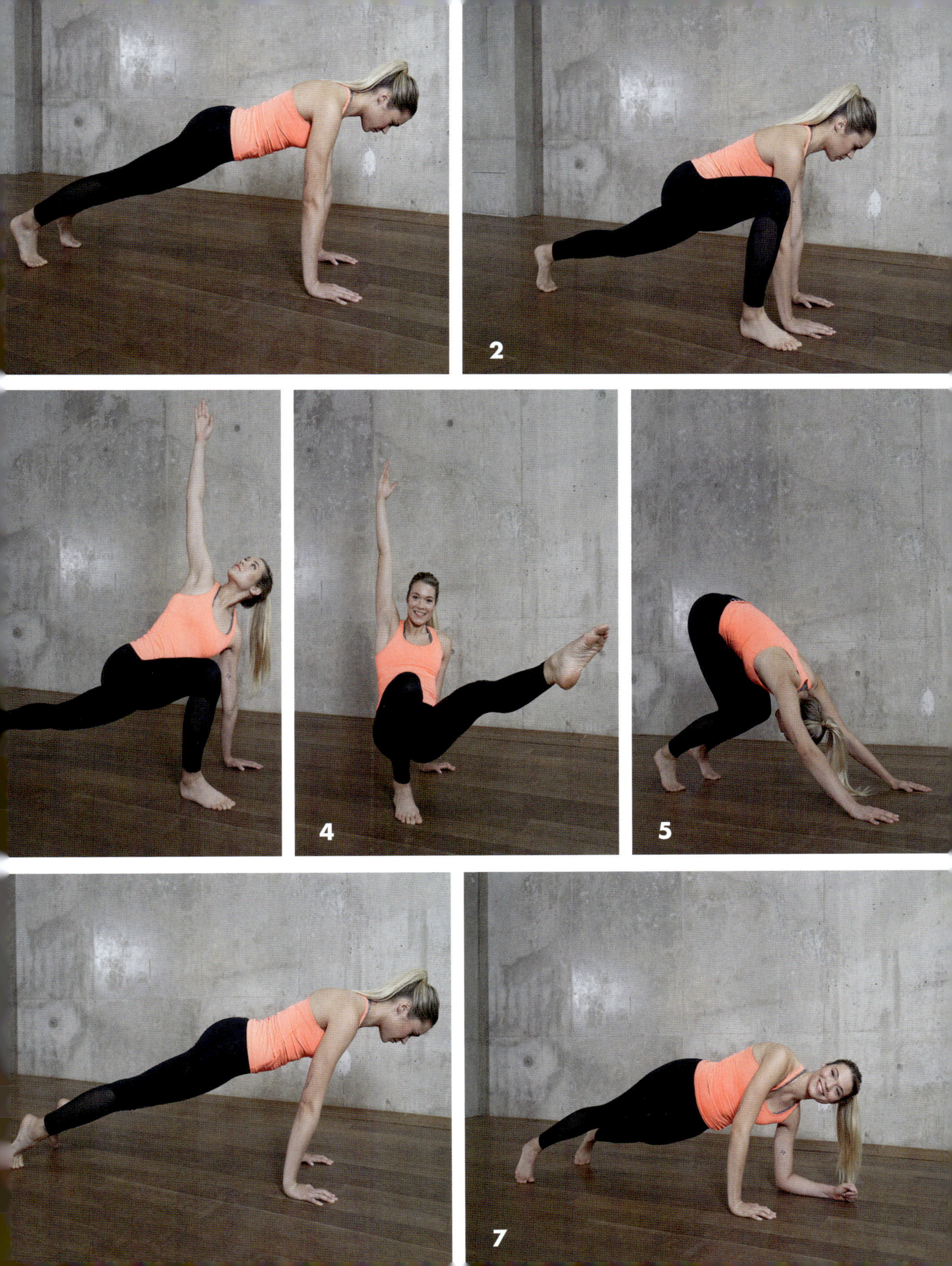
2
4
5
7

LÄNGSROTATION TRIFFT BAUCHWIPPE

Bei diesem Flow trainierst du kontrolliertes Drehen um die Längsachse deines Körpers und das Schaukeln auf dem Bauch. Letzteres erfordert eine gute Rumpfkontrolle und das Beibehalten der Körperspannung.

1. Begib dich in die Rückenlage und nimm beide Arme gestreckt auf Überkopfhöhe. Aus dieser Position heraus hebst du alle Extremitäten gestreckt leicht vom Boden an (Abbildung 1) und leitest die Bewegung nach links ein, indem du das rechte Bein über dem linken kreuzt und dann mit dem rechten Arm und dem Rest des Körpers in die Seitenlage folgst (Abbildung 2). Der Rest des Körpers folgt dieser Bewegung kontrolliert unter vollständiger Rumpfspannung in die Seitenlage.
2. Halte die Ganzkörperspannung, indem beide Arme und Beine gestreckt, parallel übereinandergelegt und leicht vom Boden abgehoben sind. Lediglich der untere Arm hat noch minimalen Kontakt zum Boden (Abbildung 3). Versuche, aus dieser Position heraus so langsam wie möglich im Zeitlupentempo kontrolliert in die Bauchlage zu kommen, ohne direkt der Schwerkraft zu erliegen (Schwerkraft-Plumps).

- **Variante A:** Lege beide Arme in der Bauchlage vor dir ab, sodass nur noch deine Beine frei über dem Boden schweben (Abbildung 4). Halte diese Position für 10 bis 15 Sekunden.
- **Variante B:** Lass deine Arme und deine Beine frei über dem Boden schweben (Abbildung 5). Halte diese Position für 10 bis 15 Sekunden.

---

3. Setze deine Hände auf Brusthöhe in Bauchlage auf, sodass beide Ellenbogen zur Decke zeigen. Drücke dich etwas vom Boden nach oben, indem sich die Schulterblätter zum Gesäß bewegen, aber der Arm zunächst nur halb durchgestreckt wird. Der Hals bleibt dabei lang (Abbildung 6).

- **Variante A:** Bringe dich aus der Position von Schritt 3 kontrolliert in die Bauchlage zurück. Wiederhole den Vorgang fünf- bis sechsmal.
- **Variante B:** Bewege dich aus der Position von Schritt 3 in den kompletten Stütz, allerdings verbleibt der Unterkörper weitgehend am Boden (Kobra; Abbildung 7) und komme danach kontrolliert in die Bauchlage zurück. Wiederhole den Vorgang fünf- bis sechsmal.

- **Variante C:** Drücke dich wie in Variante B in den kompletten Stütz, atme einmal tief durch und beuge mit einem Ausatemzug dynamisch die Arme. Dabei wippt der Oberkörper nach vorn und die Beine werden gestreckt mit Spannung vom Boden gelöst (Abbildung 8). Mit diesem erzeugten Schwung kommst du direkt wieder in die Armstreckung. Sobald du oben angekommen bist, atmest du einmal tief ein und beugst direkt wieder die Arme und so weiter. Wenn du noch mehr möchtest, komme in eine Vorwärtswippe. Die Arme bleiben dabei in Überkopfhöhe und du schaukelst auf dem Bauch vor und zurück (Abbildung 9). Wiederhole die Abläufe fünf- bis sechsmal.

4. Bringe deine Arme in der Bauchlage wieder Überkopf in die Streckung und kreuze dein linkes Bein zur Gegenseite, um dich damit langsam und kontrolliert in die Rückenlage zurückzudrehen (Abbildung 10).
5. Starte mit der anderen Körperseite von vorn.

WIRKUNG

- Statische Kräftigung der Beininnenseite (zur Unterstützung der Aufrechterhaltung der Rumpfspannung)
- Kräftigung der schulterumgebenden Muskelgruppen (Plank und Seitstütz)
- Kontrolliertes Bewegen und Kräftigen des gesamten Gerad- und Schrägsystems des Rumpfes (autochthone Rückenmuskulatur und M. *rhomboideus*, M. *quadratus lumborum*, M. *obliquus internus* und *externus abdominis*, M. *transversus abdominis*, M. *rectus abdominis*)
- Kräftigung der Gesäßmuskulatur (M. *glutaeus maximus* und *medius*)
- Kräftigung der Stützmuskulatur, vor allem des M. *triceps brachii*, M. *rhomboideus* und des M. *trapezius*
- Mobilisation der Wirbelsäule

→ Siehe Bilder auf der nächsten Seite

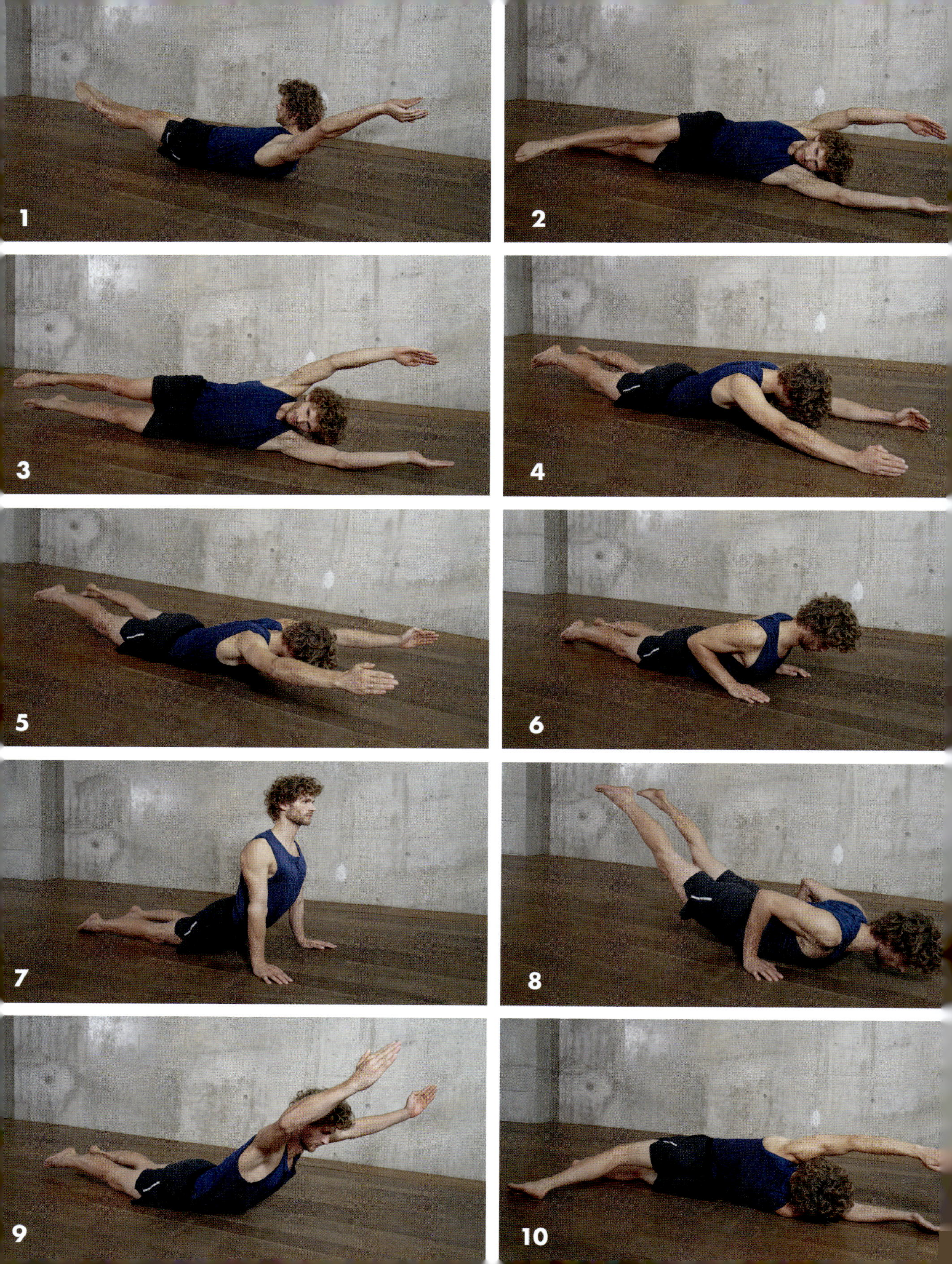
1
2
3
4
5
6
7
8
9
10

SEITLICHES KRABBELN

Vorwärts und rückwärts zu krabbeln, hast du sicherlich schon mal ausprobiert. Seitliches Krabbeln könnte allerdings neu für dich sein und erfordert viel Konzentration und schult deine Kreuzkoordination.

1. Begib dich in den Vierfüßlerstand. Deine Hände stehen dabei eng nebeneinander, die Füße hingegen stellst du etwas mehr als hüftbreit auseinander. Hebe die Knie vom Boden ab (Abbildung 1).
2. Setze deine rechte Hand zuerst ein Stück nach rechts, wobei nahezu zeitgleich auch der linke Fuß an den rechten herangesetzt wird (Abbildung 2), während sich der linke Arm schon fast wieder gleichzeitig mit dem rechten Fuß in Bewegung setzt und so weiter. Führe fünf bis sechs Krabbelzyklen nach rechts durch und ende so, dass deine Hände ungefähr schulterbreit auseinanderstehen und die Füße wieder geschlossen sind. Lege die Knie ab.

- **Variante A:** Löse den rechten Arm vom Boden und führe eine Art Kraulbewegung durch, indem der Arm nach vorn und dann über die Seite bis zum Rücken geführt wird. Beuge über dem Rücken das rechte Ellenbogengelenk und schiebe die rechte Handfläche so weit, wie du kannst, zwischen die Schulterblätter (Abbildung 3). Halte diese Position 10 bis 15 Sekunden.
- **Variante B:** Zusätzlich zum abgehobenen Arm in Variante A hebst du nun das diagonal gegenüberliegende, linke Bein gestreckt an (Abbildung 4). Halte diese Position 10 bis 15 Sekunden.
- **Variante C:** Zusätzlich zum abgehobenen Arm in Variante A hebst du nun das gleichseitige, rechte Bein gestreckt an (Abbildung 5). Halte diese Position 10 bis 15 Sekunden.

---

3. Stelle zuerst den abgehobenen rechten Arm wieder eng neben der anderen Stützhand auf und hole danach das frei schwebende Bein in den Vierfüßlerstand zurück.
4. Führe den gesamten Bewegungsablauf nach links aus.

→ Auf der nächsten Seite geht's weiter

5. Drücke dich im Anschluss mit beiden Armen etwas vom Boden ab, schiebe das Gesäß über die Fußspitzen nach hinten und ende in der tiefen Hocke. Setze, wenn möglich, die Fersen bei ausreichender Beweglichkeit am Boden ab und drücke mit den Ellenbogen deine Knie seitlich nach außen (Abbildung 6). Andernfalls stütze dich mit den Händen leicht am Boden ab. Halte diese Position ungefähr 30 bis 45 Sekunden.
6. Ziehe mit der nächsten Ausatmung den Bauchnabel bewusst ein und drücke dich aus der tiefen Hocke mit einer Streckbewegung der Beine in die Ausgangsposition nach oben in den Stand (Abbildung 7).

Tipp **Der gesamte Ablauf kann vereinfacht werden, indem die Knie während des seitlichen Krabbelns am Boden bleiben.**

WIRKUNG

- Verbesserung der Koordination (Kreuzkoordination)
- Mobilisation des oberen Sprunggelenks (Verbesserung der Beugung), vor allem in der tiefen Hockposition
- Wiedererlernen des natürlichen Bewegungsmusters »Krabbeln«
- Stärkung des Oberkörpers und der gesamten Schulter- und Armmuskulatur (Primärbeweger: *M. pectoralis major, M. deltoideus, M. triceps brachii*), vor allem auch der Rotatorenmanschette (*M. subscapularis, M. supraspinatus, M. infraspinatus, M. teres minor*)
- Verbesserung der allgemeinen Kraftfähigkeit vor allem der Bein-, Gesäß- und Hüftbeugemuskulatur (Primärbeweger: *M. quadriceps femoris*, ischiocrurale Muskulatur, *M. triceps surae, M. glutaeus maximus* und *medius, M. iliopsoas*)
- Verbesserung der Rumpf- und Rotationsstabilität (Primärbeweger: *M. erector spinae, M. rectus abdominis* und *M. obliquus internus* und *externus abdominis, M. transversus abdominis, M. quadratus lumborum*)
- Leichte Dehnung der Oberschenkelinnenseite (Adduktorengruppe)

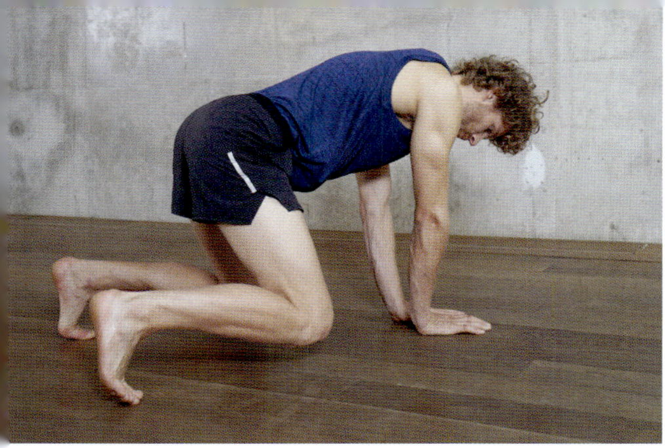

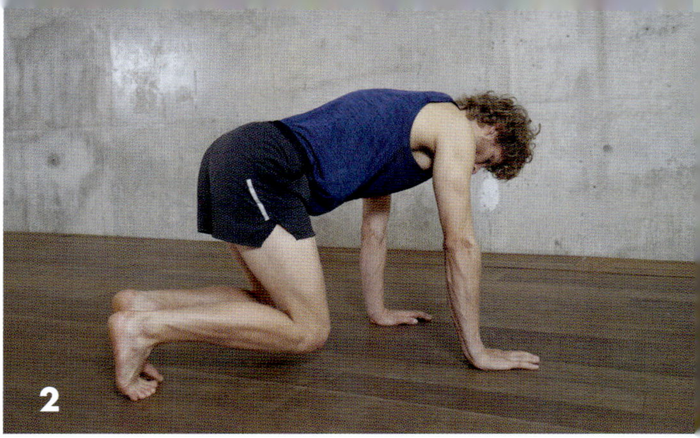
2

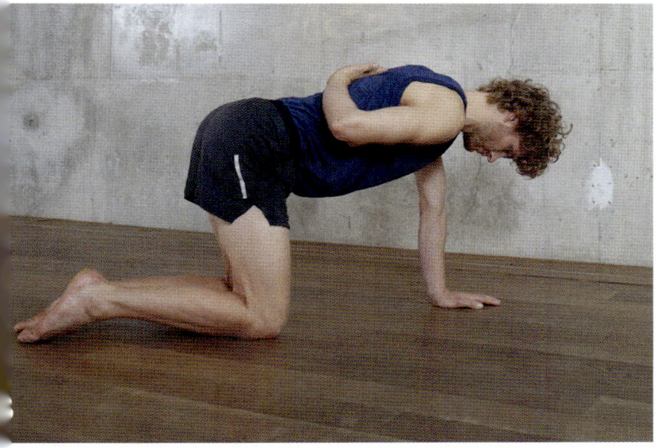

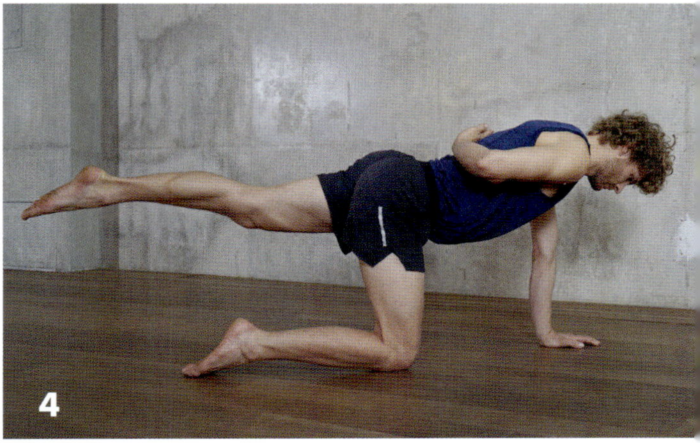
4

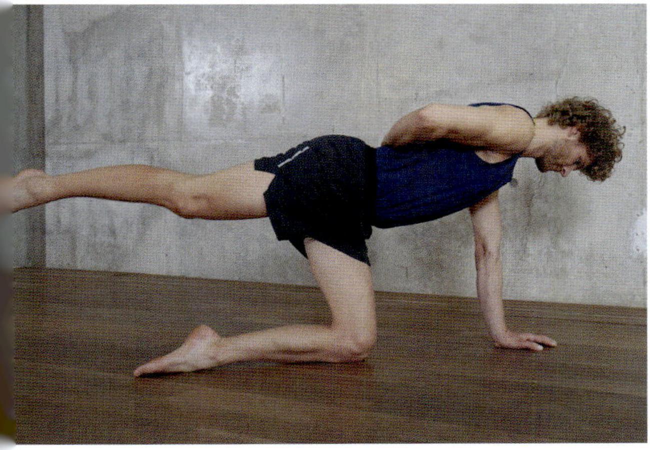

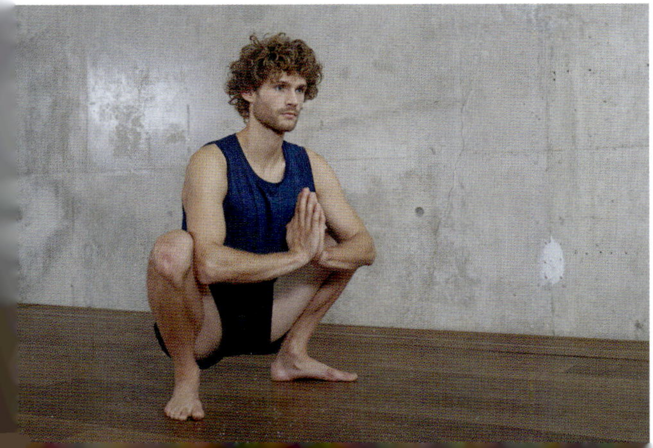

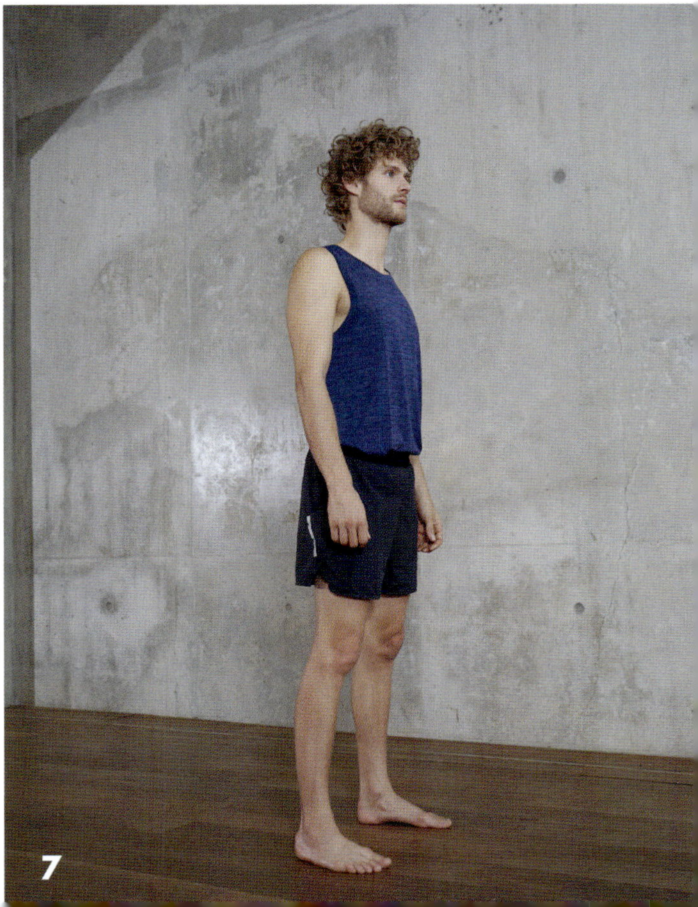
7

ANIMAL MOVE »APE« EINMAL GEDREHT

Bei diesem Flow steigert sich die Dynamik beim seitlichen Krabbeln und wird durch eine Drehung um 180 Grad im Stand erschwert. Schnelles Abstoppen im Bewegungsablauf fördert die Haltearbeit und Kontrolle der tiefen Bauch- und Rückenmuskeln.

1. Starte im Vierfüßlerstand (Abbildung 1). Bewege die rechte Hand und den rechten Fuß zeitgleich nach rechts. Stelle beide Extremitäten der linken Seite zeitgleich nach. Die Knie bleiben dabei vorerst am Boden (Abbildung 2).
2. Führe die Bewegung zurück nach links zuerst mit den linken Extremitäten durch. Wiederhole diese Bewegung fünf- bis sechsmal zu einer Seite.

- **Variante A:** Führe die Krabbelbewegung nach rechts wie in Schritt 1 beschrieben aus, löse dabei aber beide Knie vom Boden (Abbildung 3). Wiederhole diese Bewegung nach links. Führe den Ablauf insgesamt fünf- bis sechsmal durch.

- **Variante B:** Setze aus dem Vierfüßlerstand den linken Fuß nach vorn unter dem Oberkörper auf (Abbildung 4). Drücke dich auf dem linken Bein nach oben, lass dabei das rechte Bein angewinkelt und hebe es vom Boden ab, sodass du im Einbeinstand ankommst; das rechte Bein bleibt hinten angewinkelt in der Luft. Senke den Oberkörper dabei nach vorn ab, bis er fast parallel zum Boden ausgerichtet ist (Abbildung 5). Halte diese Position für 10 bis 15 Sekunden. Halte das rechte Schwungbein angewinkelt und ziehe es durch Beugung deiner Hüfte aktiv zum Rumpf heran (Stand-Crunch). Komme in dieser Position durch Beugung deines linken Beins wieder zum Boden. Beginne, wenn möglich, den Ablauf direkt von vorn und starte die Bewegung mit dem anderen Bein. Versuche, die Knie dabei nicht am Boden abzusetzen.
- **Variante C:** Führe den Ablauf wie in Variante B beschrieben durch, erzeuge jedoch nach der Fliegerposition etwas Schwung im linken Standbein, indem du leicht im Kniegelenk federst und den Schwung des rechten Beins nutzt, der beim Heranziehen in die Aufrichtung entsteht (Abbildung 6). Leite damit eine Drehbewegung um 180 Grad nach rechts ein. Dabei kommst du etwas auf die linke Fußspitze und drehst möglichst auf einem Fleck um deine Längsachse (Abbildung 7). Balanciere diese Position kurz aus und halte sie für ungefähr 10 bis 15 Sekun-

den. Komme mithilfe einer einbeinigen Kniebeugung im linken Bein erneut zum Boden (Abbildung 8). Beginne den Ablauf von vorn, indem du alles mit der linken Körperseite nach links beginnst.

3. Führe die Variante deiner Wahl aus dem vorhergehenden Schritt mit abbremsenden Seitsprüngen durch (Abbildung 9). Schwinge dabei beide Hände nach links. Setze jetzt aber die rechte Hand zuerst am Boden auf. Auch der rechte Fuß wird dabei zuerst vor dem linken Fuß aufgesetzt.
4. Beende die Sequenz im Vierfüßlerstand. Beuge und strecke den gesamten Rücken noch einmal (Katzenbuckel; Abbildungen 10 und 11) oder rolle dich Wirbel für Wirbel bis in den Stand auf.

WIRKUNG

- Mobilisation und Verbesserung der Beweglichkeit der oberen und unteren Sprunggelenke sowie der Unterschenkel
- Verbesserung der Orientierungs- und Kopplungsfähigkeit (Kreuzkoordination)
- Mobilisation der Wirbelsäule
- Kräftigung der Beinmuskulatur (vor allem des *M. quadrizeps femoris* in unterschiedlichen Gelenkwinkeln und des *M. glutaeus maximus*)
- Verbesserung des statischen und dynamischen Gleichgewichts im Einbeinstand und in der tiefen Hockposition
- Kräftigung der schulterumgebenden Muskulatur sowie der Brustmuskulatur (Primärbeweger: *M. pectoralis major, M. deltoideus, M. triceps brachii*)
- Kräftigung des Gerad- und Schrägsystems des Rumpfes (autochthone Rückenmuskulatur, *M. quadratus lumborum, M. obliquus internus* und *externus abdominis, M. transversus abdominis, M. rectus abdominis*)
- Training der kollagenen Faszienstrukturen durch Reaktiv- und Schnellkraft, vor allem der Wadenmuskulatur (*M. triceps surae*)

→ Siehe Bilder auf den nächsten beiden Seiten

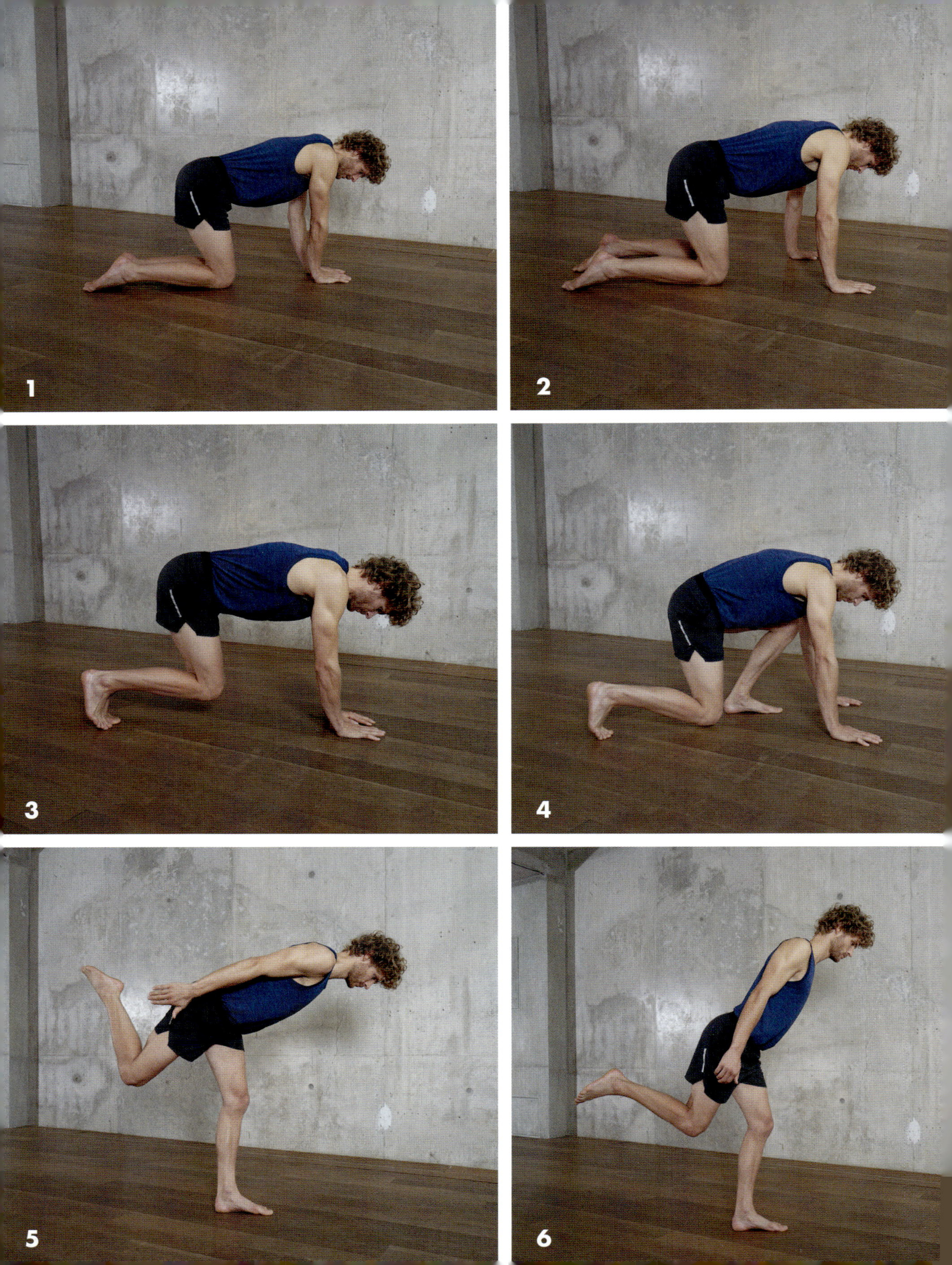
1
2
3
4
5
6

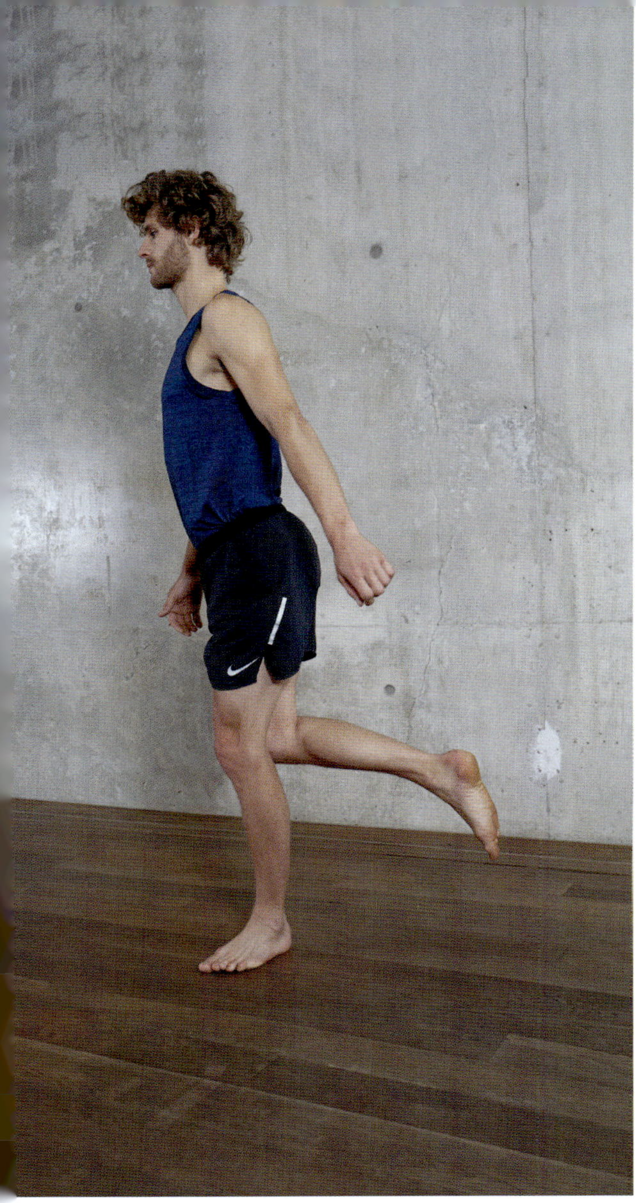

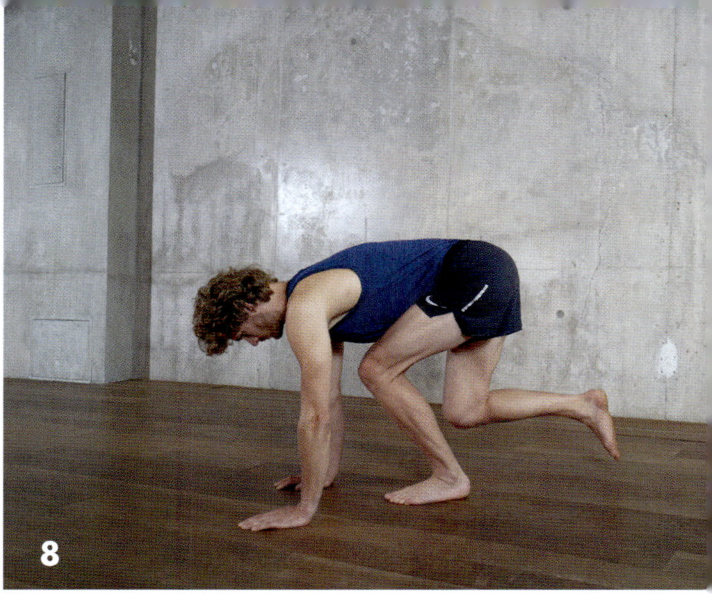

8

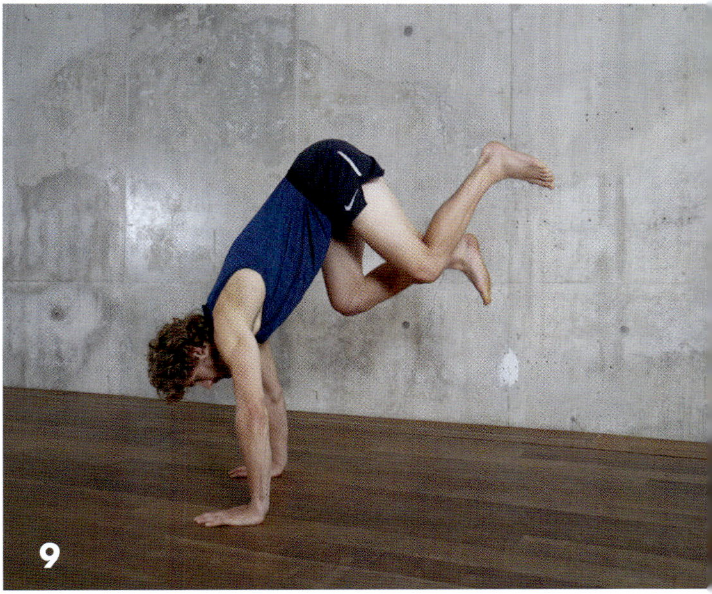

9

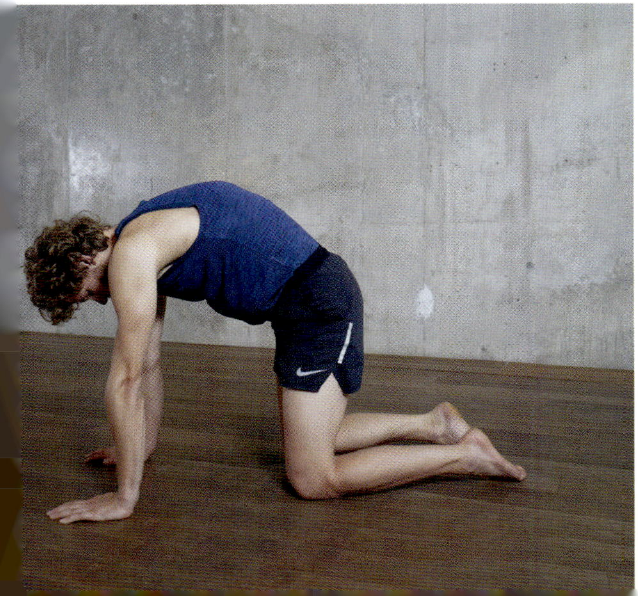

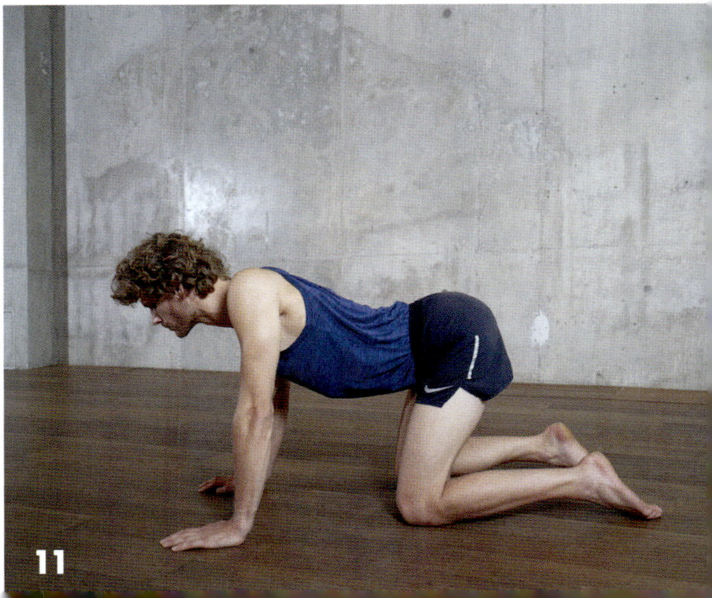

11

ROLL-OVER IN DIE KERZE

Bei diesem Flow lernst du, so auf dem Rücken zu rollen, dass es sich rund wie ein Ball anfühlt, und damit auch sicher in den Stand zu gelangen.

1. Begib dich in die Rückenlage und stelle deine Beine hüftbreit auf. Deine Arme liegen seitlich am Körper mit den Handflächen zum Boden gedreht. Atme aus, drücke deine Beine mit Kraft zusammen und strecke sie geschlossen zur Decke (Abbildung 1).
2. Führe deine Beine mit der nächsten Ausatmung aus der Kraft der Bauchmuskulatur hinter den Kopf (Roll-over) und öffne sie dabei nach außen in eine Grätsche (Abbildung 2).
3. Rolle dich kontrolliert Wirbel für Wirbel über den Rücken ab und führe dabei eine Kreisbewegung mit den Beinen durch, indem du sie über außen nach innen schließt. Schon während du über die Brustwirbelsäule abrollst, hebt sich dein Kopf vom Boden mit ab (Abbildungen 3 und 4).
4. Nutze den dabei entstehenden Schwung, um direkt wieder in die Überkopfposition zu kommen. Schließe aber dieses Mal die Beine.

- **Variante A:** Platziere die Hände unterhalb des Gesäßes und winkle beide Beine an (Abbildung 5). Halte diese Position ungefähr 10 bis 15 Sekunden.
- **Variante B:** Bringe aus Variante A beide Beine geschlossen in die Streckung zur Decke (Abbildung 6). Halte diese Position ungefähr 10 bis 15 Sekunden.
- **Variante C:** Komme ohne Zuhilfenahme der Hände in die maximale Streckung des Körpers zur Decke. Bringe dabei so wenig wie möglich von deinem Körpergewicht auf den Nacken (Abbildung 7).

5. Platziere deine Arme erneut zum Abstützen unterhalb des Gesäßes und winkle deine Beine wie in Variante A an.
6. Führe eine geschmeidige Rollbewegung über den Rücken aus, die Hände können dabei leicht die Oberschenkelrückseiten umfassen. Die Bewegung sollte sich so rund wie möglich anfühlen, als ob du jeden Wirbel einzeln zum Boden führen würdest.

- **Variante A:** Umfasse den linken Unterschenkel mit beiden Händen und strecke das rechte Bein in der Vorwärtsbewegung aus (Abbildung 8). Führe beim Zurückrollen beide Knie wieder zusammen und strecke bei der nächsten Rollbewegung das andere Bein nach vorn und so weiter. Wiederhole die Rolle noch weitere ein- bis dreimal – je nach Kraftniveau – mit jeder Seite.

- **Variante B:** Führe die Bewegung identisch wie in Variante A durch, löse aber das Gesäß bei der Bewegung nach vorn in Richtung Sitzposition kurz vom Boden ab (Abbildung 9). Beim Zurückrollen winkelst du beide Knie zur Brust an. Strecke bei der nächsten Rollbewegung das andere Bein nach vorn und so weiter. Wiederhole die Rolle noch weitere ein- bis dreimal – je nach Kraftniveau – mit jeder Seite.
- **Variante C:** Erweitere Variante B, indem du dich vom linken Bein durch eine einbeinige Beinstreckung wieder in den Stand bringst (Pistol Squat; Abbildung 10). Gehe über den Pistol Squat aus dem Stand direkt wieder tief. Setze dabei, wenn nötig, die Ferse zur Unterstützung zwischenzeitlich am Boden auf. Strecke bei der nächsten Rollbewegung das andere Bein nach vorn und so weiter. Wiederhole die Rolle mit dem einbeinigen Squat noch weitere ein- bis dreimal – je nach Kraftniveau – mit jeder Seite.

---

7. Komme ein letztes Mal über eine Rolle in die Überkopfbewegung nach hinten (Roll-over). Rolle dich dann kontrolliert und so langsam wie möglich Wirbel für Wirbel ab, um in der Rückenlage zu enden.

Tipp **Alle Varianten der Rollbewegung können durch leichtes Abstützen mit den Armen erleichtert und durch Wegnahme der Arme erschwert werden.**

WIRKUNG

- Verbesserung der Beweglichkeit im Unterschenkel und im Sprunggelenk
- Kräftigung der Beinmuskulatur (vor allem des *M. quadrizeps femoris* in unterschiedlichen Gelenkwinkeln und des *M. glutaeus maximus*)
- Verbesserung des statischen und dynamischen Gleichgewichts in der tiefen Hockposition
- Mobilisation der Wirbelsäule (Rollen)
- Kräftigung des Gerad- und Schrägsystems des Rumpfes (autochthone Rückenmuskulatur, *M. quadratus lumborum, M. obliquus internus* und *externus abdominis, M. transversus abdominis, M. rectus abdominis*)
- Training der kollagenen Faszienstrukturen, vor allem der Wadenmuskulatur (Reaktiv- und Schnellkraft)

→ **Siehe Bilder auf der nächsten Seite**

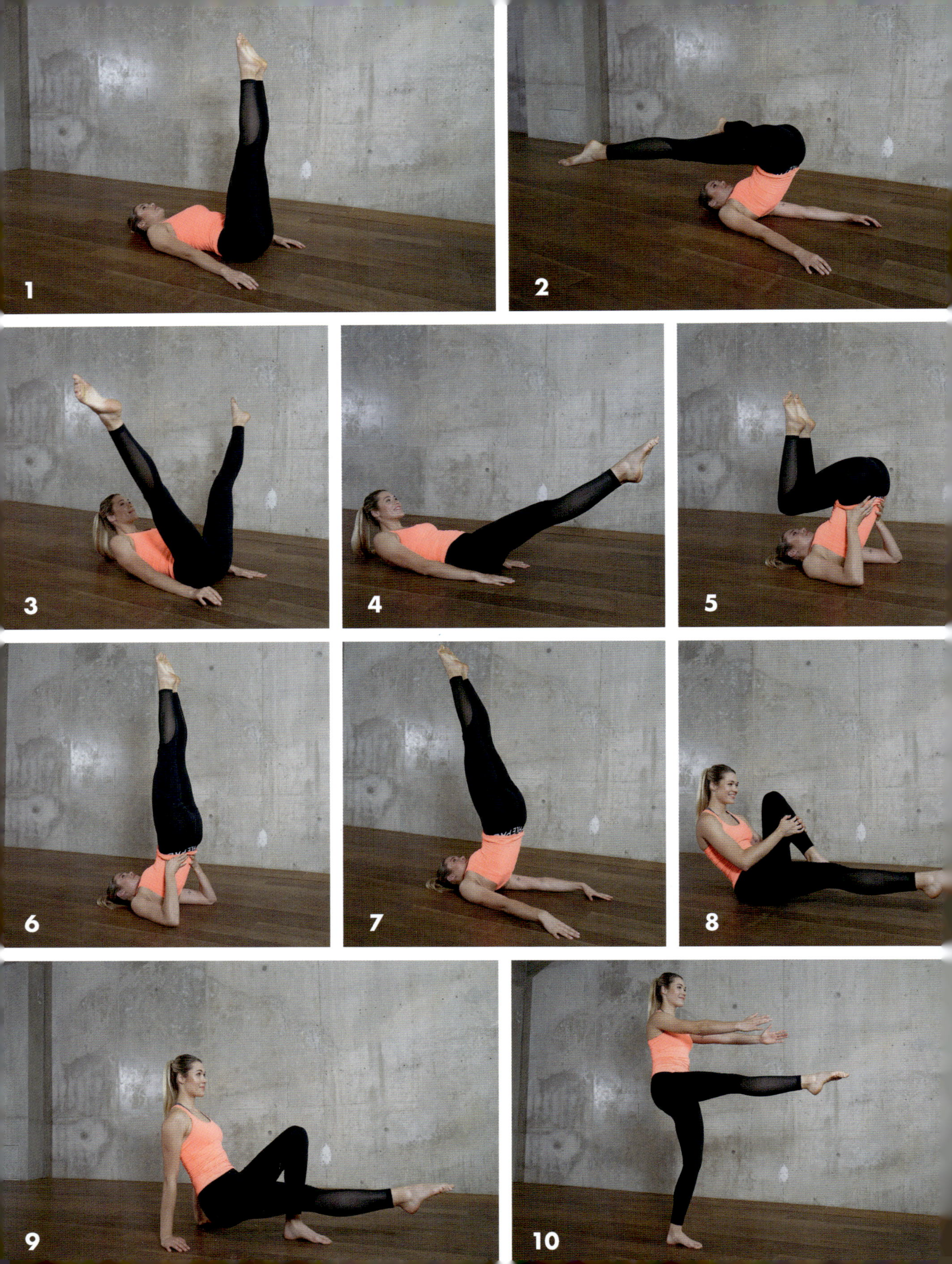
1
2
3
4
5
6
7
8
9
10

KREISEL IN RÜCKEN- UND SEITENLAGE

Der Schwerpunkt dieses Flows liegt im kontrollierten Abrollen der Wirbelsäule und fördert die Stabilität in der Seitenlage. Der kombinierte Seit-Crunch hilft dir dabei, die nötige Kraft dazu zu entwickeln.

1. Begib dich in die Rückenlage und lege deine Arme gestreckt neben deinen Körper. Stelle die Füße hüftbreit auf und rolle deinen Rücken Wirbel für Wirbel von der Lendenwirbelsäule her nach oben auf (Bridging). Halte diese Position für 10 bis 15 Sekunden (Abbildung 1).
2. Löse dein linkes Bein vom Boden und führe es angewinkelt zur Brust (Abbildung 2). Bringe es von dort zur Decke in die Streckung (Abbildung 3). Winkle das linke Bein an, lass das Knie nach außen sinken und drücke mit der linken Fußsohle gegen den rechten Oberschenkel (etwas oberhalb des Knies; Abbildung 4). Rolle dich in dieser Position Wirbel für Wirbel zurück zum Boden.

- **Variante A:** Beginne wie in Schritt 1 und rolle deine Wirbelsäule erneut Wirbel für Wirbel auf. Lass das linke Knie angewinkelt zur linken Seite absinken, indem du es maximal nach außen rotierst und den linken Fuß noch einmal aktiv zum rechten Oberschenkel drückst. Dabei dreht sich der Rumpf langsam mit zur linken Seite. Sobald die linke Oberschenkelaußenseite am Boden aufliegt, führe das rechte Bein in die Streckung. Halte deine Arme dabei gestreckt in Verlängerung der Wirbelsäule in Überkopfhöhe (Abbildung 5). Stütze dich eventuell mit dem oberen, rechten Arm leicht am Boden ab, um die Seitenlage zu stabilisieren. Bringe auch das untere, linke Bein mit in die Streckung und halte diese Position für ungefähr 10 bis 15 Sekunden (Abbildung 6). Bewege dich kontrolliert und in Zeitlupe nach rechts auf den Rücken und stelle beide Füße hüftbreit auf. Wiederhole den Ablauf mit der anderen Seite von vorn und führe den Flow drei bis vier weitere Male pro Seite durch.
- **Variante B:** Beginne wie bei Variante A, bewege aber in der Seitenlage aktiv den oberen, rechten Arm in Richtung des oberen, rechten Beins (Abbildung 7). Hebe dafür auch das untere Bein vom Boden ab und bewege den linken Arm am Boden etwas auf den Rumpf zu. Der Oberkörper löst sich dabei vom Boden. Lass dich wieder kontrolliert zu Boden sinken und drehe dich in die Rückenlage zurück. Halte dabei, wenn du kannst und die Lendenwirbelsäule sich nicht vom Boden löst, die Beine gestreckt und ende auch in dieser Ganzkörperstreckung in der Rückenlage (Abbildung 8). Wiederhole den Ablauf mit der anderen Seite von vorn und führe den Flow drei bis vier weitere Male pro Seite durch.

→ **Auf der nächsten Seite geht's weiter**

- **Variante C:** Führe Variante B komplett durch, komme aber nach dem Drehen in die Rückenlage in eine Art Rückenwippe (Abbildung 9). Hierzu pendelst du über den gesamten Rücken mit vollständig gestrecktem, angespanntem Rumpf und mit langen Armen in Überkopfhöhe fünf- bis sechsmal vor und zurück. Wiederhole den Ablauf mit der anderen Seite von vorn und führe den Flow drei bis vier weitere Male pro Seite durch.

WIRKUNG

- Verbesserung der Mobilität und Flexibilität der Hüfte (vor allem des *M. iliopsoas*) und der unteren Extremität
- Kräftigung der lateralen Kette (*M. quadratus lumborum, M. obliquus internus* und *externus abdominis, M. transversus abdominis, M. rectus abdominis, M. rectus femoris, M. iliopsoas, M. glutaeus medius, M. piriformis*) und der schulterumgebenden Muskulatur (vor allem *M. triceps brachii, M. deltoideus*)
- Kräftigung der dorsalen Kette (*M. erector spinae*, vor allem der unteren Anteile, *M. glutaeus maximus*, ischiocrurale Muskulatur)
- Mobilisation der Wirbelsäule

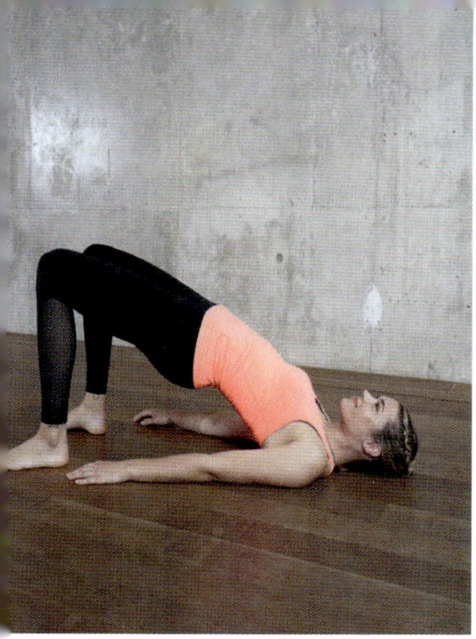

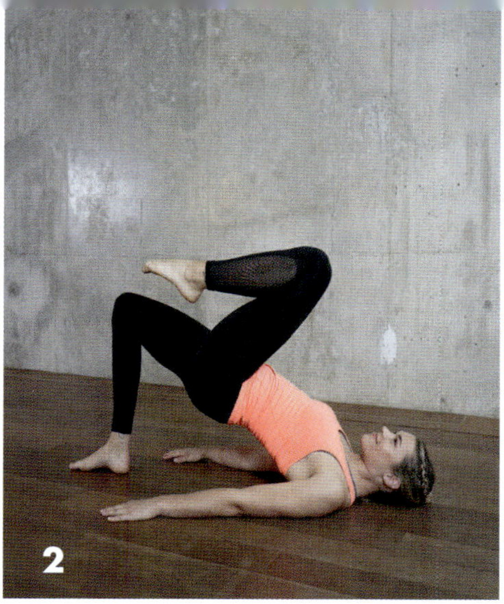
2

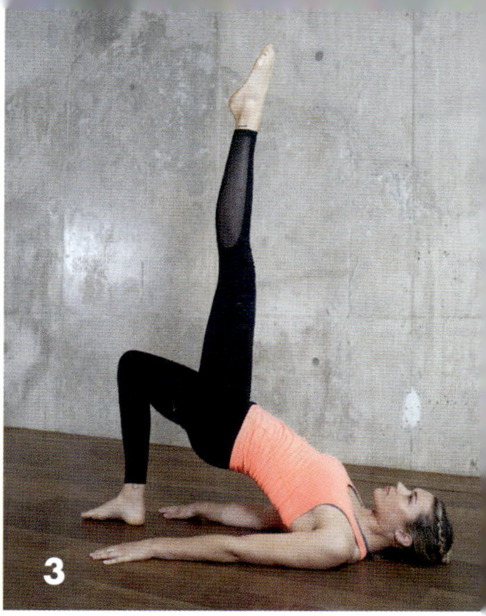
3

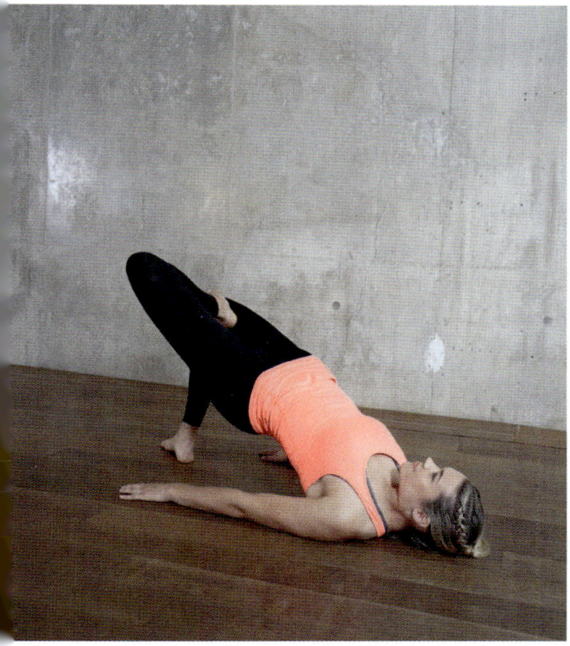

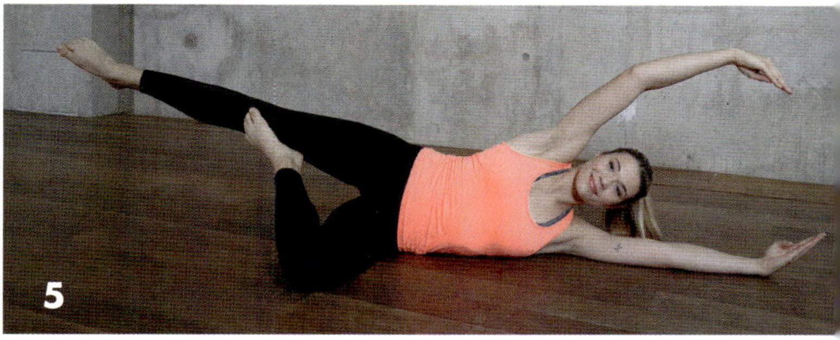
5

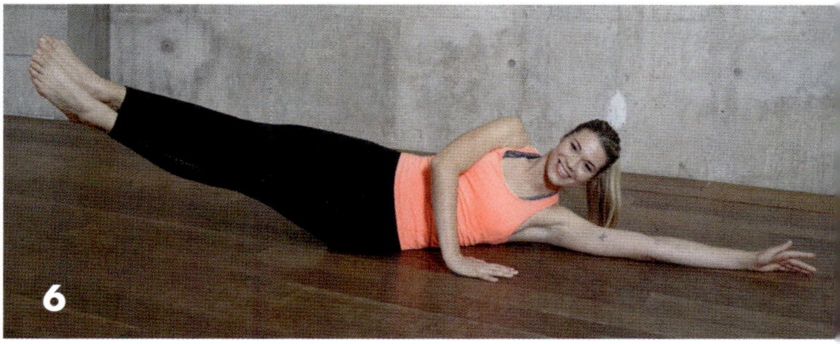
6

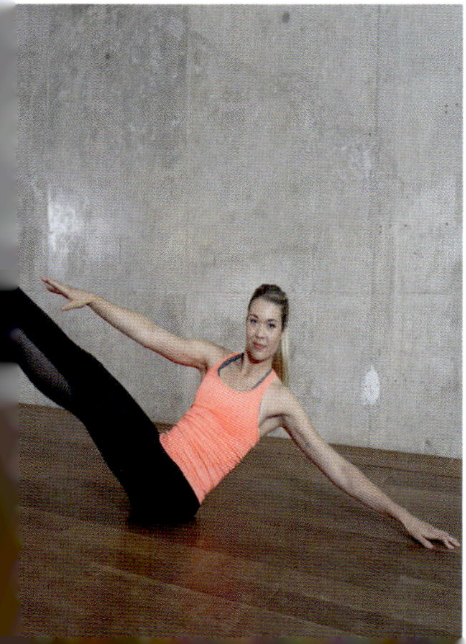

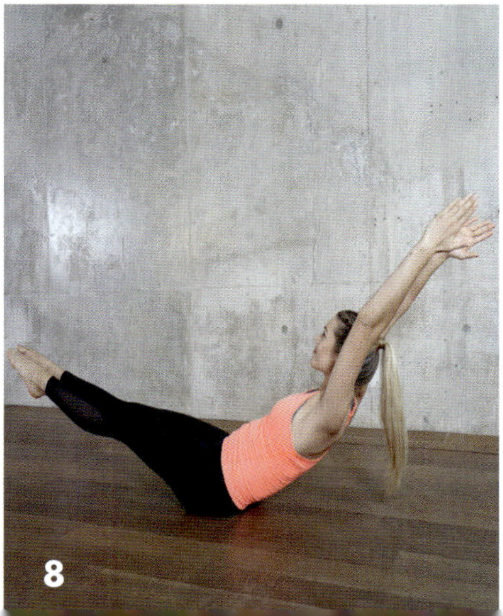
8

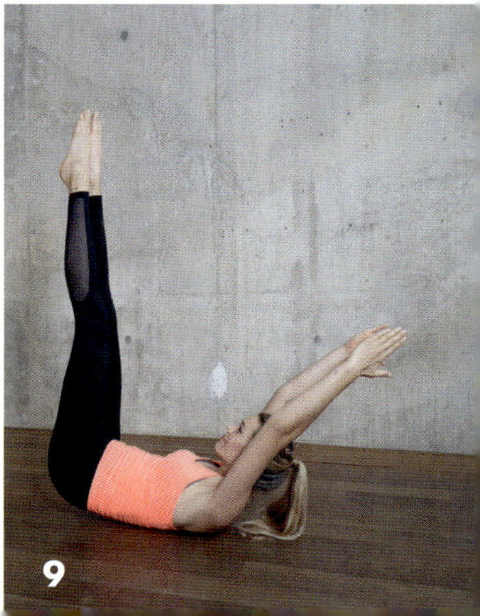
9

ROBBEN TRIFFT BREAKDANCE

Hier triffst du auf eine der ersten fundamentalen Bewegungsformen, nämlich dem Robben und Ziehen am und über den Boden, die mit weiteren Stützformen kombiniert werden. So baust du spielerisch deine Stützkraft in allen Ebenen auf.

1. Begib dich aus der Bauchlage mit den Armen in den Unterarmstütz, wobei dein Unterkörper abgelegt bleibt. Anfänger sollten darauf achten, eine lange Hose zu tragen, um besser über den Boden rutschen zu können.
2. Robbe auf den Unterarmen im Kreuzgang mit fünf bis sechs Zügen nach vorn. Setze dazu den linken Unterarm ein Stück vor, während unmittelbar danach das rechte Bein nachsetzt, das im Kniegelenk nach außen rotiert seitlich abgelegt ist (Abbildung 1). Es folgen der rechte Unterarm, das linke Bein und so weiter (Abbildung 2).

● **Variante A:** Bringe nach dem letzten Vorwärtszug noch mal beide Arme gestreckt nach vorn (Abbildung 3) und schiebe dich über die Arme aktiv mit dem gesamten Rumpf nach vorn (Latzug in Bauchlage; Abbildungen 4 und 5). Wiederhole diese Bewegung noch vier- bis fünfmal. Setze danach deine Hände auf Brusthöhe auf und verlagere dein Gewicht über die linke Gesäßhälfte über die Seite in einer schnellen Drehbewegung mit angewinkelten Beinen zur anderen Seite (Abbildung 6). Lass die angewinkelten Beine zum Boden sinken, komme auf die Unterarme und lege den Unterkörper wieder am Boden ab.

●● **Variante B:** Beginne wie in Variante A mit der Latzug-Bewegung. Begib dich danach wieder auf die Unterarme und drehe den linken Unterarm direkt nach vorn in Drehrichtung. Drücke dich in den Seitstütz hoch, wobei der obere, rechte Fuß vor dem linken Fuß aufgesetzt wird (Abbildung 7). Halte diese Position für 10 bis 15 Sekunden. Strecke den rechten Arm zur Decke. Drehe dich kontrolliert weiter nach rechts, sodass du – wenn möglich, ohne den Boden zu berühren – direkt auf beide Unterarme kommst (Abbildung 8). Verharre in dieser Position weitere 10 bis 15 Sekunden. Setze den rechten Unterarm um 90 Grad nach rechts, um dich wieder weiter in den Seitstütz auf der anderen Seite zu drehen (Abbildung 9). Falls dir die Kraft fehlt, kann dazu das Gesäß kurz am Boden abgelegt werden. Strecke den linken Arm zur Decke und kreuze den linken vor den rechten Fuß. Verharre weitere 10 bis

15 Sekunden im Seitstütz. Drehe dich nochmals nach rechts, indem du dich über die Fußspitzen wieder in die Plank schiebst. Der rechte Unterarm wird dabei um weitere 90 Grad nach vorn aufgedreht.

3. Kehre aus der Plank-Position kontrolliert auf den Boden zurück und robbe in fünf bis sechs Zügen pro Seite zurück.
4. Lege den Körper wieder gestreckt bis in die Bauchlage ab. Wiederhole den Flow, indem du dich über die andere Gesäßhälfte aufdrehst (Variante A) und die Drehung in den Seitstütz über den rechten Unterarm beginnst (Variante B). Zur Verbindung mit anderen Flows komme noch einmal in den Vierfüßlerstand zurück.

Tipp

Der gesamte Flow kann auch im Stütz als kriechender Tiger (siehe Seite 78) durchgeführt werden, um die Intensität nochmals deutlich zu steigern. Du bewegst dich dabei tief am Boden. Die Arme werden nur gestreckt, um sie weit vor dem Körper aufzusetzen. Dann schiebt sich der Oberkörper mit dem Gewicht auf diesen Arm und der andere setzt weiter vorn auf. Der Oberkörper dreht dabei immer zum vorderen, etwas seitlich angewinkelten Bein auf, das diagonal zum Oberkörper nachgesetzt wird.

WIRKUNG

- Mobilisation der Wirbelsäule
- Wiedererlernen des natürlichen Bewegungsmusters »Robben«
- Verbesserung der Arm- und Beinkoordination (Kreuzkoordination)
- Kräftigung der Arm- und Schultermuskulatur (Primärbeweger: *M. pectoralis major, M. deltoideus, M. triceps brachii*), vor allem auch der Rotatorenmanschette (*M. subscapularis, M. supraspinatus, M. infraspinatus, M. teres minor*)
- Verbesserung der allgemeinen Kraftfähigkeit, vor allem der Bein-, Gesäß- und Hüftbeugemuskulatur (Primärbeweger: *M. quadriceps femoris*, ischiocrurale Muskulatur, *M. triceps surae, M. glutaeus maximus* und *medius, M. iliopsoas*)
- Verbesserung der Rumpf- und Rotationsstabilität (Primärbeweger: *M. erector spinae, M. rectus abdominis* und *M. obliquus internus* und *externus abdominis, M. transversus abdominis, M. quadratus lumborum*)

→ Siehe Bilder auf der nächsten Seite

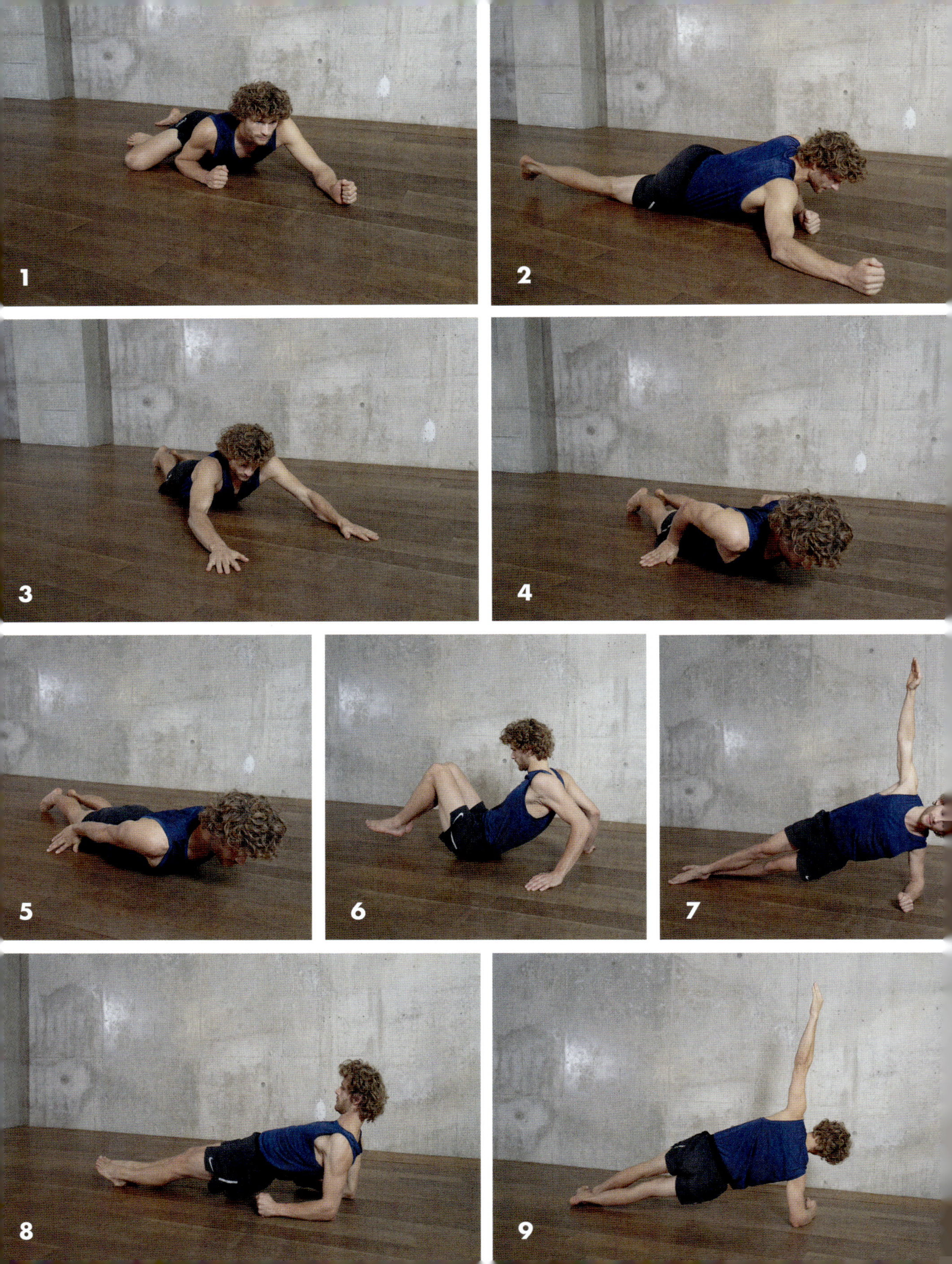
1
2
3
4
5
6
7
8
9

TISCH-WORKOUT MIT ZUG UND DRUCK

Dein Esstisch kann gute Dienste leisten, um deinen breiten Rückenmuskel zu stärken und optimal auf eine weitere fundamentale Bewegungsform vorzubereiten: das Ziehen. Um die Rumpfspannung weiter zu fördern, wird außerdem eine Druckbewegung mit eingebunden.

1. Begib dich in den Langsitz auf den Boden unter einen sehr stabilen Tisch (am besten aus Massivholz oder Ähnlichem). Fasse mit den Händen an die Tischkante, sodass die Handflächen zum Tisch zeigen.

- **Variante A:** Stelle beide Füße hüftbreit und angewinkelt auf, ziehe dich so weit, wie es deine Kraft zulässt, am Tisch hoch und schiebe dich über die Fußsohlen leicht nach vorn und nach hinten (Abbildungen 1 und 2). Wiederhole die Bewegung in beide Richtungen fünf- bis sechsmal.
- **Variante B:** Strecke das linke Bein lang nach vorn aus und setze es mit der Ferse auf, das rechte Bein bleibt angewinkelt aufgestellt (Abbildung 3). Ziehe dich mit den Armen am Tisch hoch, bis dein Kinn etwas über die Tischplatte ragt (Abbildung 4). Wechsel nach jeder Wiederholung die Position deiner Beine. Wiederhole den Klimmzug am Tisch ungefähr sechsmal (dreimal pro Beinposition).
- **Variante C:** Verfahre wie in Variante B, lass jedoch nun beide Beine lang gestreckt (Abbildung 5). Ziehe dich am Tisch hoch, sodass nur noch maximal die Fersen am Boden aufliegen (Abbildung 6).

---

2. Drehe dich auf die linke Seite in den Seitstütz.

- **Variante A:** Bringe beide Beine angewinkelt nach hinten, sodass ein 90-Grad-Winkel zwischen Ober- und Unterschenkel entsteht und die obere, rechte Hand bei lang gestrecktem Arm auf dem Tisch abgelegt werden kann. Bewege dich aktiv in den Seitstütz und drücke so fest wie möglich mit der oberen, rechten Hand von oben auf den Tisch (Abbildung 7). Halte diese Position für 20 bis 30 Sekunden.

→ Auf der nächsten Seite geht's weiter

- **Variante B:** Lege beide Beine lang übereinander. Drücke dich dabei aktiv aus den Schultern heraus. Drücke dabei wie in Variante A von oben auf den Tisch (Abbildung 8). Halte diese Position für 20 bis 30 Sekunden.
- **Variante C:** Beginne wie in Variante B, hebe dabei zusätzlich das obere, rechte Bein noch mit Kraft in Verlängerung des Rumpfes ab (Abbildung 9). Halte diese Position für 20 bis 30 Sekunden.

3. Kombiniere die Schritte 1 und 2, indem du dir je eine Variante aussuchst und sie ineinander übergehen lässt. Beginne mit Schritt 1, wähle dann eine Variante aus Schritt 2, drehe dich in die Ausgangsposition zurück und wiederhole die Übung auf der anderen Seite.
4. Wiederhole Schritt 3 noch ein- bis zweimal.

WIRKUNG

- Kräftigung der Arm- und Schultermuskulatur (*M. brachioradialis, M. brachialis, M. biceps brachii, M. triceps brachii, M. deltoideus*, vor allem *pars spinalis*)
- Kräftigung der Brust- und Rückenmuskulatur (*M. teres major, M. latissimus dorsi, M. trapezius, M. pectoralis major* und *minor*)
- Kräftigung der Gesäß- und Hüftmuskulatur (*M. glutaeus maximus* und *medius*)
- Stabilisation des Schultergürtels
- Verbesserung der Rumpfstabilität im Seitstütz (Primärbeweger: *M. erector spinae, M. rectus abdominis* und *M. obliquus internus* und *externus abdominis, M. transversus abdominis, M. quadratus lumborum*)
- Aktivierung des Beckenbodens

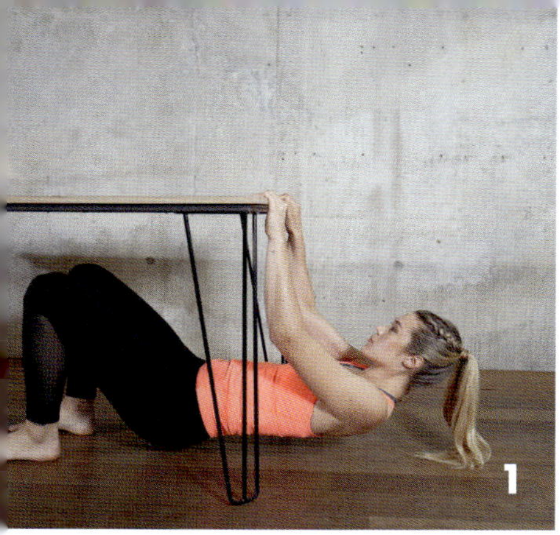
1
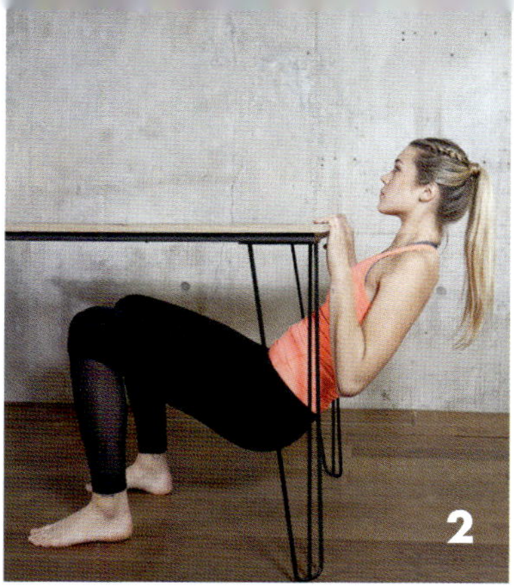
2
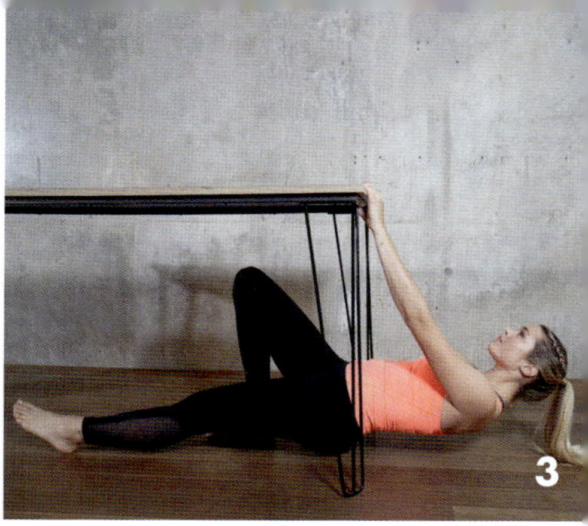
3
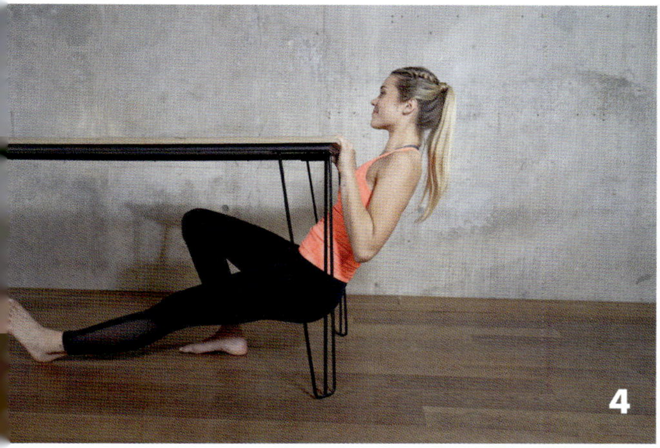
4
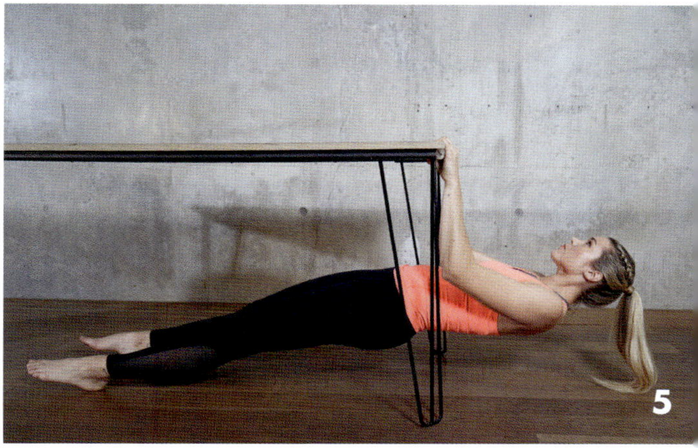
5
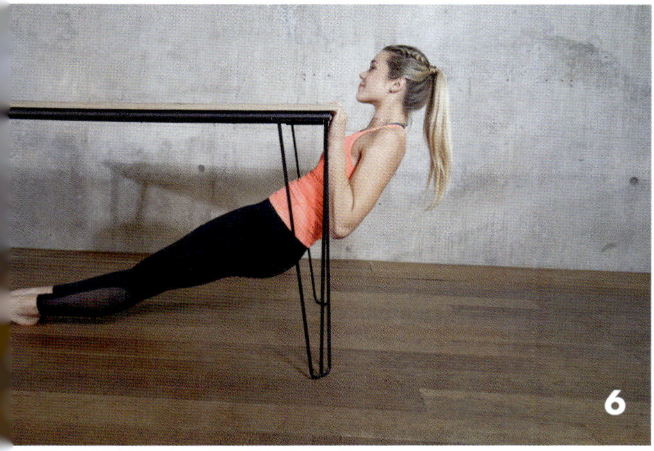
6
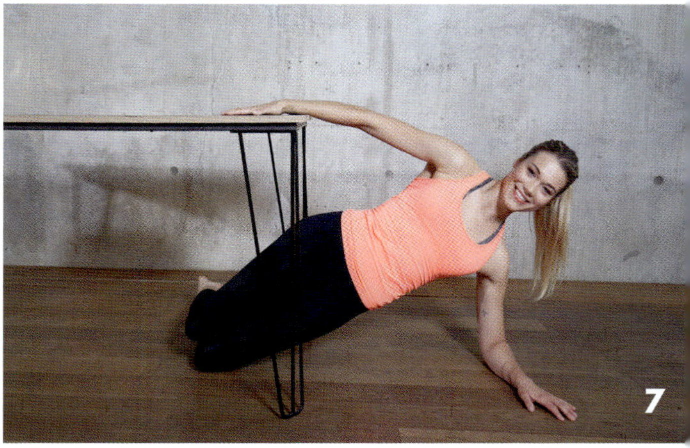
7
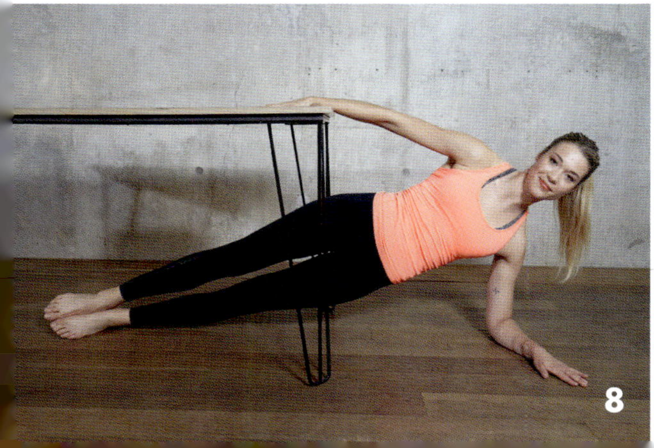
8
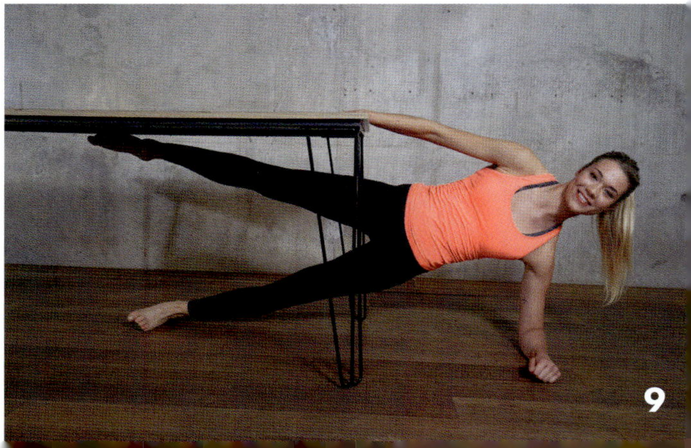
9

HANGELN UND ZIEHEN

Ähnlich wie beim Tisch-Workout liegt auch hier der Fokus auf der Schulung des Ziehens und Haltens, um genau diese Zug- und Haltekraft aufzubauen. Vielleicht schaffst du damit ja schon bald deinen ersten Klimmzug oder kannst dich direkt unseren Aufbauübungen widmen.

1. Nutze für die Übung einen dickeren Türrahmen oder eine offene Treppe. Fasse am Türrahmen im Untergriff (Handflächen zeigen zum Gesicht) oder an der Treppe im Faustgriff (Handrücken zeigen zum Gesicht). Bevor du loslegst, solltest du darauf achten, dass du schnell guten Halt und einen sicheren Untergrund unter den Füßen hast, falls die Kraft nachlassen sollte. Beginne dann, am langen Arm die Füße vom Boden zu lösen (angebeugt oder gestreckt), und versuche, so wenig wie möglich hin- und herzupendeln (Abbildung 1). Wiederhole dies noch zwei- bis dreimal für 5 bis 10 Sekunden.
2. Wenn Schritt 1 gut funktioniert, beuge die Arme ein wenig nach oben an oder führe direkt einen vollständigen Klimmzug aus (Abbildung 2). Bewege das Kinn dabei etwas über die Stufe, sofern der Platz dazu ausreicht. Wiederhole dies je nach Kraftvermögen und Bewegungsradius weitere zwei- bis dreimal.

- **Variante A:** Ziehe mit der Ausatmung die Beine etwas angewinkelt zum Bauch. Die Knie bleiben dabei in einem Winkel von unter 90 Grad zur Hüfte (Abbildung 3). Wiederhole dies zwei- bis dreimal.
- **Variante B:** Ziehe mit der Ausatmung die Beine noch etwas weiter angewinkelt zum Bauch. Die Knie bewegen sich über 90 Grad zur Brust (Abbildung 4). Wiederhole dies zwei- bis dreimal.
- **Variante C:** Starte wie in Variante B in die hohe Position der Beine. Strecke die Beine einmal bis in die Horizontale aus, winkle sie wieder an und komme zurück zur Ausgangsposition (Abbildung 5). Wiederhole dies zwei- bis dreimal.

●● **Variante D:** Bewege beide Beine angebeugt (Abbildung 6) oder gestreckt (Abbildung 7) in Richtung Kopf sowie zu beiden Seiten, indem du in der Horizontalen jeweils immer einen Beckenknochen nach oben eindrehst und eventuell sogar in einer Kreisbewegung über die Mitte zu beiden Richtungen verbindest (Helikopter-Bewegung). Wiederhole dies zwei- bis dreimal.

3. Führe nach einer Pause von circa 60 Sekunden alle Bewegungen direkt hintereinander durch, sodass du dich einmal nach oben ziehst (Klimmzug) und du einmal die Beine angewinkelt zum Bauch bewegst (eine der Varianten). Beginne erneut von vorn und führe alles noch zwei- bis dreimal hintereinander durch.

WIRKUNG

- Kräftigung der Arm- und Schultermuskulatur (*M. brachioradialis, M. brachialis, M. biceps brachii, M. triceps brachii, M. deltoideus*, vor allem *pars spinalis*)
- Kräftigung der Brust- und Rückenmuskulatur (*M. teres major, M. latissimus dorsi, M. trapezius, M. pectoralis major* und *minor*)
- Kräftigung der Hüft- und Bauchmuskulatur (*M. quadratus lumborum, M. obliquus internus* und *externus abdominis, M. transversus abdominis, M. rectus abdominis, M. rectus femoris, M. iliopsoas*, vor allem beim Anheben der Beine über 90 Grad)
- Verbesserung der Haltekraft und der Stabilisationsfähigkeit des Rumpfes
- Kräftigung des Beckenbodens

→ Siehe Bilder auf der nächsten Seite

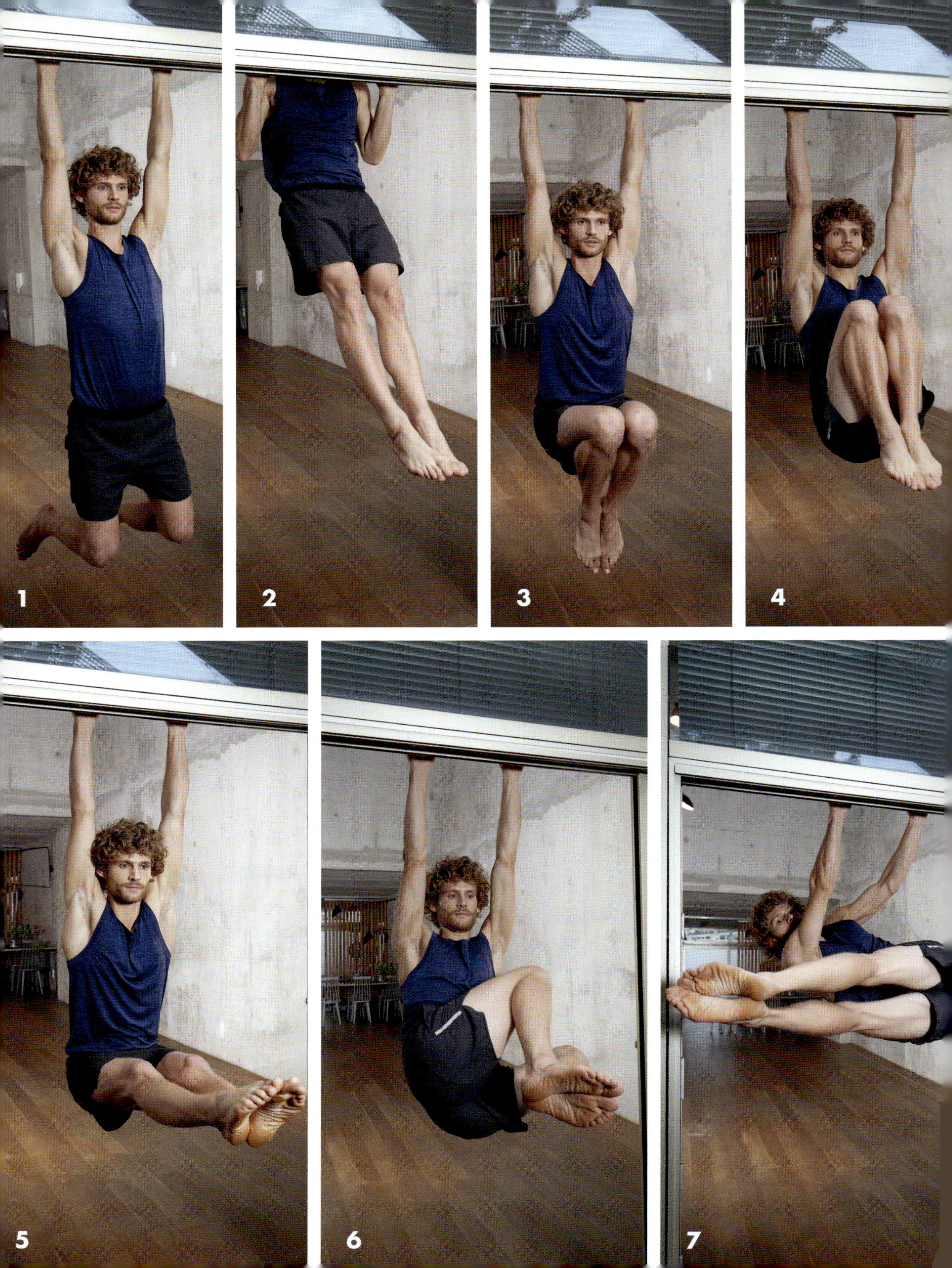
1
2
3
4
5
6
7

ROLLENDES SITZEN UND STÜTZEN

Bei diesem Flow steht deine Rumpfspannung sowohl in einer rollenden Stützposition als auch im Langsitz im Vordergrund. Zusätzlich stärkt er deine Haltekraft in den Armen und trainiert deine gesamten Rumpfmuskeln.

1. Begib dich in den Rücklingsstütz, drehe die Finger in Richtung deiner Füße und strecke die Arme vollständig durch. Die Füße sind hüftbreit aufgestellt und die Beine 90 Grad im Kniegelenk angewinkelt. Hebe das Gesäß maximal an, sodass sich der Oberkörper bis zum Kniegelenk möglichst gestreckt in einer Linie befindet. Halte die Schultern weit weg von den Ohren und rotiere sie etwas nach außen (Abbildung 1).
2. Strecke das rechte Bein nach vorn aus (Abbildung 2), setze das linke Bein daneben (Abbildung 3). Winkle das linke Bein wieder wie anfangs an und setze auch das rechte Bein daneben. Beginne damit erneut, starte nun aber zuerst mit dem linken Bein und so weiter. Sinke dabei nicht in den Schultern ein.
3. Führe in dieser Position leichte Dips durch. Beuge die Arme dabei nach hinten an und strecke sie wieder (Abbildung 4). Führe die Dips noch zehnmal durch.

---

4. Bringe das Gesäß zum Boden. Lass die Hände dabei leicht hinter dem Gesäß und bringe deinen Körperschwerpunkt auf die Hände, damit du die Beine nacheinander schräg diagonal in den Schwebesitz anheben kannst.

- **Variante A:** Führe mit den Beinen eine Radfahrbewegung aus (Abbildung 5). Bewege deine Beine etwa zehnmal vorwärts und zehnmal rückwärts.
- **Variante B:** Senke deine Beine gestreckt bis kurz über dem Boden ab und drücke die Fersen dabei zusammen. Bewege die Beine mit festem Rumpf leicht auf und ab (Abbildung 6). Wiederhole dies zehnmal.
- **Variante C:** Stütze deine Hände bis fast auf Höhe deiner Knie rechts und links neben deinen Beinen ab (Abbildung 7) und bewege die lang gestreckten Beine aus der Kraft der Bauchmuskulatur leicht auf und ab (Abbildung 8). Wiederhole dies zehnmal.

→ Auf der nächsten Seite geht's weiter

5. Komme in den Langsitz, löse deine Hände vom Boden und schiebe deinen Oberkörper aktiv aus der Hüfte nach vorn zu deinen Fußspitzen. Nimm die Arme dabei gestreckt in Verlängerung der Wirbelsäule nach vorn. Strecke im Anschluss beide Arme weit zur Decke, bis deine Wirbelsäule maximal aufgerichtet ist.
6. Beuge deine Wirbelsäule im unteren Bereich des Rückens (Lendenwirbelsäule) so weit nach hinten, als wolltest du dich nach hinten auf den Rücken abrollen. Fasse mit den Händen an den Hinterkopf und bewege die Ellenbogen parallel nach vorn. Rolle dich noch weiter nach hinten ab, bis deine Bauchspannung deutlich spürbar wird. Das Kinn wird leicht zur Brust mit eingerollt (Abbildung 9). Halte die Position kurz, ziehe deinen Bauchnabel mit der nächsten Ausatmung nach innen ein und komme damit wieder hin zu den Beinen in den Langsitz, wobei sich die Ellenbogen nach außen öffnen und die Schulterblätter in Richtung Wirbelsäule bewegen (Abbildung 10). Wiederhole diese Bewegung noch weitere fünf- bis sechsmal.
7. Beuge deine Beine etwas an und strecke dich im Langsitz noch einmal zur Decke.

Tipp

Wer es sich zutraut, kann aus der Sitzposition am Ende noch ein paarmal auf den Rücken nach hinten abrollen und/oder mit etwas Schwung und einer guten Rolltechnik den Flow mit einer kompletten Rückwärtsrolle bis in die tiefe Hocke beenden.

WIRKUNG

- Kräftigung des Armstreckers (*M. triceps brachii*) und der Schultermuskulatur (Primärbeweger: *M. deltoideus, M. trapezius pars ascendens, M. rhomboideus*) sowie Stabilisation des Schultergürtels
- Kräftigung des gesamten Gerad- und Schrägsystems des Rumpfes (autochthone Rückenmuskulatur, *M. quadratus lumborum, M. obliquus internus* und *externus abdominis, M. transversus abdominis, M. rectus abdominis*)
- Mobilisation der Wirbelsäule
- Kräftigung der Oberschenkelvorderseite (*M. quadriceps femoris*) und des Hüftbeugers (*M. iliopsoas*)

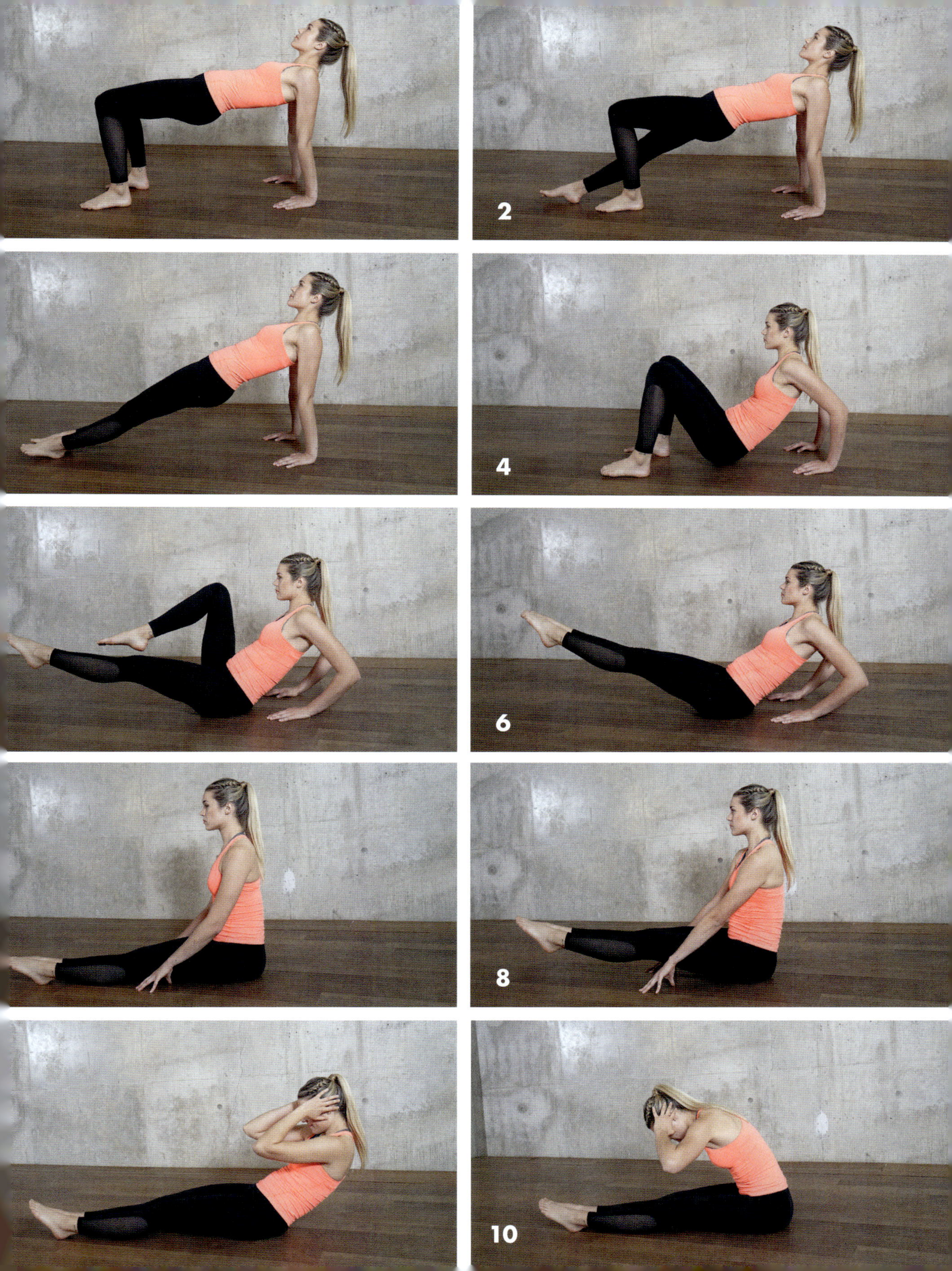
2
4
6
8
10

BURPEE-JUMP TRIFFT SKORPION

Zu guter Letzt kombiniert diese Bewegungsfolge noch einmal mehrere Bewegungsformen, die du bereits kennengelernt hast, wie das Springen, Drehen und Stabilisieren in tiefen, kräftefordernden Hock- oder Kniebeugepositionen.

1. Begib dich aus einem etwas überhüftbreiten, aufrechten Stand in eine tiefe Kniebeuge, sodass du die Hände gut auf dem Boden platzieren könntest, hebe aber deine Hände gestreckt in Verlängerung des Rumpfes nach oben an (Abbildung 1).
2. Springe dynamisch in die Plank, indem du deine Füße weit nach hinten in die Streckung bringst und dein Gesäß und deinen Rumpf vollständig anspannst. Die Hände stehen dabei etwas über schulterbreit und die Füße sind eng nebeneinander platziert (Abbildung 2).

- **Variante A:** Halte die Position für 15 bis 20 Sekunden oder komme eventuell in eine leichtere Liegestützposition (Abbildung 3), indem du die Arme nur bis zu ungefähr 90 Grad beugst. Springe wieder zurück in die Kniebeuge und danach direkt wieder in die Plank und so weiter. Beende die Sequenz in der Kniebeuge. Wiederhole dies noch weitere fünf- bis sechsmal.
- **Variante B:** Beginne wie in Variante A und komme zusätzlich noch in den vollständigen Liegestütz (Abbildung 4). Springe wieder zurück in die Kniebeuge und danach direkt wieder in die Plank und so weiter. Beende die Sequenz in der Kniebeuge. Wiederhole dies noch weitere fünf- bis sechsmal.

---

3. Verlagere in der tiefen Kniebeuge den Körperschwerpunkt zur rechten Seite, sodass das rechte Bein stark gebeugt wird und das andere, linke Bein in die Streckung gelangt. Platziere notfalls deine Hände zur Unterstützung am Boden (Abbildung 5).
4. Hebe den linken Arm zur Seite (Abbildung 6), weg vom gestreckten, linken Bein, setze die linke Hand in einer Halbkreisbewegung hinter dem Körper auf und schiebe deine Hüfte zur Decke, sodass du dich einarmig auf den linken Arm stützt und der andere, rechte Arm zur Decke zeigt (Abbildung 7).

- **Variante A:** Verweile für 10 bis 15 Sekunden in dieser Position und komme im Anschluss wieder in die tiefe Hocke zurück.

● ● **Variante B (mittel bis schwer):** Drehe mit dem rechten Arm über deinen Kopf hinaus weiter und setze deine rechte Hand ungefähr schulterbreit neben deinem linken Stützarm auf. Schwinge dein rechtes Bein dabei angewinkelt in einem großen Bogen über die Up-Stretch-Position hinterher (Abbildung 8) und strecke es unter dem Körper, aber hinter dem anderen linken stark gebeugten Bein etwa auf Fersenhöhe durchgestreckt aus. Drücke dich dabei vom rechten Arm noch etwas mehr in die maximale Streckung. Die Endposition beschreibt eine Seitstützposition, bei der das linke Bein angewinkelt vor dem rechten Bein aufgestellt ist und der linke Arm vor dem Oberkörper etwas mitstabilisiert (Abbildung 9). Der Rückweg erfolgt nahezu identisch, indem das rechte Bein wieder angebeugt nach hinten in den Up-Stretch über den Rumpf weiter im Uhrzeigersinn zurückgedreht wird.

5. Kehre in die tiefe Hocke zurück und wiederhole den Flow ab Schritt 2. Führe ab Schritt 3 alles mit der anderen Seite durch und kehre nach der letzten Burpee-Variante über die tiefe Hocke in den Stand zurück.

WIRKUNG

- Verbesserung der Mobilität und Flexibilität der Sprung-, Knie- und Hüftgelenke in tiefen Hockpositionen
- Mobilisation nahezu aller Gelenke in den diversesten Gelenkwinkeln
- Kräftigung der seitlichen Muskelgruppen (*M. quadratus lumborum, M. obliquus internus* und *externus abdominis, M. transversus abdominis, M. rectus abdominis, M. rectus femoris, M. iliopsoas, M. glutaeus medius*) und der darin vorkommenden schulterumgebenden Muskulatur (vor allem *M. triceps brachii, M. deltoideus*)
- Kräftigung der hinteren Muskelgruppen (*M. erector spinae*, vor allem der unteren Anteile, *M. glutaeus maximus*, ischiocrurale Muskulatur)
- Verbesserung der allgemeinen Kraftfähigkeit der Beinmuskulatur (Primärbeweger: *M. quadriceps femoris*, ischiocrurale Muskulatur, *M. triceps surae*)
- Mobilisation der Wirbelsäule

→ Siehe Bilder auf der nächsten Seite

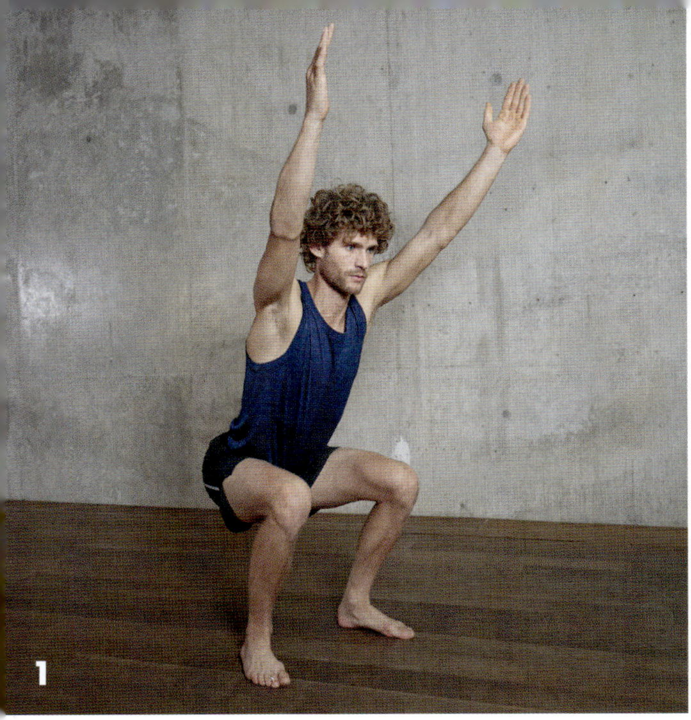
1

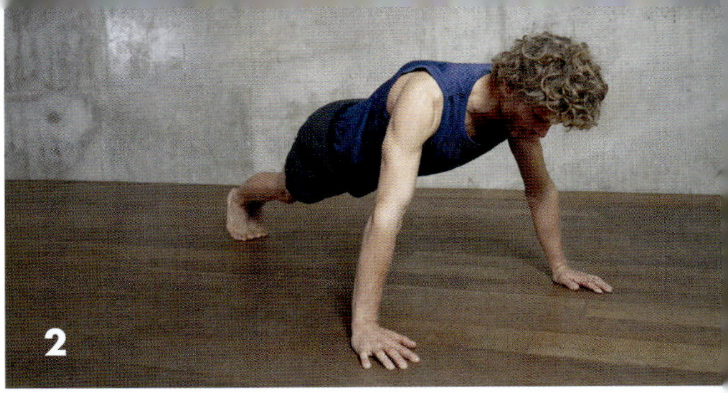
2

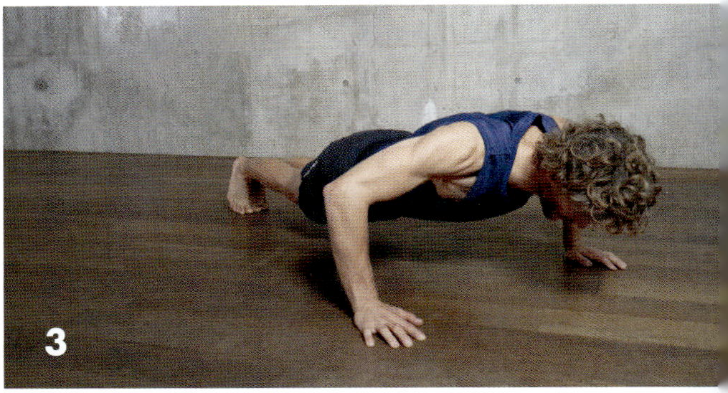
3

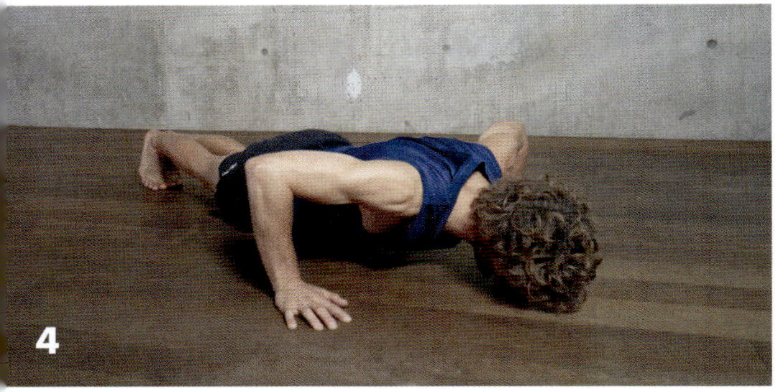
4

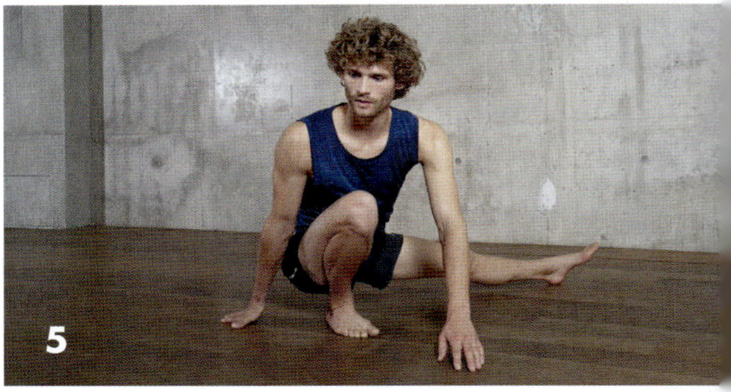
5

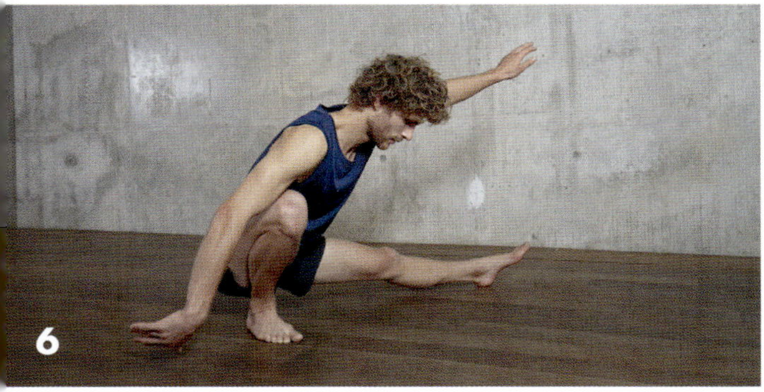
6

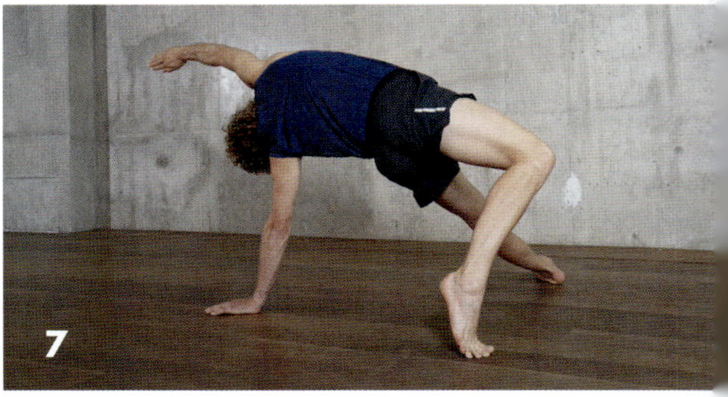
7

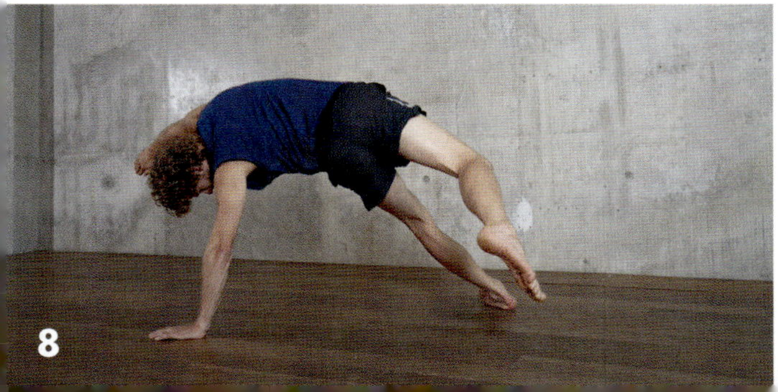
8

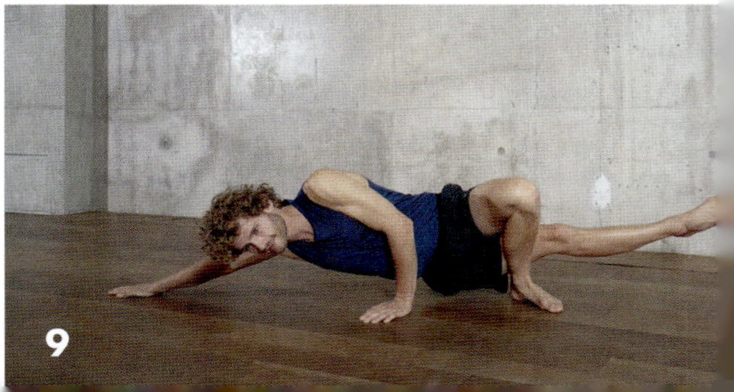
9

EXTRO – FUNDAMENTALER AUSKLANG

Mit diesem Teil soll ein ruhiger Abschluss geschaffen werden, in dem du dich – nach Wunsch bei schöner, ruhiger Musik – noch einmal mit allen Sinnen auf dich einlassen kannst. Vermeide, wenn möglich, störende Außenreize und nimm dir genügend Zeit, um deinem Körper Länge und Ruhe zu gönnen. Die gefühlte Länge in deinem Körper soll an dieser Stelle Dehnreize schaffen, die auch auf dein Binde- und Fasziengewebe wirken. Daher kannst du, je nach Wohlbefinden, jederzeit auch alle Bewegungen wippend oder federnd durchführen. Achte in jedem Fall darauf, dass du sie immer endgradig ausführst und du dich bis zum maximalen Bewegungsumfang bewegst. Das Halten am Ende der Bewegung kann dabei durchaus als recht anstrengend oder sogar unangenehm empfunden werden. Es lohnt sich dennoch, ein wenig in der Bewegung zu verharren und zumindest vier bis fünf Atemzüge bewusst in diesen Zug hineinzuatmen. Du wirst dafür im Nachhinein mit einem tollen Körpergefühl belohnt. Lediglich (wiederkehrende) einstechende Schmerzempfindungen sollten mit einem Arzt abgeklärt werden.

Schließe zu Beginn in Rückenlage die Augen und versuche, einen gleichmäßigen Atemrhythmus (wenn möglich durch die Nase) zu erzeugen. Vermeide jegliche Anspannung, die nicht zwingend für die Ausübung der Bewegung erforderlich ist, und genieße diesen Moment der Achtsamkeit.

Dauer: circa 10–15 Minuten
Das benötigst du: auf Wunsch ruhige Musik, möglichst ohne Beats

1. Begib dich in die Rückenlage und stelle deine Füße hüftbreit auf. Öffne deine Beine und lass sie entspannt nach außen fallen. Lege die Hände unter dein Kreuzbein und atme bewusst durch die Nase mindestens fünfmal tief ein und aus. Spüre bewusst in dich hinein und lass dich entspannt in den Boden sinken (Abbildung 1).
2. Schließe deine Beine zu einem Päckchen und fasse an deine Knie, um über deinen gesamten Rücken zu kreisen (Abbildung 2). Rolle auch über dein Gesäß, sodass dein Rücken zwischendurch in eine leichte Überstreckung (Hohlkreuz) kommt. Führe die Bewegung in alle Richtungen circa 30 bis 45 Sekunden aus (Abbildung 3).
3. Rolle wieder gerade über deinen Rücken und verstärke dies nach und nach, sodass du immer ein Stück höher und zum Schluss bis in den Sitz gelangst (Abbildung 4). Wiederhole das Aufrollen mindestens viermal und wechsle dabei jedes Mal die Dehnposition. Gelange zum Beispiel einmal in den Langsitz für deine Oberschenkelrückseiten (Abbildung 5), beim nächsten Hochrollen in den Grätschsitz für deine Oberschenkelinnenseiten (Abbildung 6), danach in den einbeinig angewinkelten Grätschsitz (Abbildung 7) und so weiter. Federe jeweils in den entsprechenden Dehnpositionen immer vier- bis fünfmal nach oder verharre darin – je nach Wohlbefinden – für 20 bis 30 Sekunden und atme weiterhin tief ein und aus.
4. Bringe die Arme nach vorn in den Stütz und hebe den Rumpf aktiv in die Kobra-Position an, um deinen Bauch aufzudehnen und deine Brustwirbelsäule etwas zu (über-)strecken. Deine Hüfte und Beine liegen dabei am Boden auf. Der Hals ist lang, sodass die Schultern weit von den Ohren nach unten geschoben werden. Winkle das rechte Bein an und ziehe es außenrotiert bis auf Höhe deiner rechten Hüfte seitlich nach oben. Drehe deinen Oberkörper mit der linken Hüfte etwas zur rechten Seite hin und spüre, ob sich die Faszien in deinem unteren Rücken frei oder schmerzhaft anfühlen (Abbildung 8). Halte diese Position etwa 45 Sekunden und wechsle dann die Seite.
5. Schiebe dich nach hinten zu den Fersen und rolle bis in den Kniestand auf. Nimm deine Arme gestreckt mit zur Decke nach oben und schiebe deine Hüfte aktiv nach vorn. Bringe deinen rechten Arm Richtung rechter Ferse nach unten, der linke Arm streckt sich zur Decke (Abbildung 9). Kreise dreimal im Wechsel mit den Armen und wiederhole die Bewegung auf der anderen Seite. Halte die Position auf jeder Seite für 30 Sekunden und vergiss nicht, gleichmäßig weiterzuatmen.
6. Komme in den Kniestand zurück. Stelle das rechte Bein gestreckt zur Seite aus und schiebe es aktiv in die Länge, sodass du eine Dehnung an der Oberschenkelinnenseite verspürst. Führe den rechten Arm gestreckt zur Gegenseite nach links, um deine obere, rechte Flanke aufzudehnen (Abbildung 10). Wechsle über die Mitte zur anderen Seite und halte die Positionen für jeweils 45 Sekunden.

7. Stelle beide Fußspitzen auf, lege deine Oberschenkel auf deinen Unterschenkeln ab und schiebe dein Gesäß ebenfalls weit zurück bis auf deine Fersen, um deine Oberschenkelvorderseite aufzudehnen. Drehe deine Fingerspitzen nach hinten und entferne sie immer wieder ein kleines Stück weiter von deinem Oberkörper nach hinten (Abbildung 11). Spüre die Dehnung an der Armbeugerseite und halte diese Position für 45 Sekunden.
8. Begib dich in die Kindhaltung, indem du deine Arme weit nach vorn ausstreckst, das Gesäß weit nach hinten schiebst und leichte Federungen im Schultergürtel vollführst, um deine obere Brust- und breite Rückenmuskulatur sanft aufzudehnen (Abbildung 12).
9. Wandere mit den Händen weit nach vorn und schiebe dein Gesäß nach oben in die Up-Stretch-Position. Schiebe für 20 bis 30 Sekunden jeweils wechselseitig eine Ferse tief in den Boden, um deine Wadenmuskeln nacheinander zu dehnen (Abbildung 13).
10. Rolle dich Wirbel für Wirbel auf, bis du in den hüftbreiten, aufrechten Stand gelangst (Abbildung 14).
11. Begib dich in eine Schrittstellung, indem du deinen rechten Fuß etwas nach hinten aufsetzt und die rechte Hüfte aktiv nach vorn in die Streckung bringst. Dehne so deinen rechten Hüftbeuger und bringe gleichzeitig deine Arme auf Brusthöhe in die Horizontale. Drehe deine Handflächen dabei nach oben und deine Daumen nach hinten. Federe leicht aus der Schulter nach hinten, um einen leichten Dehnzug auf der Brustmuskulatur zu verspüren (Abbildung 15). Halte nach fünf- bis sechsmaligem Federn inne und verweile noch 20 bis 30 Sekunden statisch in dieser Position. Schiebe deine Schulterblätter immer ein Stückchen weiter aufeinander zu. Atme gleichmäßig weiter. Wechsle die Position der Beine, um auch den linken Hüftbeuger zu dehnen.
12. Komme in die Mitte in den Stand zurück und schließe die Beine. Lass deinen Kopf zur linken Schulter fallen und verstärke die Dehnung der Nackenmuskulatur, indem du mit dem linken Arm seitlich an den Kopf fasst und ihn vorsichtig noch weiter zur linken Schulter ziehst. Drehe deine Nasenspitze noch leicht zum Kinn und schaue diagonal zur Gegenseite nach unten. Der rechte Arm zieht zudem gestreckt zum Boden (Abbildung 16). Halte diese Position für 45 Sekunden, bevor du den Kopf zur anderen Seite bringst.
13. Strecke die Arme noch einmal weit zur Decke und schiebe sie langsam immer im Wechsel noch einmal über Kopf zur Gegenseite (Abbildung 17). Wechsle dynamisch von rechts nach links und umgekehrt und führe die Bewegung ungefähr fünfmal zu jeder Seite durch.
14. Atme ein letztes Mal tief ein, stelle dich dabei auf die Fußspitzen und ziehe dich lang bis zur Decke. Schwinge die Arme zwischendurch – je nach Belieben – immer wieder zum Boden nach unten aus (Abbildung 18). Atme beim Nach-unten-Schwingen aus und beim Nach-oben-Kommen ein. Wiederhole das bewusste Schwingen noch drei- bis viermal.

→ Siehe Bilder auf den nächsten beiden Seiten

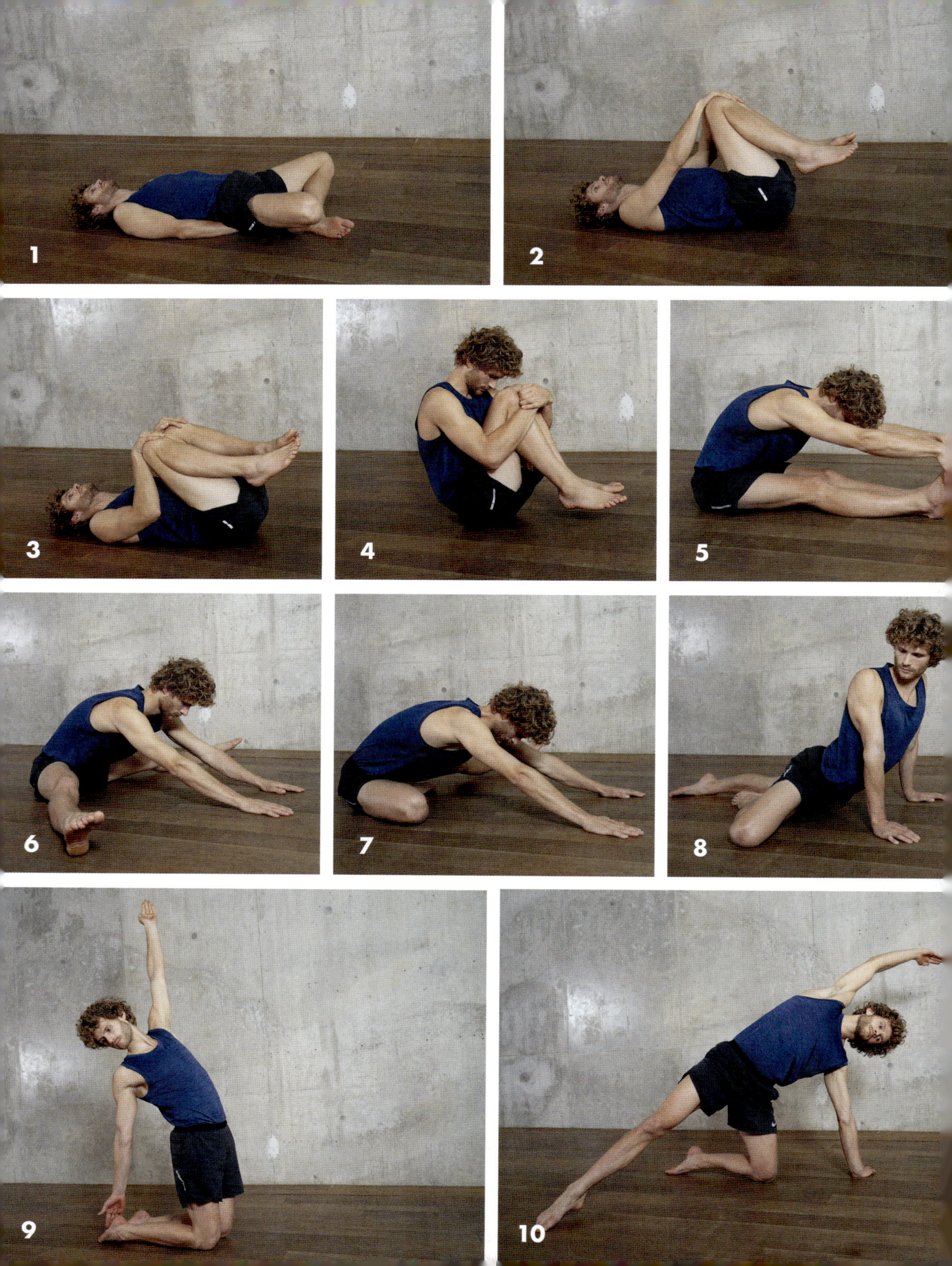
1
2
3
4
5
6
7
8
9
10

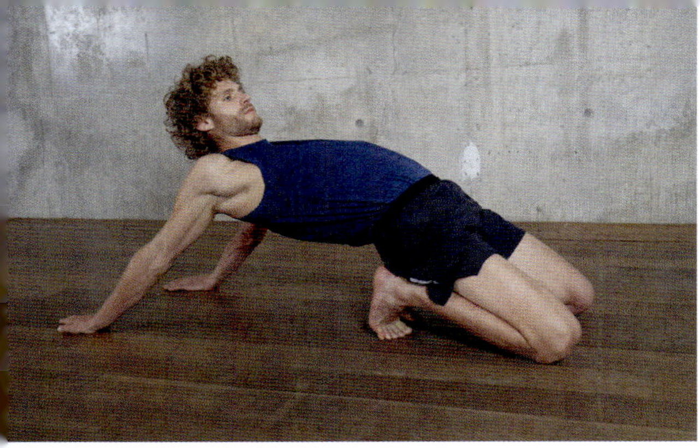

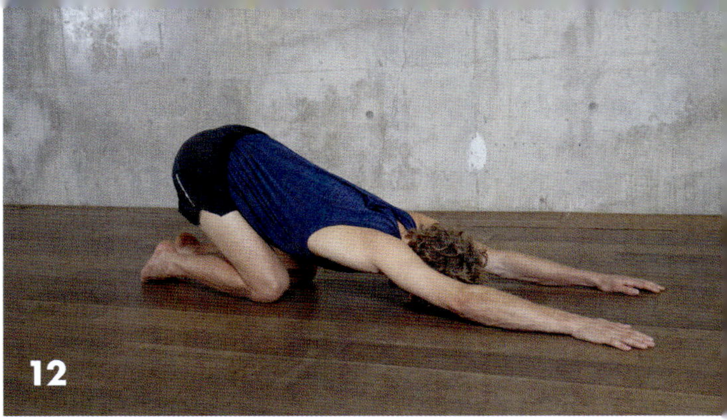

12

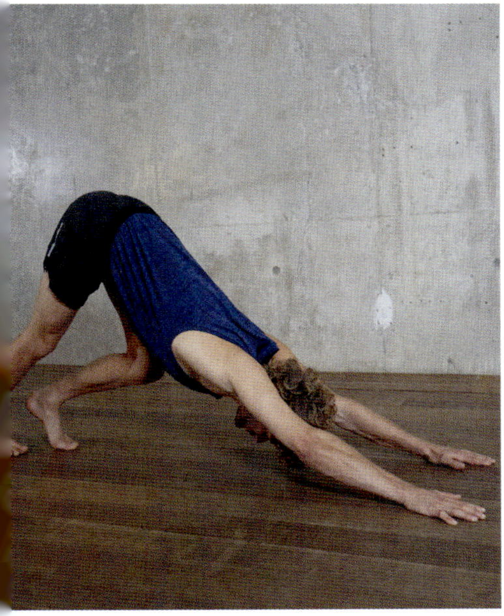

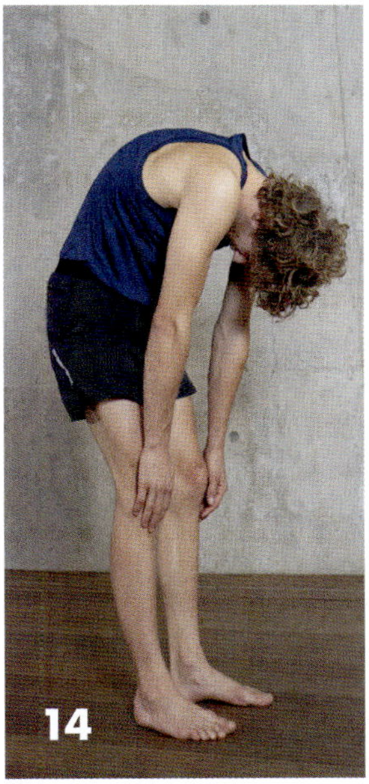

14

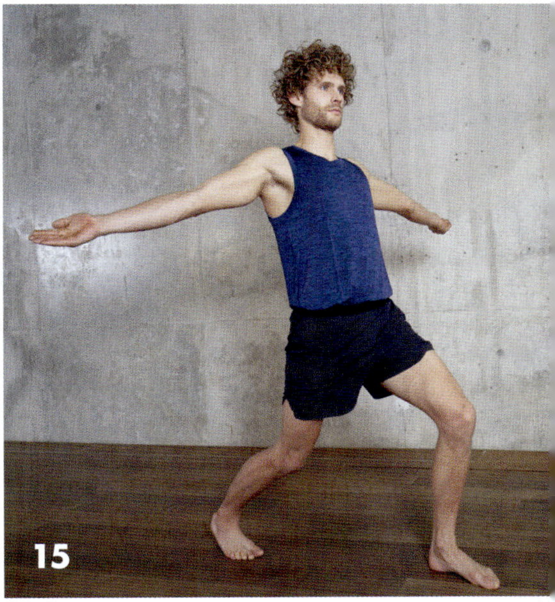

15

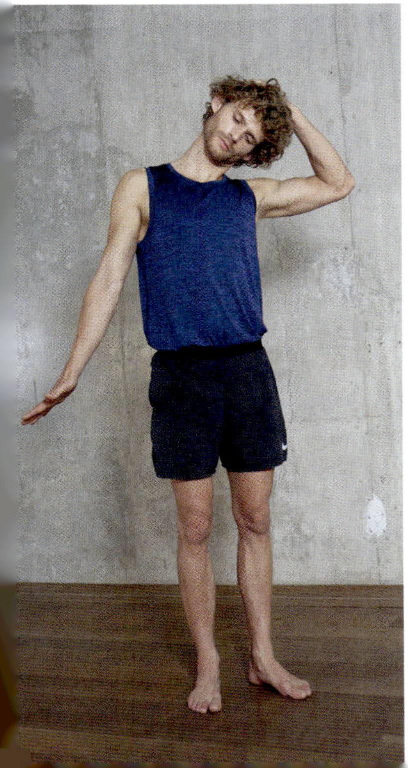

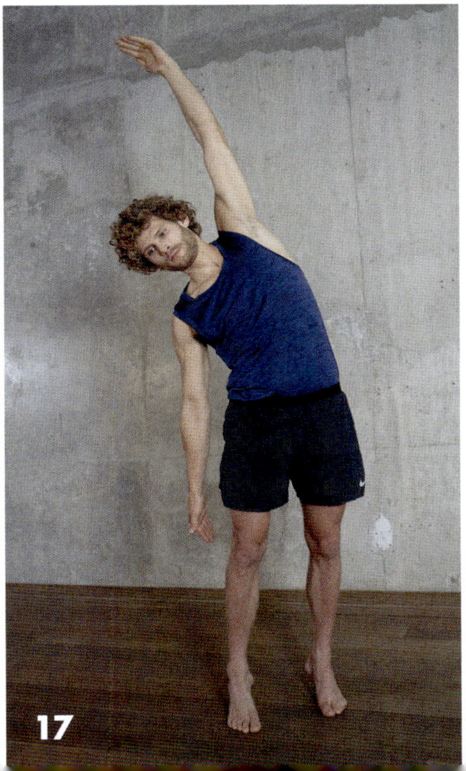

17

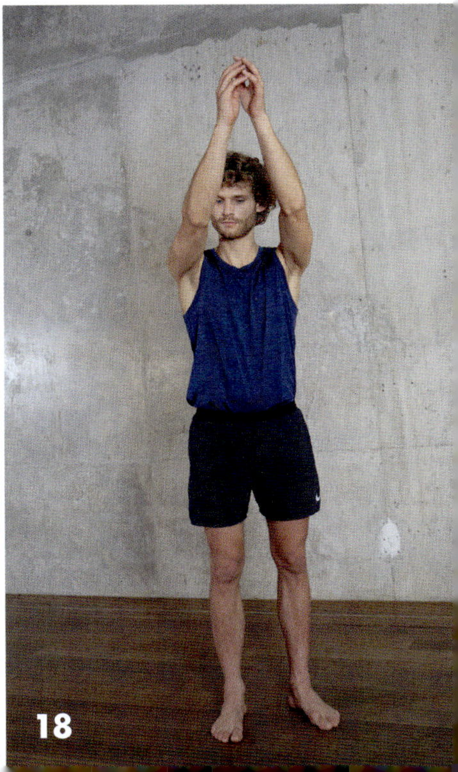

18

5

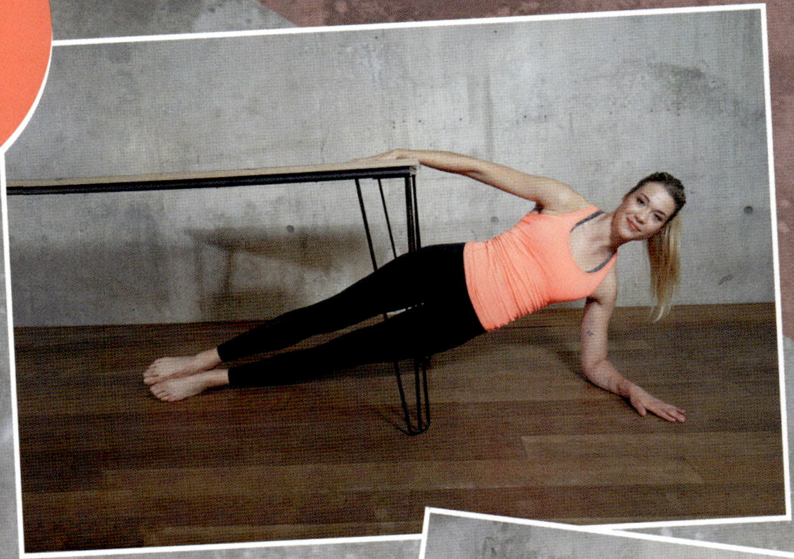

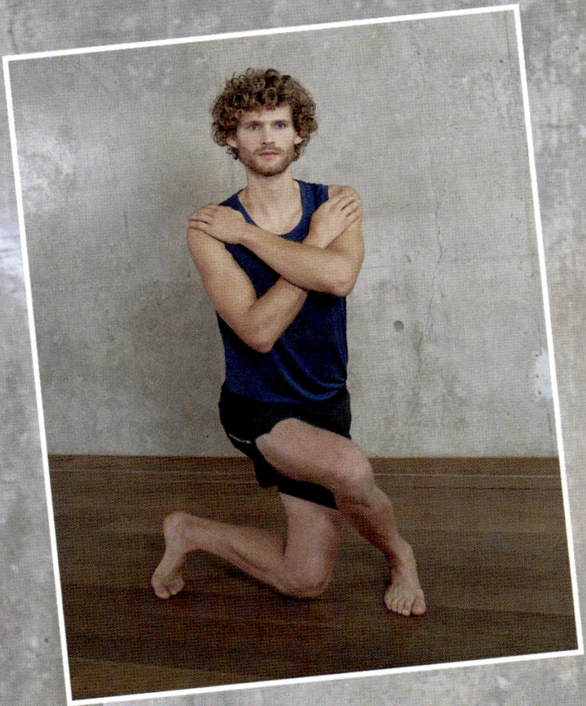

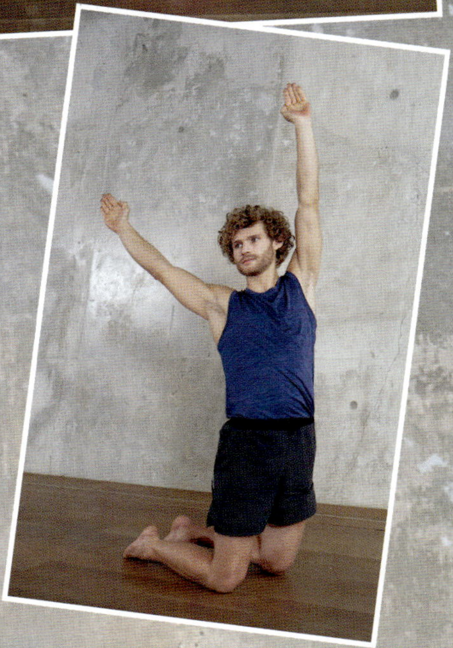

FUNDAMENTALE TRAININGSPLÄNE FÜR INDIVIDUELLE BEDÜRFNISSE

Um dir den Einstieg in dein zukünftiges Training noch ein wenig leichter zu machen, kommen hier drei Beispiele für themenspezifische Trainingsprogramme. Natürlich kannst du aber einfach auch alles der Reihe nach durchtesten. Am Ende der drei Programme findest du außerdem eine kleine Anleitung, wie du die Bewegungsflows selbst kombinieren und mit den Cardio-Einheiten zu einem rundum ganzheitlichen und alltagstauglichen Trainingsplan zusammenstellen kannst.

TRAININGSPROGRAMM FÜR VIELSITZER

FLOW	BESCHREIBUNG	SEITE
Tisch-Workout mit Zug und Druck	Das Training des breiten Rückenmuskels (*M. latissimus dorsi*) spannt deine Lendenfaszie und ist damit wichtig, um die Rückenmuskeln gezielt zu stärken, um der Nach-vorn-gebeugten Haltung aktiv entgegenzuwirken.	141
Einbeinstand trifft Ausfall-schritt	Im Einbeinstand kommt vor allem die Haltungsstabilisation zum Tragen, also die Fähigkeit, bei stabilem Rumpf die Extremitäten frei und kontrolliert zu bewegen. Das Ausbalancieren des Körperschwerpunkts fordert die tiefen Bauch- und Rückenmuskeln, was auch im Ausfallschritt bei dynamischer Körperwelle aufrechterhalten werden muss. Der tiefe Ausfallschritt stärkt zudem deine Gesäßmuskeln und dehnt den Hüftbeuger, wodurch das Becken in eine aufrechte Position und damit natürliche Körperhaltung gebracht werden kann.	89
Körperkontrolle um die Längs-achse	Hier wird vor allem die frühzeitige Aktivierung der tiefen Bauch- und Rückenmuskulatur eingeübt, die bei Schmerzpatienten meistens nicht ausreichend und oftmals nicht früh genug angesteuert werden können. Das Aufrichten vom Boden in Bauchlage wirkt sich zudem günstig auf die Dehnung der oft verkürzten Bauchmuskulatur sowie auf die Kräftigung des oberen Rückens aus. Durch die Verwringung in der Längsachse beim Flieger werden zusätzlich gezielte diagonale Züge auf das oftmals verklebte Fasziengewebe im Bereich der Lendenwirbelsäule ausgeübt.	92

FLOW	BESCHREIBUNG	SEITE
Krabbengang mit Streckungen und Dehnung	Das Krabbeln zwingt die Wirbelsäule zu natürlichen Seit- und Rotationsbewegungen und nährt so die Bandscheiben bestmöglich in alle Bewegungsrichtungen beziehungsweise lenkt unter anderem auch vom Schmerzgedächtnis (Angst vor Rotationen vor allem nach Bandscheibenvorfällen) ab. Zusätzlich werden das oft zu schwache Gesäß und die hüftumgebenden Muskeln zur Beckenstabilisation gekräftigt. Die Oberschenkelrückseitendehnung verringert den rückwärtigen Zug auf die Lendenfaszie durch zunehmend verstärkte Beweglichkeit.	109
Liegestütz mit Rückenrolle in den Stand	Die tiefe Hockposition übt einen optimalen Dehnreiz auf die Lendenfaszie aus. Das Rollen fördert die bestmögliche Mobilisation der einzelnen Wirbel untereinander in Verbindung mit einer gezielten Ansteuerung und Beherrschung über die Rumpfmuskulatur (Schwebesitz). Das Rollen durch die Hocke bis in den Stand kräftigt die Streckerschlinge und sorgt für das stabile Gerüst des Unterkörpers, um den Rücken zu entlasten.	99

Steuerung der Belastung:

- Wochen 1–4: 1 Satz pro Flow, 45 bis 60 Sekunden Pause zwischen den Einzelflows
- Wochen 5–8: 2 Sätze pro Flow, 45 bis 60 Sekunden Pause zwischen den Einzelflows
- Ab Woche 9: 3 Sätze pro Flow, 45 bis 60 Sekunden Pause zwischen den Einzelflows

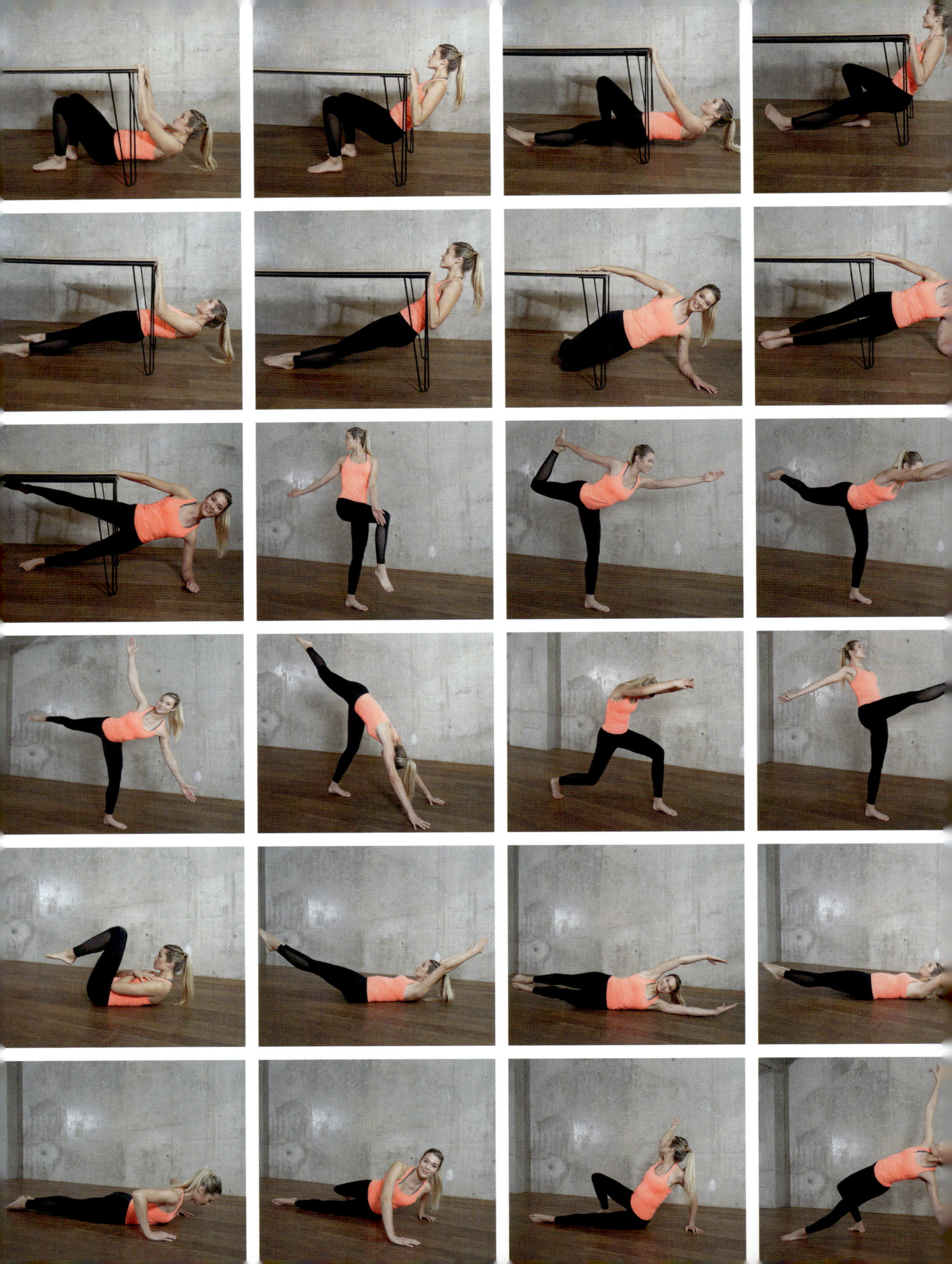

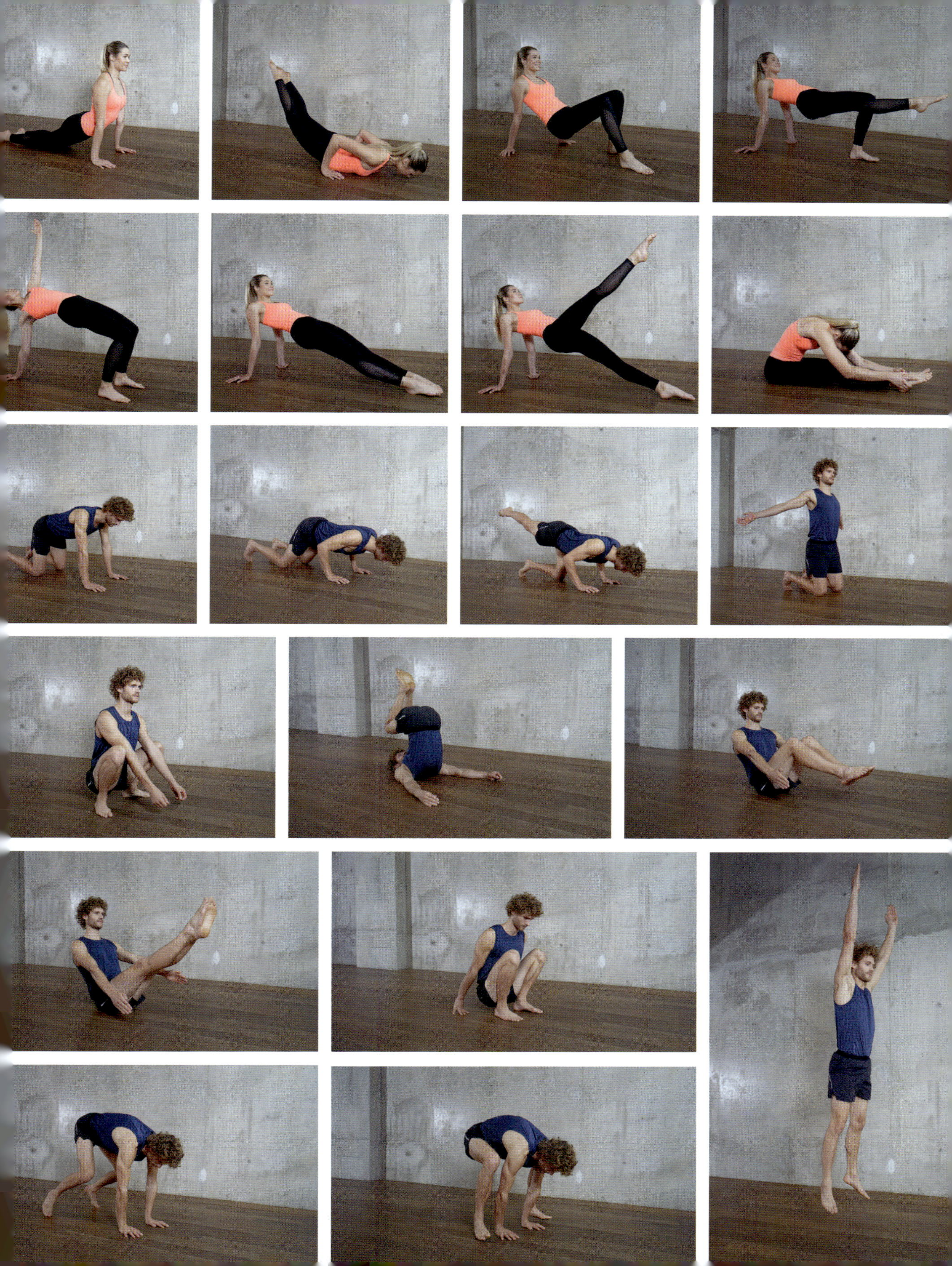

TRAININGSPROGRAMM FÜR EINSTEIGER

FLOW	BESCHREIBUNG	SEITE
Wechselnde Stand-positionen für dynamische Balance	Der Sternschritt liefert eine perfekte Basis zum Aufbau der gesamten Beinmuskulatur und zur Erarbeitung des Einbeinstands in der Dynamik. Hierbei wird ein gutes Fundament für die Stabilisation des Beckens geschaffen und die Techniken der fundamentalen Bewegungsformen des Abdrückens und Federns spielerisch verbessert.	116
Up-Stretch-Bauch-Crunch	Kobra und Up-Stretch sind Basisübungen, die in nahezu allen Bewegungsverbindungen vorkommen und dem sitzenden Alltag sehr entgegenwirken. Der Hüftbeuger, der dabei oft faszial verklebt, wird mit diesem Flow wieder auf Länge gebracht und dient damit einer besseren Körperhaltung.	106
Der Seiten-dreher	Diese Kombination fördert die Kräftigung aller Bauchmuskelanteile und sorgt damit für die ideale Grundlage für noch komplexere Bewegungsabläufe, nämlich einer bestmöglichen Ganzkörperspannung beziehungsweise Rumpfstabilisation in allen stützenden Körperpositionen.	96
Roll-over in die Kerze	Mit dieser Übungsfolge wird optimal auf das Thema »Rollen« hingearbeitet. Du mobilisierst deine Wirbelsäule und hältst sie damit beweglich und auch deine Bandscheiben gesund. Des Weiteren wird das Sprunggelenk durch die tiefe Sitzposition durchbewegt und hilft zusammen mit der Dehnung der Wadenmuskeln, dass die Fersen dabei (irgendwann) auch am Boden verweilen können.	132

FLOW	BESCHREIBUNG	SEITE
Seitliches Krabbeln	Um ein weiteres altes Bewegungsmuster aufzugreifen, sollte auch das seitliche Krabbeln nicht fehlen. Es fördert die koordinativen Fähigkeiten, vor allem die Kreuzkoordination, das Verschalten von rechter und linker Gehirnhälfte. Es wird dir dabei helfen, zukünftig auch schwierigere Bewegungsabläufe sicherer zu beherrschen, und dazu beitragen, dass sich dein Gangbild im aufrechten Stand (diagonaler Arm- und Beineinsatz) verbessert. Tipp: Wenn du den Bewegungsablauf im Stand beendest, kannst du direkt von vorn loslegen!	125

Steuerung der Belastung:

- Wochen 1–4: 1 Satz pro Flow, 45 bis 60 Sekunden Pause zwischen den Einzelflows
- Wochen 5–8: 2 Sätze pro Flow, 45 bis 60 Sekunden Pause zwischen den Einzelflows
- Ab Woche 9: 3 Sätze pro Flow, 45 bis 60 Sekunden Pause zwischen den Einzelflows

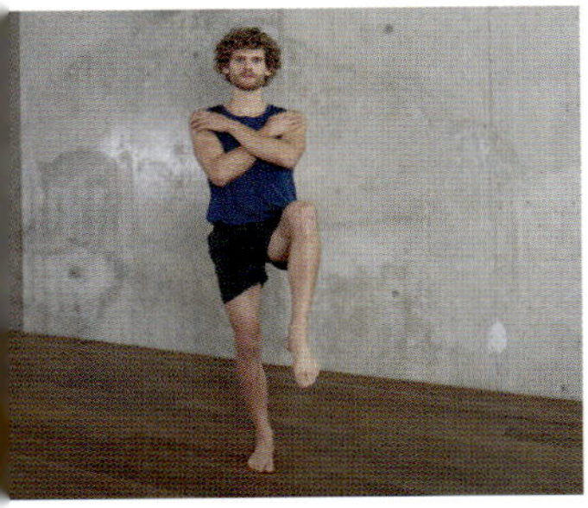
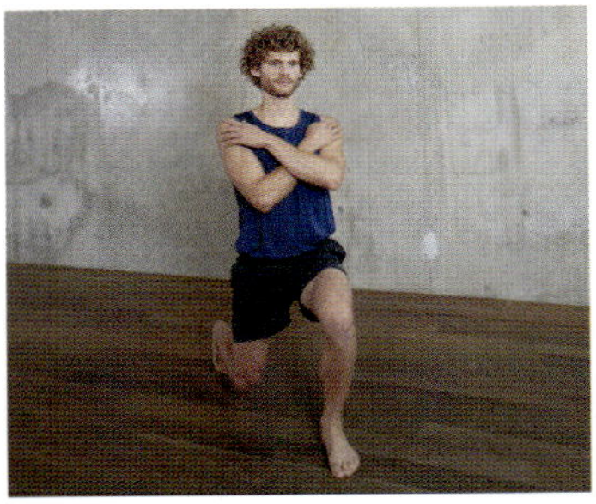
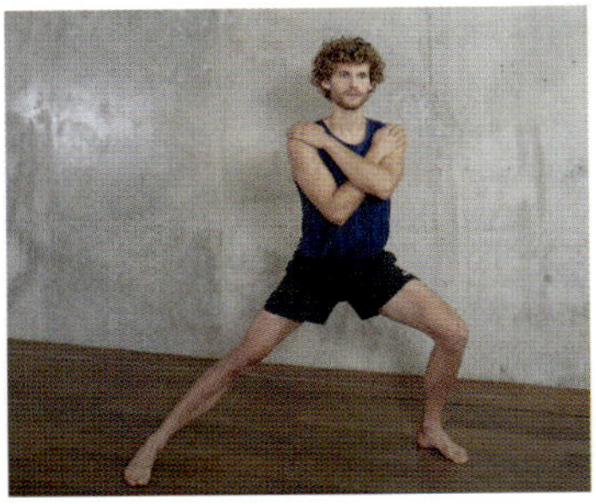
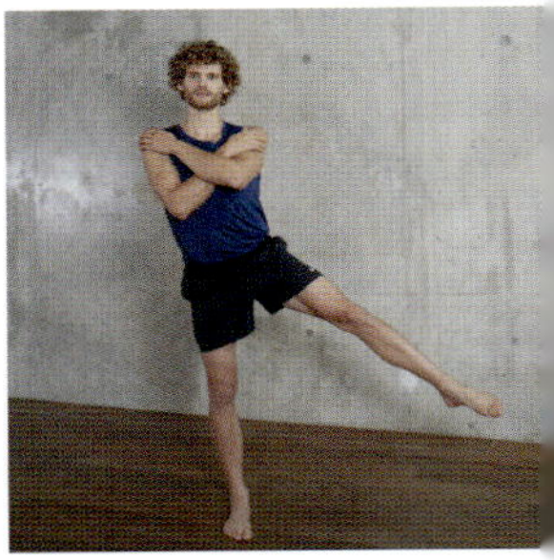
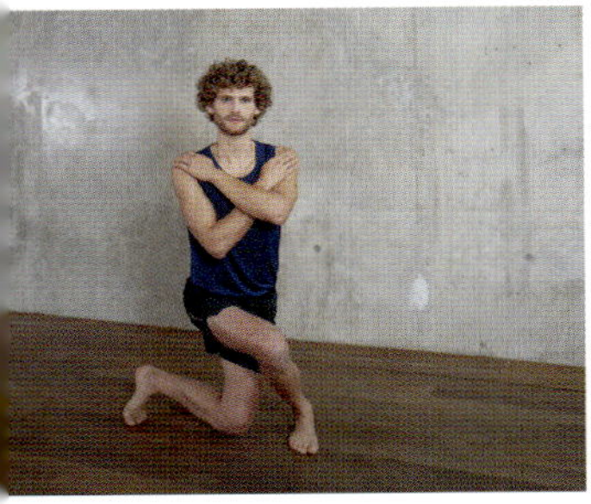
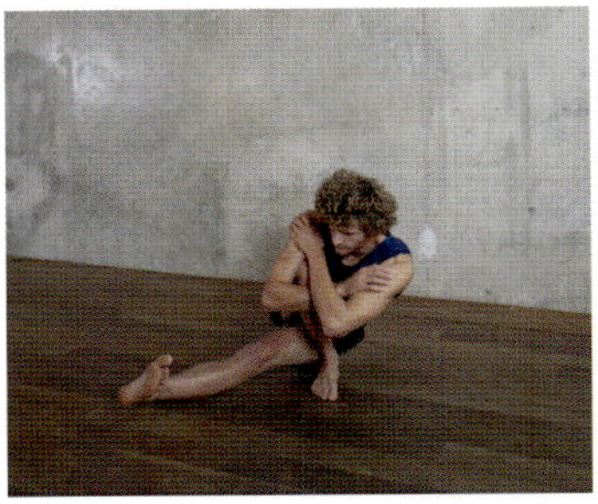
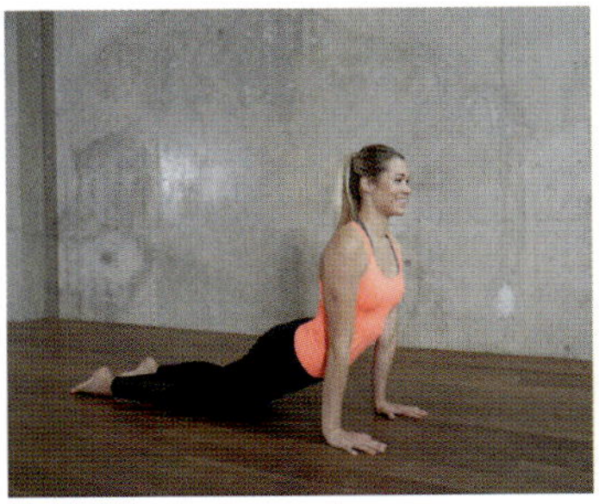
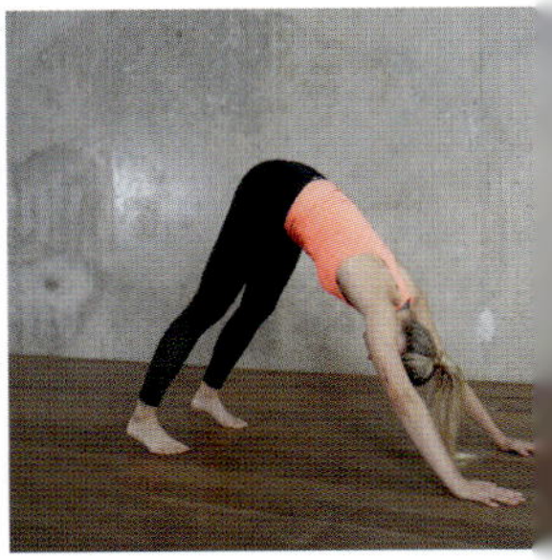
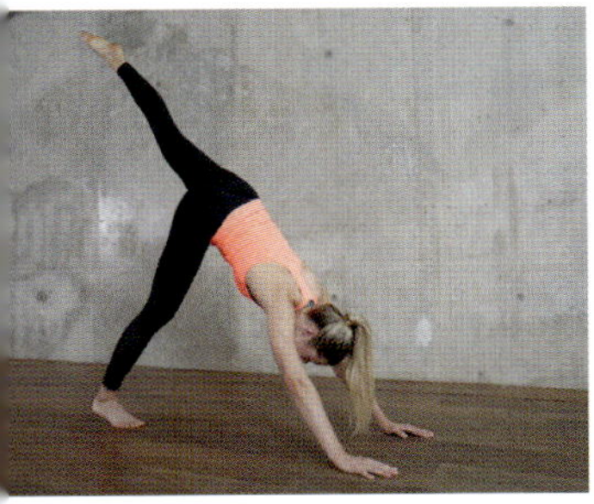
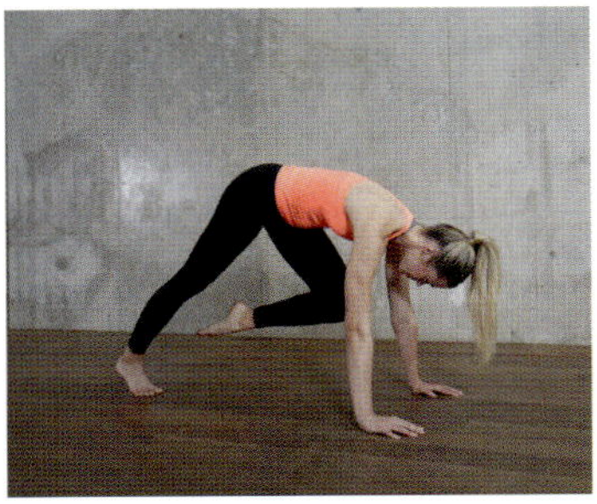
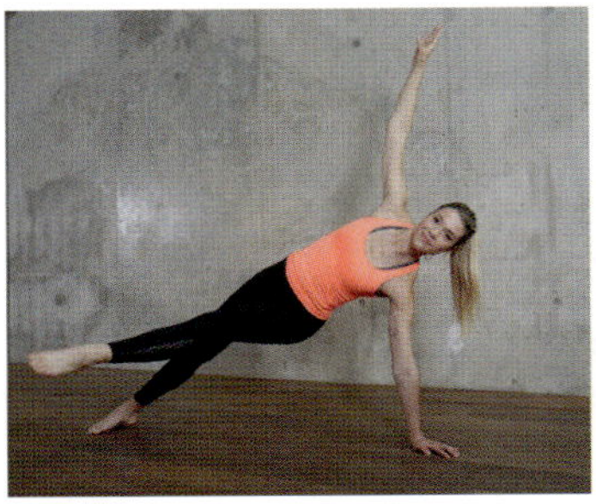
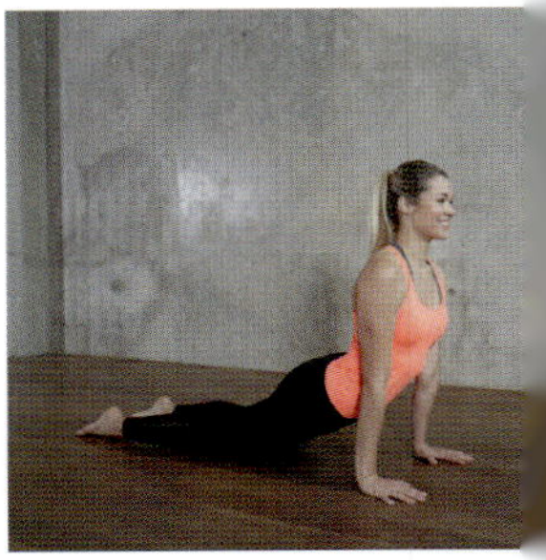
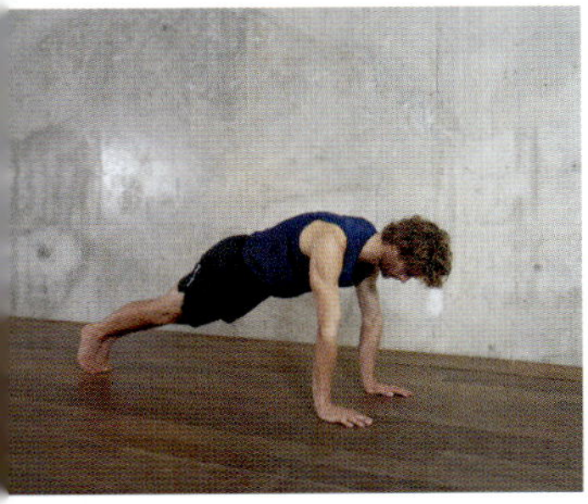
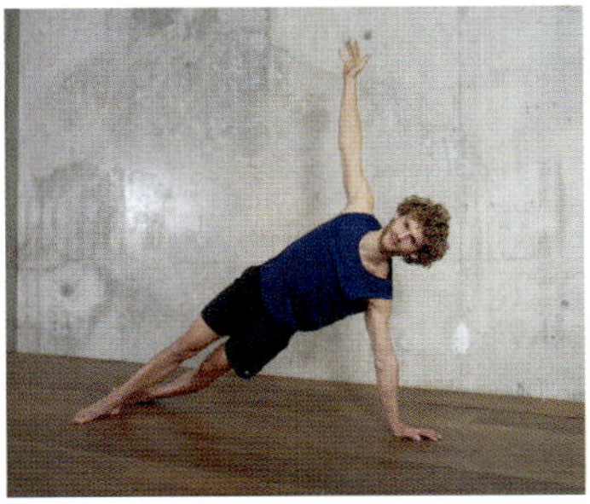
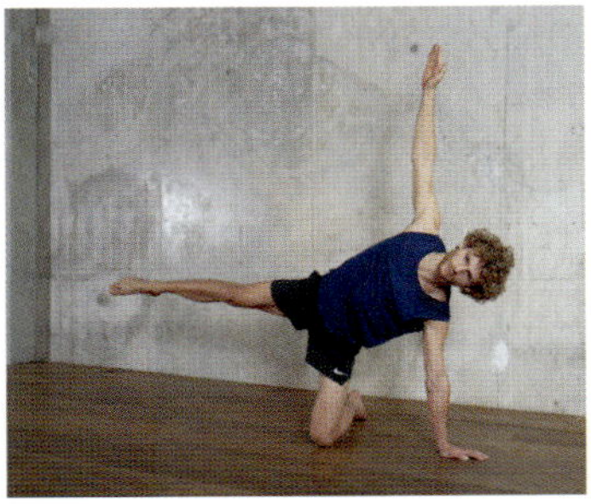
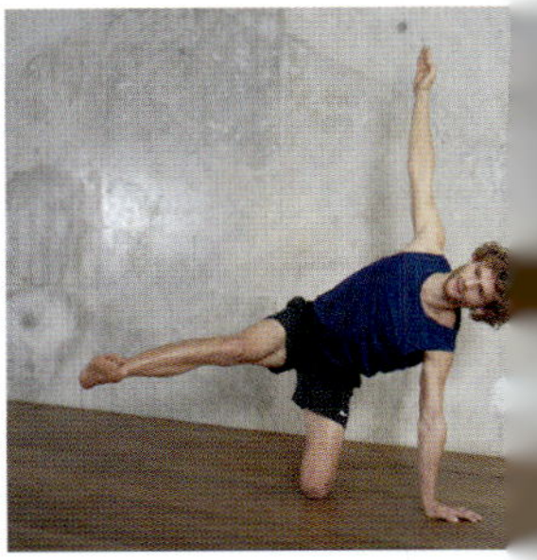
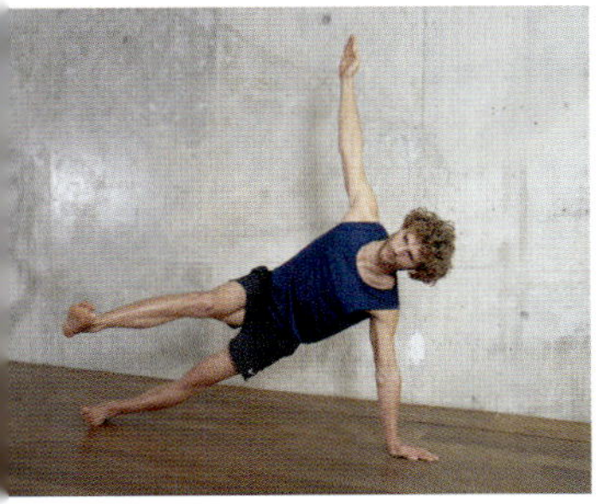
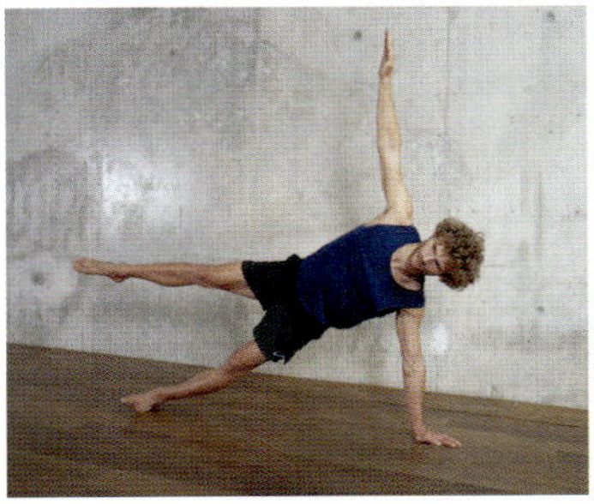
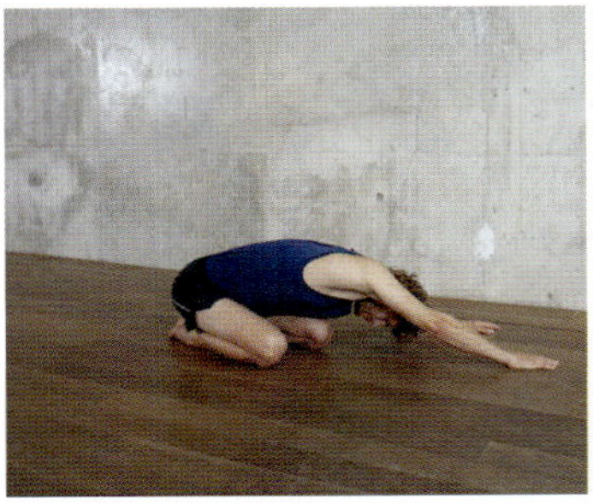
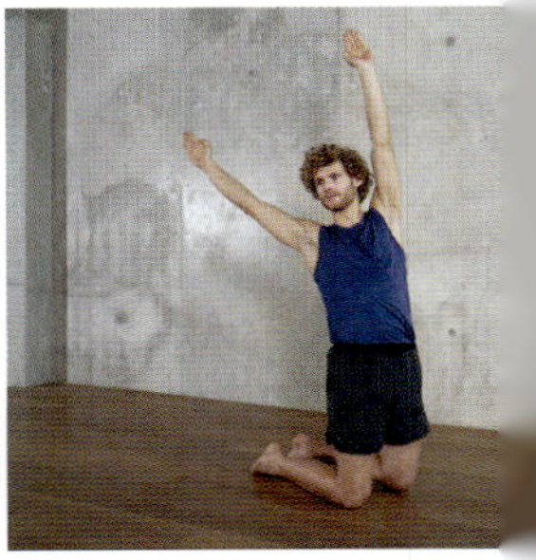

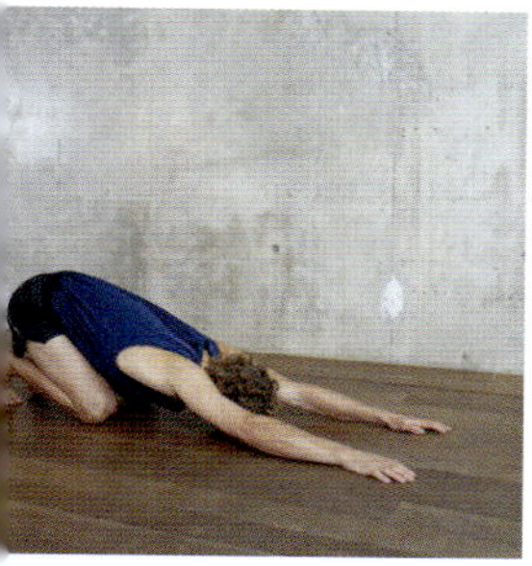
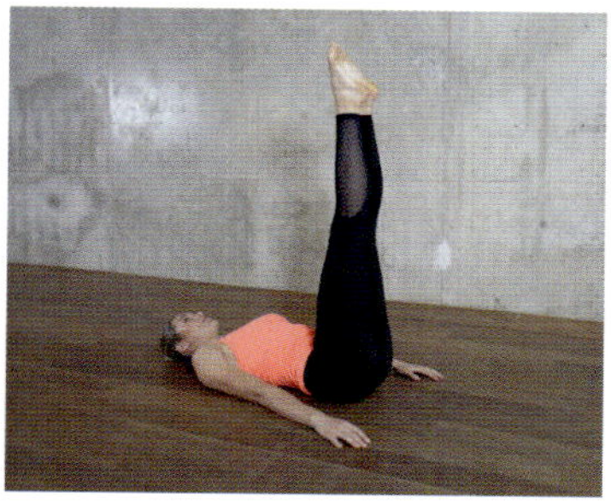
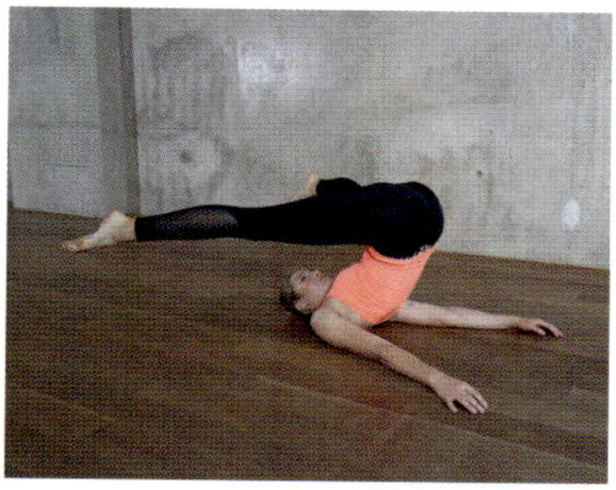
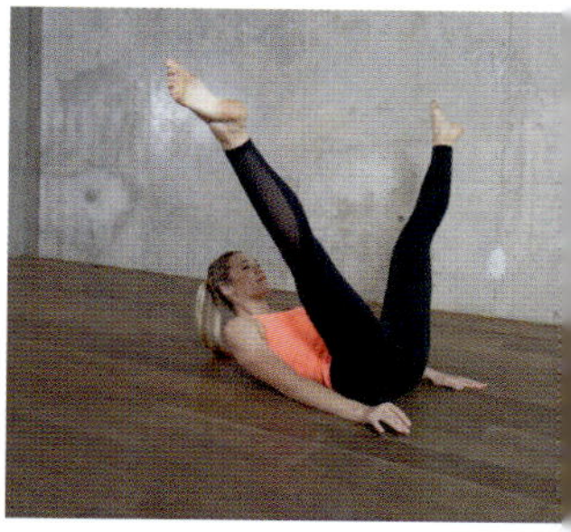
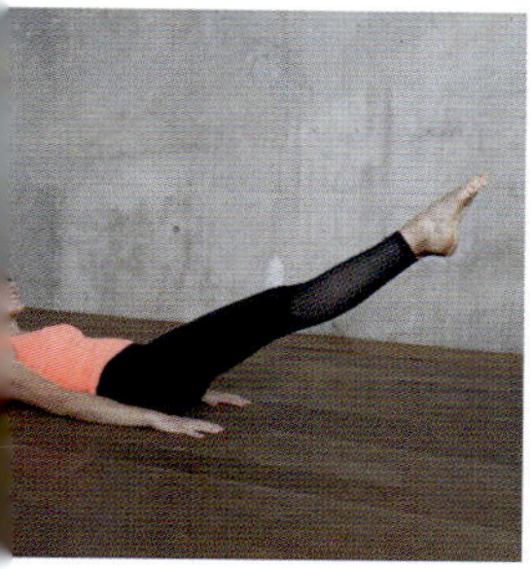
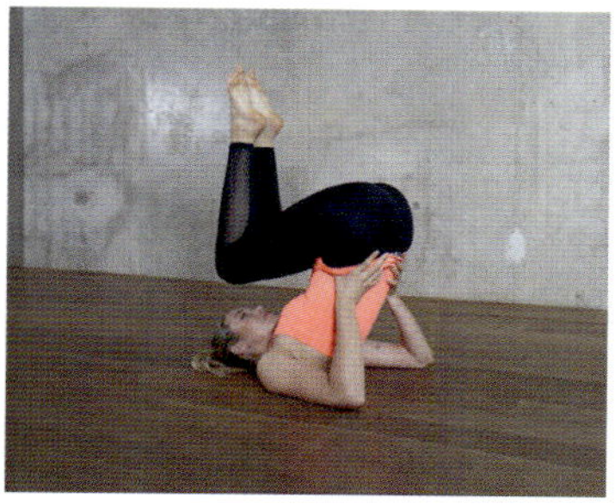
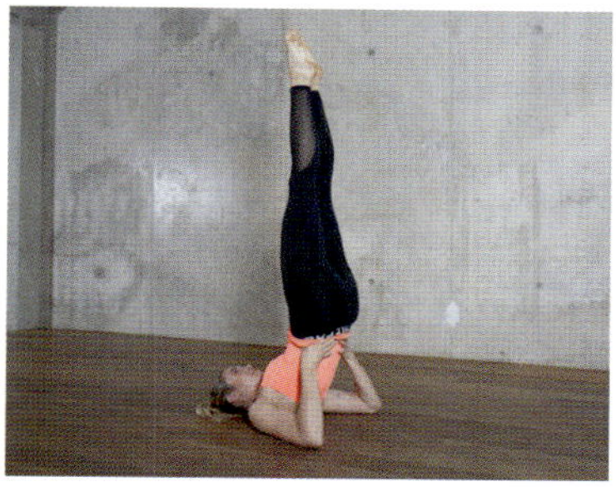
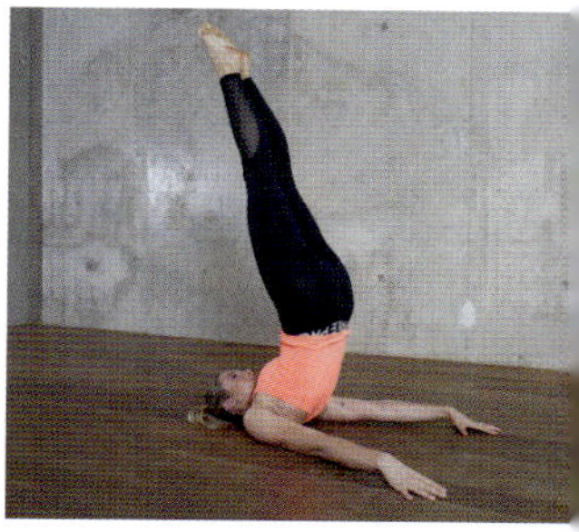
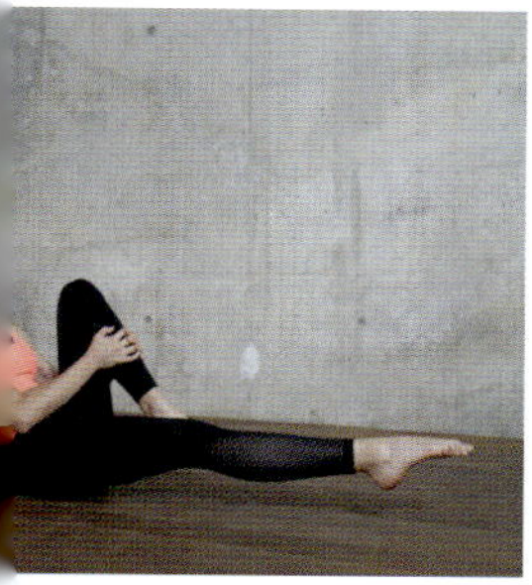
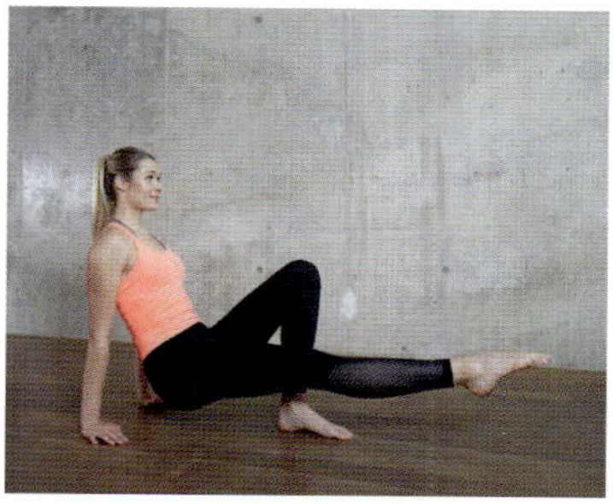
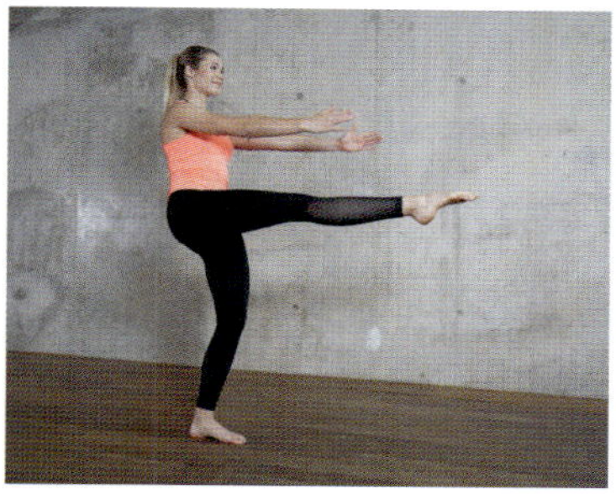
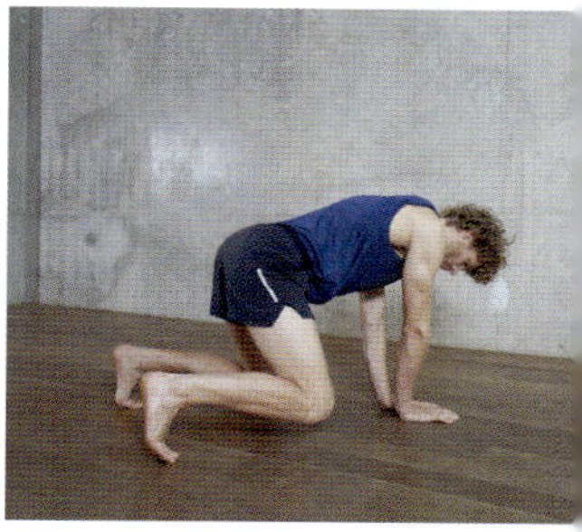
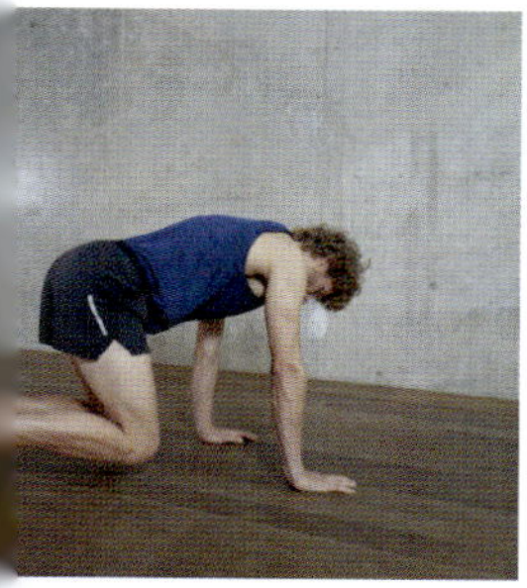
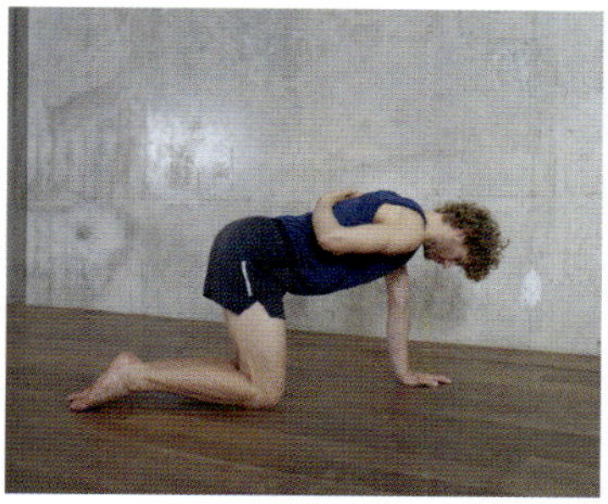
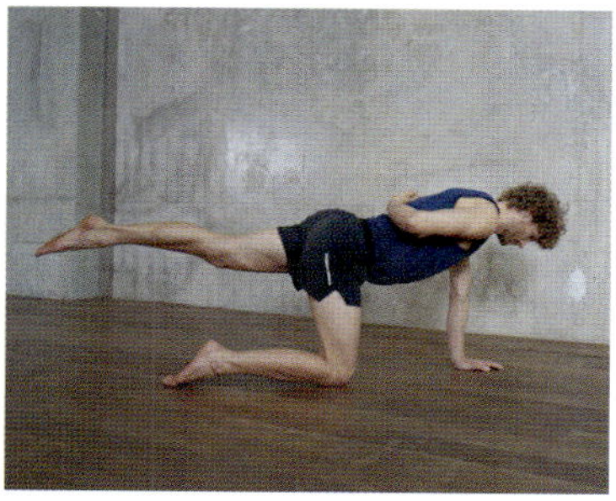
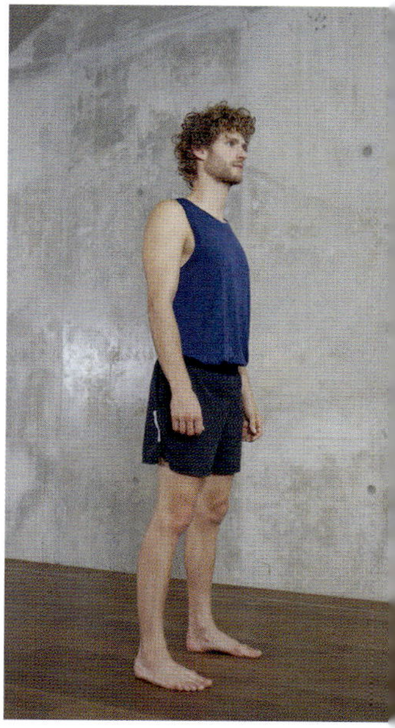
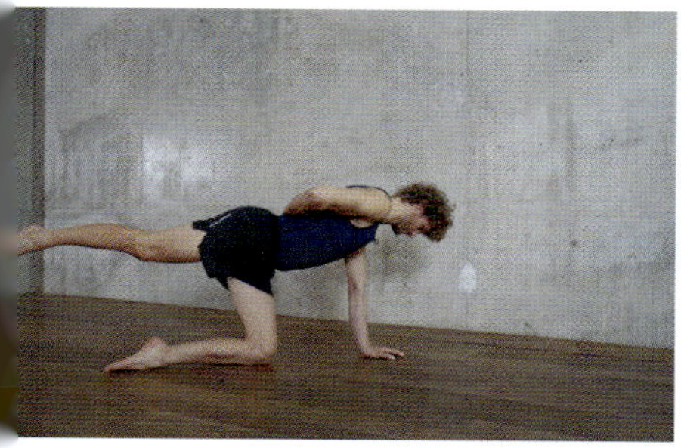
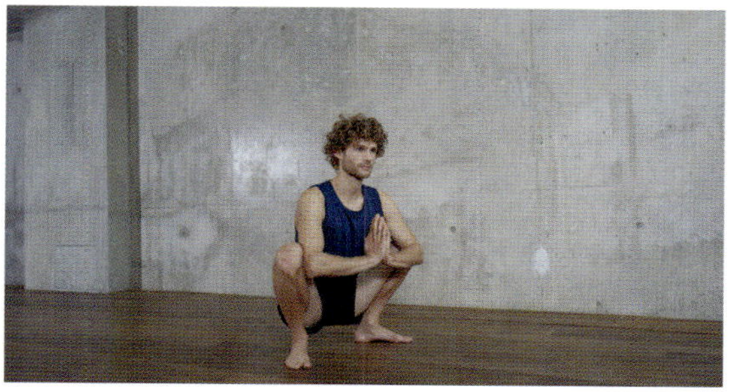

TRAININGSPROGRAMM FÜR GEÜBTE

FLOW	BESCHREIBUNG	SEITE
Hangeln und Ziehen	Eine Zugbewegung darf im Bereich der Geübten nicht fehlen, da sie auch zu einer optischen Körperformung beiträgt (zum Beispiel durch den Aufbau des breiten Rückenmuskels und der Bauchmuskulatur, vor allem der unteren Anteile einschließlich des Beckenbodens).	144
Vom Pistol Squat in den Handstand	Diese koordinativ am anspruchsvollsten Bewegungsabläufe sollten möglichst zu Beginn des Programms erfolgen. Dieser Ablauf erfordert nämlich mehrere Komponenten auf einmal: optimalen Krafteinsatz beim Aufschwung, ausreichende Stabilisationsfähigkeit im Schultergürtel und einen schnellen Körperzusammenschluss beim Aufschwingen in den Handstand. Der Pistol Squat erfordert zudem die Kraftentwicklung in Gelenkwinkeln unter 90 Grad, die bei den meisten Menschen heutzutage kaum noch vorhanden ist. Da die Positionen einbeinig ausgeführt werden, ist auch die dynamische Gleichgewichtsfähigkeit erforderlich.	112
Burpee-Jump trifft Skorpion	Mit dieser Übung kann direkt nahtlos fortgefahren werden. Auch sie verlangt die volle Konzentrationsfähigkeit durch schnelle Positionswechsel und fordert so zum Beispiel deine Orientierungsfähigkeit im Raum ein. Solltest du in der tiefen Hocke die Fersen nicht am Boden ablegen können, kann dieser Ablauf eventuell zunächst nur mit Zuhilfenahme der Arme bewerkstelligt werden, da nicht nur eine extrem gute Beweglichkeit der Sprung-, Knie- und Hüftgelenke erforderlich ist, sondern – wie im Ablauf zuvor – auch eine gute Kraftentwicklung in den tiefsten Gelenkwinkeln vorhanden sein muss.	150

FLOW	BESCHREIBUNG	SEITE
Animal Move »Ape« einmal gedreht	Dieser Ablauf kann später auch im Stand begonnen werden und dadurch direkt an den vorherigen angekoppelt werden. Wenn du das seitliche Krabbeln aus der Einsteigervariante schon beherrschst, kannst du direkt ohne Bodenkontakt an den Knien loskrabbeln. Der Einsatz der Arme mit leichtem Sprung am Anfang schult dazu das richtige Maß an Timing und einen dosierten Krafteinsatz. Bei der Drehung im Stand wirst du feststellen, ob du bereits über eine gute dynamische Stabilisationsfähigkeit bei Rotationen um deine Körperlängsachse verfügst.	128
Rollendes Sitzen und Stützen	Im Rücklingsstütz ist die Kraft des Armstreckers und des unteren Trapezmuskels gefragt, um nicht in den Schultern einzusinken, was Anfängern zunächst äußerst schwerfällt. Des Weiteren wird die Ansteuerung deiner tiefen Bauchmuskulatur erzwungen, um nicht in eine Hyperextension in der Lendenwirbelsäule (Hohlkreuz) zu fallen. Daher solltest du den Ablauf langsam und kontrolliert beziehungsweise vielleicht zunächst in einer leichteren Variante ausführen. Auf Wunsch kannst du die Sequenz noch mit einer klassischen Rückwärtsrolle bis in den tiefen Sitz beenden.	147
Längsrotation trifft Bauchwippe	Die Längsrotation ist komplexer, als sie zunächst aussieht, und schult die optimale Aktivierungsfolge aller in dieser Bewegungskette eingebundenen Muskeln, wie zum Beispiel wenn in Zeitlupe gegen die Schwerkraft Haltearbeit geleistet werden muss. Die Bauchwippe sauber durchzuführen bedeutet, die Schultern während des Auf- und Abrollens nicht zu den Ohren sinken zu lassen, was technisch sehr anspruchsvoll ist (besonders in der Dynamik). Bitte arbeite dich daher auch hier zunächst von den leichteren Varianten aus hoch. **Tipp:** Wenn du den Bewegungsablauf im Stand beendest, kannst du direkt von vorn loslegen!	122

Steuerung der Belastung:

- Wochen 1–4: 1 Satz pro Flow, 45 bis 60 Sekunden Pause zwischen den Einzelflows
- Wochen 5–8: 2 Sätze pro Flow, 45 bis 60 Sekunden Pause zwischen den Einzelflows
- ab Woche 9: 3 Sätze pro Flow, 45 bis 60 Sekunden Pause zwischen den Einzelflows

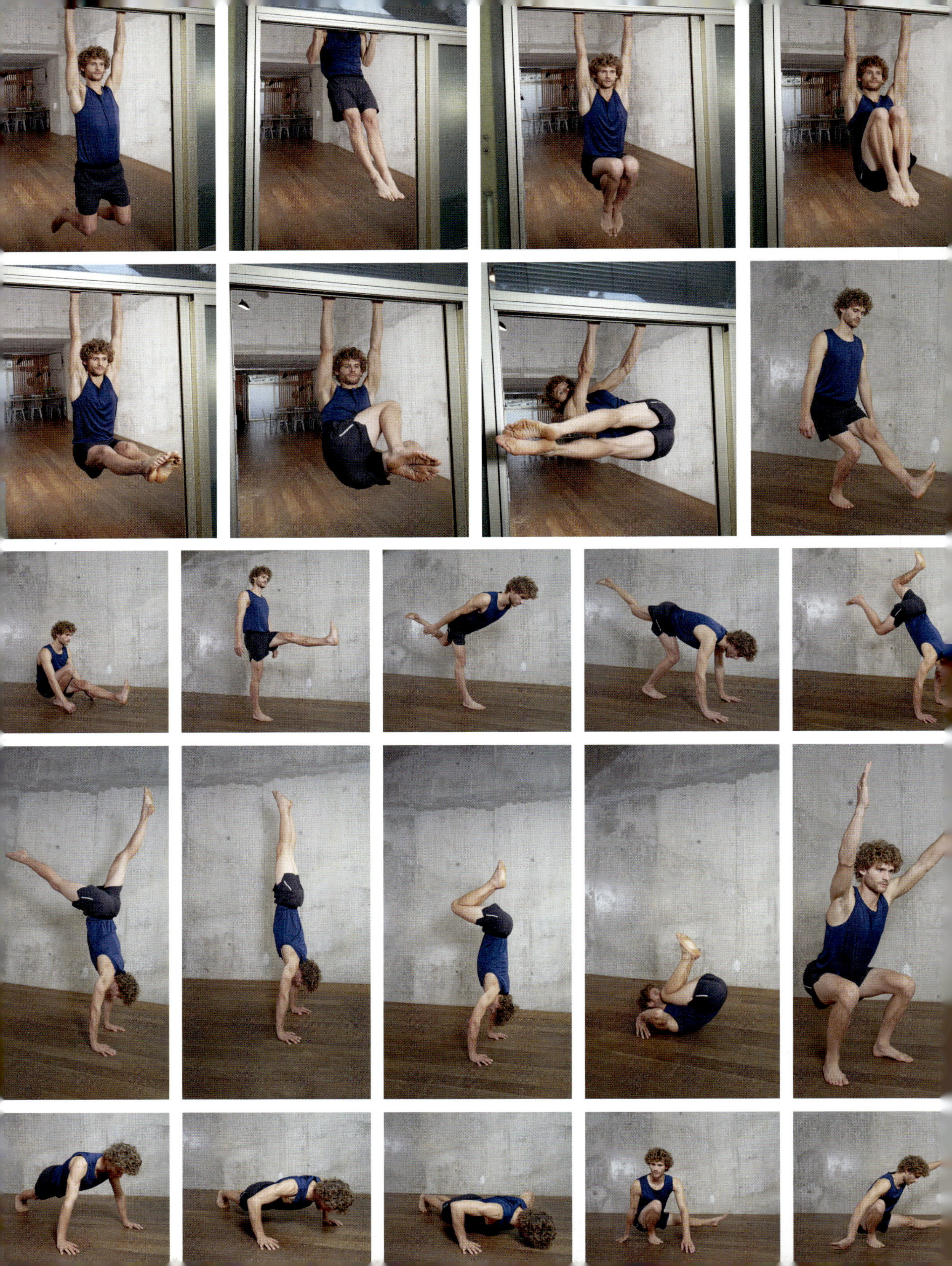

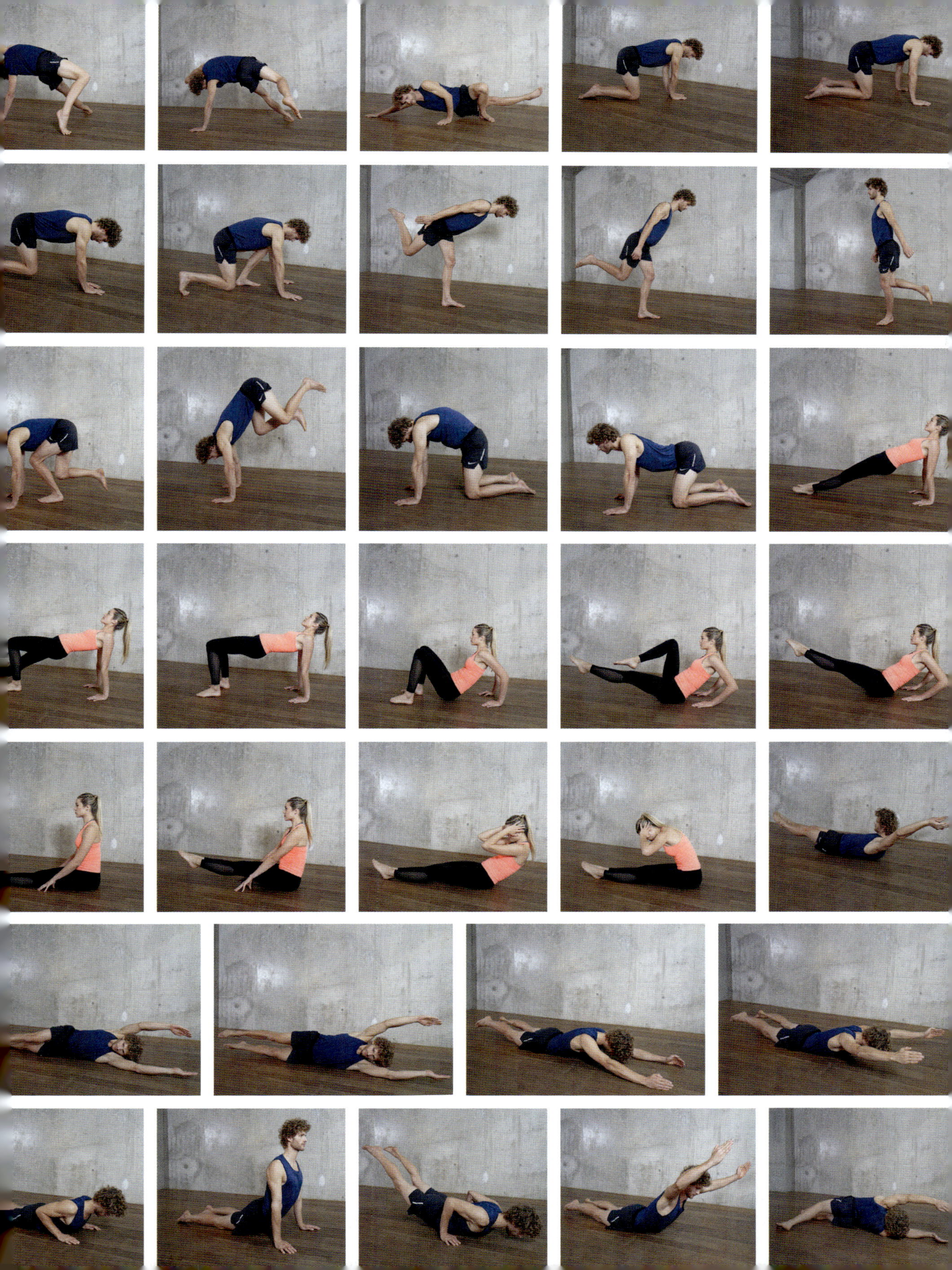

TRAININGSPLÄNE SELBST ZUSAMMENSTELLEN

Hier erhältst du ein Beispiel, wie ein Trainingswochenplan aussehen könnte, auf dessen Basis du dir dein eigenes Programm zusammenstellen kannst. Der Plan ist so konzipiert, dass du einerseits in deinem Alltag zu ausreichend Bewegung kommst und andererseits Einfluss auf die Auswahl der Übungen hast – du somit nur das machst, was dir wirklich Spaß macht.

Wir unterteilen hierbei grob in Flows im Stand, Flows im Hang, Flows im Stütz und Flows in Bauch- oder Rückenlage. Natürlich sind in fast allen Flows auch immer Mischformen zu finden. Die Unterteilung richtet sich nach der Ausgangs- und Endstellung der Bewegungsverbindungen. So können zum Beispiel alle Flows, die sowohl im Stand beginnen als auch dort enden, hintereinandergehängt werden. Häufig ist es auch möglich, sowohl Flows aus der Bauch- und Rückenlage als auch die Stütz-zu-Stütz-Einheiten je nach Geschmack miteinander zu kombinieren.

In der nachfolgenden Tabelle findest du ein konkretes Beispiel, wie du deinen Wochentrainingsplan aufbauen kannst. Stelle deine Flows am besten jede Woche etwas anders zusammen. Starte nie unaufgewärmt. Nutze als Warm-up zum Beispiel das Intro (siehe ab Seite 66). Als Abschluss empfehlen wir dir das Extro (siehe ab Seite 153). So gestaltest du ein in sich rundes Trainingsprogramm.

Wir wünschen dir viel Freude beim Variieren und Nachturnen!

WOCHENTAG	FLOW	PAUSE
MONTAG	Flow im Stand (ab Seite 89, 102, 112, 116), Flow im Hang (ab Seite 141, 144)	60 Sekunden zwischen den Flows
DIENSTAG	Flow in Bauch- oder Rückenlage (ab Seite 92, 122, 132, 135, 138) und 2 Cardio-Blöcke nach Wahl (ab Seite 73)	60 Sekunden vor Cardio-Einheiten, 2 Minuten zwischen den Cardio-Einheiten
MITTWOCH	2 Cardio-Blöcke nach Wahl (ab Seite 73)	2 Minuten zwischen den Cardio-Einheiten
DONNERSTAG	Flow im Stütz (ab Seite 96, 99, 106, 109, 112, 119, 125, 128, 147, 150) und 2 Cardio-Blöcke nach Wahl (ab Seite 73)	60 Sekunden vor Cardio-Einheiten, 2 Minuten zwischen den Cardio-Einheiten
FREITAG	Flow im Stand (ab Seite 89, 102, 112, 116), Flow in Bauch- oder Rückenlage (ab Seite 92, 122, 132, 135, 138) und 2 Cardio-Blöcke nach Wahl (ab Seite 73)	60 Sekunden zwischen den Flows und vor Cardio-Einheiten, 2 Minuten zwischen den Cardio-Einheiten
SAMSTAG	2 Cardio-Blöcke nach Wahl (ab Seite 73)	2 Minuten zwischen den Cardio-Einheiten
SONNTAG	Flow im Stütz (ab Seite 96, 99, 106, 109, 112, 119, 125, 128, 147, 150) oder Pausentag	

Steuerung der Belastung:

- Wochen 1–4: 1 Satz pro Flow
- Wochen 5–8: 2 Sätze pro Flow
- ab Woche 9: 3 Sätze pro Flow

ÜBUNGSÜBERSICHT

VORBEREITUNG FÜR DIE FLOWS

AUSDAUERTRAINING

DIE FUNDAMENTAL-FITNESS-FLOWS

QUELLEN

1 Graf, C., Klein, D.: »Bewegung bei Vorschulkindern: Empfehlungen und Wirklichkeit«. In: *Journal für Klinische Endokrinologie und Stoffwechsel – Austrian Journal of Clinical Endocrinology and Metabolism*, 2011, 4 (2): S. 16–20

2 Tittlbach, S., Kolb, H., Woll, A., Bös, K.: »Karlsruher gesundheitsorientierter Fitnesstest (KGFT)«. In: *Bewegungstherapie und Gesundheitssport*, 2005, 21 (3): S. 109–115

3 Froböse, I., Biallas, B., Wallmann-Sperlich, B.: *Der DKV-Report 2018: Wie gesund lebt Deutschland?* Zentrum für die Gesundheit durch Sport und Bewegung der Deutschen Sporthochschule Köln und Institut für Sportwissenschaft, Julius-Maximilians Universität Würzburg, 2018

4 Nach einer Abbildung aus: Largo, R. H.: *Babyjahre: Die frühkindliche Entwicklung aus biologischer Sicht*. München: Piper Verlag, 2004

5 Nach einer Abbildung aus: Scheid, V., Prohl, R.; Röthig, P. und S. Größing (Hrsg.): *Bewegungslehre (Kursbuch Sport 3)*. Wiebelsheim: Limpert, 2011

6 Vojta, V., Schweizer, E.: *Die ideale Bewegungsentwicklung im ersten Lebensjahr*. München: Pflaum-Verlag, 2009

7 Nach einer Abbildung von www.gehirnlernen.de

8 Nach einer Abbildung aus: Birbaumer, N., Schmidt, R. F.: *Biologische Psychologie*. Berlin: Springer, 2005

ÜBER DEN AUTOR

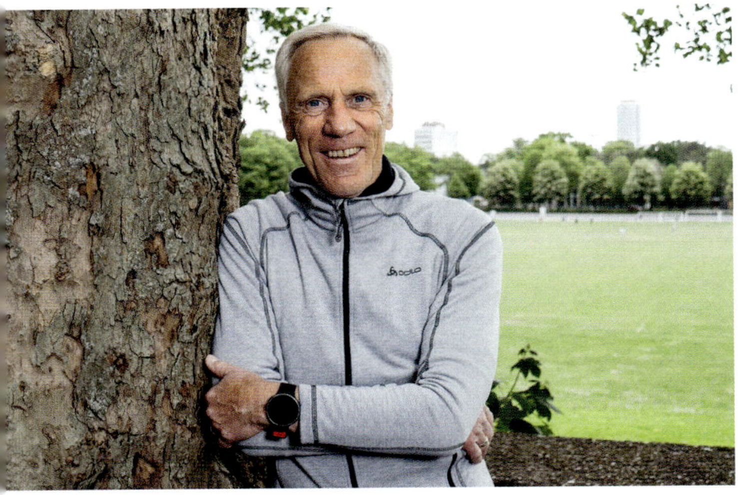

Prof. Dr. Ingo Froboese ist Universitätsprofessor für Prävention und Rehabilitation an der Deutschen Sporthochschule Köln, Sachverständiger des Bundestages in Fragen der Prävention und Berater für Gesundheitsvorsorge bei Krankenkassen. Im Fernsehen ist der mehrfache deutsche Vizemeister im Sprint als Sportwissenschaftler und Gesundheitsexperte sehr gefragt. Sein fundiertes Wissen hat er bereits in zahlreichen Bestsellern und in Beiträgen namhafter Zeitschriften veröffentlicht.

DANK

Dieses Buch wäre nicht entstanden ohne die Denkfabrik Fisch im Wasser, deren wissenschaftlicher Beirat ich bin und die mich unterstützt und animiert hat, meine theoretischen Gedanken und Forschungen der vielen Jahre endlich in einem praxisnahen Programm zusammenzufassen. Auf dem Weg dahin haben mich Dana Kosminski und Benno Hinrichsmeyer mit ihren kreativen Gedanken und großen praktischen Kompetenzen begleitet. Wir haben ausprobiert und gelernt – und so unsere tollen fundamentalen Flows entwickelt. Wir haben immer noch so viele Ideen, dass eine Fortsetzung in den Köpfen der beiden sicher schon ansteht. Danke an Fisch im Wasser und die beiden Kollegen aus der Agentur: Ohne euch würde es dieses Buch nicht geben.